Excelによる
メディカル／コ・メディカル
統 計 入 門

勝野恵子・井川俊彦　著

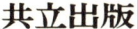

共立出版

序

　本書は，主としてメディカル及び看護，薬学，医療衛生などのコ・メディカルを学ぶ学生を対象とした統計の入門書である．

　統計に関する基礎的知識はあらゆる分野で必要であり，統計の手法によるデータの処理や分析は，自然科学のみならず社会科学や人文科学においても極めて重要な役割を占めている．とくにメディカル／コ・メディカルの分野では，身体の検査から，薬効の判断などなど，そして保健所の調査まで，統計が使われる場面が非常に多い．したがって，統計の知識を身につけ，それを運用することはメディカル／コ・メディカルの分野においては不可欠といってよい．
　本書は，上記のことを念頭において執筆したものであり，本書の特徴を列挙すると次のようになる．

　　（1）　学生時代に学んでおくべき基礎事項を網羅した．
　　（2）　基礎的な概念や考え方の理解を強調した．
　　（3）　メディカル／コ・メディカルの分野で取り扱う事例を例題として多く取り入れた．
　　（4）　エクセルによる計算を取り入れた．
　　（5）　数学の基礎があまりない学生への配慮をした．

　まず統計の前提である資料の整理について，エクセルの利用方法を説明しつつ解説した上で，そして，確率の基礎的な概念と統計の基本的な考え方をできるだけわかりやすく解説することにより，整理された資料すなわち統計処理された数値が持つ意味について理解できるようにしている．さらに読者は，本書に従って例題を解き，内容を身につけていくことにより，統計データの処理がどのような意味を持つのか，また，それがどのように活用されるのかについて理解することができる．

本書の構成は，各章の扉に，その章を理解しやすいように内容が簡単にまとめてあり，各節に基本的な例題，問が置かれている．節末には，応用例を含んだ基本問題と簡単な証明問題があり，これらにはできるだけ丁寧な解答がつけてある．また，章末には，少し難しいが重要な応用問題が示され，より理解を深めることができるように配慮してある．確率と統計の理論には，微分積分などの数学の知識が必要なところもあるが，本書では，必要なところはできるだけわかりやすく解説してあり，微積分の知識がない学生も読み進むことができるようにしてある．また，※印をつけてあるところは微分積分などの高度な数学の知識が必要な部分であるが，この部分をマスターすることが統計の基礎的理解にとって必須ではないので，初学者はその部分は省略してもよい．統計をあるていどマスターした後で，数学の強固な理論の上に確率や統計が構成されていることを確認するために，※印をつけてあるところを読み直していただければよい．なお，証明・解答などの部分における［　］は，「かっこ内を参照せよ」ということを示している．

　本書により，メディカル及び，看護，薬学，医療衛生などのコ・メディカルを学ぶ学生が統計に関する基礎的知識の理解を深め，それぞれの勉学に，そして将来，医療の現場において大いに活かしてもらうことを期待している．

　本書は，長年著者達が医学・医療関係の学校で教えてきた経験をもとに執筆したものである．同僚の先生方，医療現場のプロの方々，そして学生諸君の貴重な意見がなければ本書は出来上がらなかったであろう．皆々様に厚く感謝する．とくに，日本大学医学部の臨床検査医学助教授・熊坂一成，看護学校・専任教員・早川彩子，臨床検査部主任技師・山館周恒の3氏には厚く御礼申し上げる．

　本書の出版にあたっては，共立出版の吉村修司氏に大変お世話になった．心から感謝したい．

2003年1月
著者記す

目　　次

プロローグ　エクセルを始める

第1章　資料の整理 ……………………………………………… 1
§1.1　度数分布とヒストグラム　2
§1.2　平均と標準偏差　18
§1.3　その他の代表値　23
　　　章末問題　26

第2章　確　率 …………………………………………………… 27
§2.1　標本空間と事象の確率　28
§2.2　加法定理と乗法定理　33
§2.3　ベイズの定理　39
§2.4　ベルヌイ試行　44
　　　章末問題　50

第3章　確率分布 ………………………………………………… 51
§3.1　確率変数と確率分布　52
§3.2　平　均（期待値）　60
§3.3　分　散　66
§3.4　チェビシェフの不等式　71
　　　章末問題　77

第4章　代表的な確率分布 ……………………………………… 79
§4.1　2項分布　80
§4.2　正規分布　86
§4.3　2項分布の正規近似　95
§4.4　ポアソン分布　100

章末問題　105

第5章　相関 …………………………………………… 107

§5.1　共分散と相関係数　108
§5.2　回帰直線　116
章末問題　119

第6章　標本抽出 ……………………………………… 121

§6.1　母集団と標本抽出　122
§6.2　標本分布　127
章末問題　137

第7章　推定 …………………………………………… 139

§7.1　点推定と区間推定　140
§7.2　母平均の区間推定　145
§7.3　母比率と母分散の推定　150
章末問題　154

第8章　仮説検定 ……………………………………… 155

§8.1　仮説検定の考え方　156
§8.2　平均値の検定　161
§8.3　比率（割合）の検定　165
§8.4　χ^2検定　169
§8.5　平均の差の検定　174
§8.6　分散の検定　179
章末問題　182

問題解答 ………………………………………………… 183
付　表 …………………………………………………… 218
索　引 …………………………………………………… 229

注：章末参照

プロローグ　エクセルを始める

　本書では，具体的な計算をしたりグラフを描いたりするのにエクセルを使う．練習のために具体的な計算をするのは大切なことであるが，膨大な計算をくりかえすことは非能率的である．また，統計にはグラフがつきものであるが，紙に定規で線を描いて，線がきれいに描けたかどうかに神経を使うのは，本末転倒であろう．膨大な計算やグラフの描画はコンピュータにまかせればよいのだ．このような意図のもとに，本書ではエクセルを使うことにした．

　だが一方，エクセルが便利すぎることも指摘しなければならない．エクセルでは，ほんの少し機能を高めてやれば（たとえば，分析ツールをセットしたり，専用マクロを入れたりするなど），ほとんどボタンひとつで統計分析の結果が出てくる．これは，現場で活用するには便利であるが，本書の趣旨にはそぐわない．本書は，一歩一歩，統計を学ぶためのものである．

　そこで次のことに留意していただきたい．

　本書で取り扱うエクセルは，基本的な操作のみである（したがって，本書で使うエクセルはバージョンに依存した機能は使っていない）．基本的な操作を積み重ねれば，非常に複雑なこともできる．重要なことは，基本的なことをしっかりとマスターすること，そして，それを応用する想像力と創造力を培うことなのだ．

　エクセルには非常に沢山の，ハイレベルな機能が備わっている．それをすべて覚えなければならない，と考えたならば，いくら時間があっても足りない．自分が行う作業に必要な機能を見つけ出せばよいのであり，必要としない機能は覚える必要はない．

　さて，コンピュータのエクセルで統計処理の計算をするからには，まずコンピュータがあり，エクセルが使える状態になっていなければならないわけだが，完全に第一歩からのコンピュータの使い方に関しては，本書では省略する．

コンピュータ全体の初歩的なことはその方面の書籍にまかせることとする．

　念のためにひと言付け加えておくと，エクセルも他の(ワープロ，電子メール送受信，ホームページ閲覧などなどの)ソフトも，使い方は同一である．ワープロの使い方はわかったが，統計処理のためのエクセルは，また全然別に一からマスターしなければならない，ということはない．コンピュータの使い方は基本的にすべて同一なのである．

　もちろんのこと，ワープロは文章を書くためのものだから，フォントの種類，大きさなど，文章を書くための特有な機能があり，それはそれで学ばなければならない．同様に，エクセルはデータ処理のためのものだから，データ処理特有な機能は学ばなければならない．以下，それを解説する．

エクセルで必要となるポイントは次の2つである．
（1）　縦横の表になっている．
（2）　表のそれぞれのセルに入れることができるのは，数字，文字，関数の3つである．

◯ 表について

　これは，エクセルの画面を見れば一目瞭然であろう(図 0.1)．

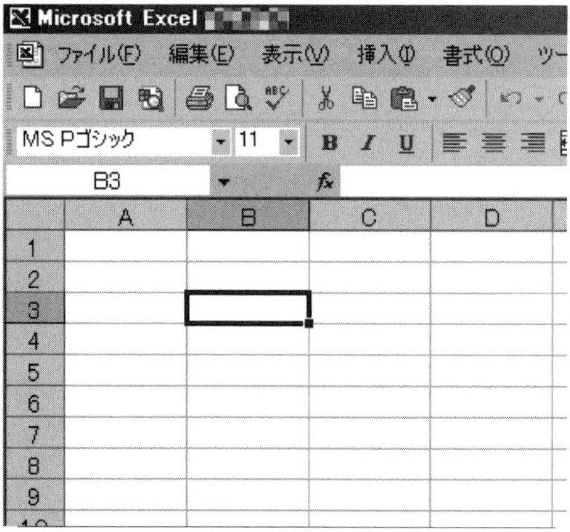

図 0.1

縦横に表となっており，縦の列には A, B, C, …，横の行には 1, 2, 3, … と名前が付いている．この縦横の座標でセルの位置を表すのである．たとえば図 0.1 の場合には，B3 の位置にカーソルがある（だから，セルのまわりの線が濃くなっている）．なお，セルの位置を表すことについては，相対座標と絶対座標がある．これについては後述する．

○ 表への入力について

各セルには，文字や数字を入れることができる．次の図 0.2 では，体重のデータで表を作っている．体重の数字と人名などの文字が入っていることがわかろう．

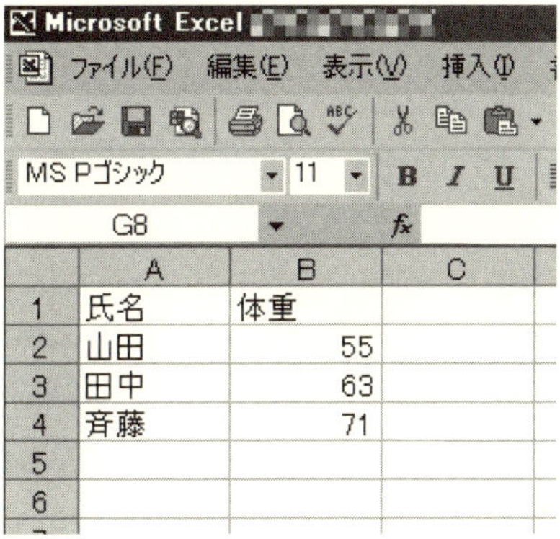

図 0.2

○ 関数の入力

各セルには，関数を入れることもできる．さまざまな関数で入力してあるデータをいろいろと加工するのである．次の図 0.3 では，山田さんの肥満度を C2 のセルに求めている．肥満度は，

$$(体重 - 標準値) \times 100 / 標準値$$

で計算される．

C2 のセルに肥満度を計算する計算式を入れている．関数であることをコンピュータに指示するために，関数は必ず半角のイコール（つまり＝）を左側につけなければならない（イコールをつけないと，単なる文字をならべたものだと

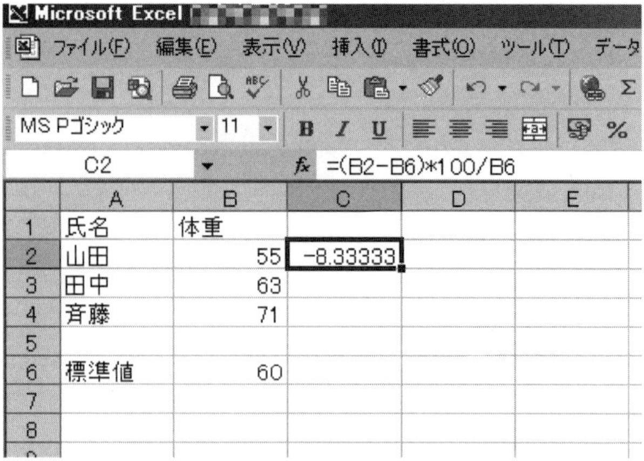

図 0.3

コンピュータは解釈してしまう)．したがって，セルに入力する具体的な形は

$$= (B2 - B6) * 100 / B6$$

となる．なお，数式バーに入力した関数が表示され，セルには関数による計算結果の数値が表示されていることに注意せよ．また，エクセルではかけ算の×は＊で，わり算の÷は／で代用する．

◯ 相対座標と絶対座標

　図 0.3 の続きとして，田中さん，斉藤さんの肥満度を計算するならば，C3，C4 に関数を入れればよいわけであるが，山田さんの場合と同じ計算式なのであるから，C2 をそのままコピー＆ペーストすればよい．
　ここで重要な注意であるが，<u>一般に関数をコピー＆ペーストすると，その機能が写されるのである</u>．

　図 0.4 は，そのようにして C2 を写した結果である．
　図 0.3 の C2 に入っている関数の〈機能としての意味〉は，「C2 のすぐ左側のセルに入っている数値と，C2 から 4 つ下へ行き，そこの左側にあるセルに入っている数値を引き，その結果を 100 倍して，4 つ下・左側のセルの数値で割れ」ということである．

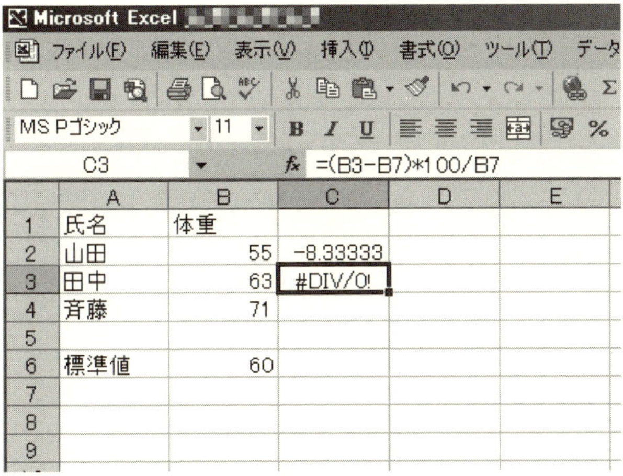

図 0.4

したがって，この機能を1つ下へズラセば，「C3のすぐ左側のセルに入っている数値と，C3から4つ下へ行き，そこの左側にあるセルに入っている数値を引き，その結果を100倍して，4つ下・左側のセルの数値で割れ」となる．そして，4つ下・左側のセルには何も入っていないので，〈この関数式はおかしい〉という結果（#DIV/0!）がC3に表示されたのである．

各人の体重値は関数を入れるセルの〈すぐ左側〉にあるから，関数をコピー&ペーストするときに，体重値は相対的に〈すぐ左側〉のセル，と写されるのは正しい．だが，標準値までも相対的に4つ下・左側，と写されてしまっては，計算しようとしている趣旨に反してしまう．標準値はB6にあり，これは関数を入れるセルからみて相対的にどこにあるか，ではなくて，絶対的にB6なのである．

関数の中にセルの位置をそのまま書くと，それは相対的な位置として認識される．絶対的なセルの位置を指定するには，前にドル記号（つまり$）を入れればよい．

$B6と書くと，列Bは固定され，相対的に動かない（しかし，行6の方は相対的に動く）．

B$6と書くと，行6は固定され，相対的に動かない（しかし，列Bの方は相対的に動く）．

$B$6 と書くと，行，列ともに固定される．

したがって，C2 のセルに入れる関数は
$$=(B2-\$B\$6)*100/\$B\$6$$
と書き，それをコピー＆ペーストすればよいのである．

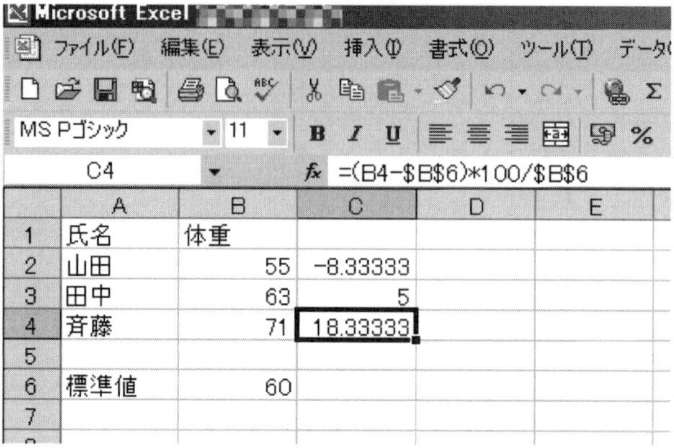

図 0.5

最近のエクセルは，画面デザインが少し変わっている．だが，本文にも記したように，本質的な所は同じである．

第1章

資料の整理

❏ 度数分布

階級値	x_1	x_2	$\cdots$	x_k	計
度　数	f_1	f_2	$\cdots$	f_k	n

累積度数　$F_j = f_1 + f_2 + \cdots + f_j$,　　相対度数　f_j/n

平均：$\bar{x} = \dfrac{1}{n}\sum_{i=1}^{k} x_i f_i$,　　分散：$\sigma^2 = \dfrac{1}{n}\sum_{i=1}^{k}(x_i - \bar{x})^2 f_i = \dfrac{1}{n}\sum_{i=1}^{k} x_i^2 f_i - \bar{x}^2$

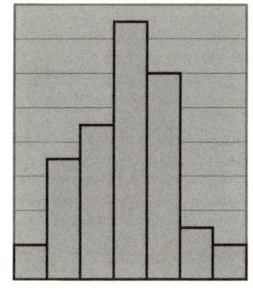

ヒストグラム

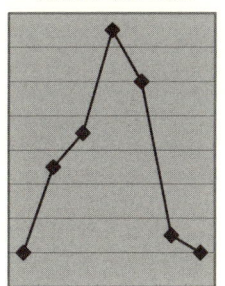

度数分布折れ線

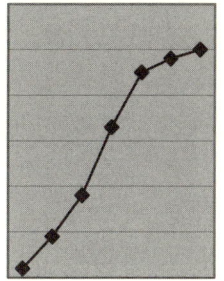

累積度数折れ線

❏ 資料 $\{X_1, X_2, \cdots, X_n\}$ の代表値

平均：$\bar{X} = \dfrac{1}{n}\sum_{i=1}^{n} X_i$,　　分散：$\sigma^2 = \dfrac{1}{n}\sum_{i=1}^{n}(X_i - \bar{X})^2 = \dfrac{1}{n}\sum_{i=1}^{n} X_i^2 - \bar{X}^2$,　　標準偏差 σ

中央値（メディアン） … 大きさの順に並べたとき，ちょうど真ん中にくる値

最頻値（モード） … データの中で最も現れる回数（度数）の多い値

p パーセンタイル … その値以下のデータが全体の $p\%$ であるデータの値

四分位数 … ヒストグラムの面積を $1/4$ ずつに分割する点

四分位範囲 … 第3四分位数と第1四分位数の差

§1.1 度数分布とヒストグラム

❏ 記述統計学と推測統計学

1つ1つのものについては規則性がなくても，その集団全体についてはある規則性が成り立つとき，それを**統計的法則**という．統計的法則は，化学法則や物理法則のように，ある一定の条件のもとでは常に成り立つというわけではなく，個々の場合には成り立たないが集団になると成り立つ平均的な性質や，全体的な傾向を表している．統計的法則を見つけるには，国勢調査や，学校の身体測定などのように，全部を調べる**全数調査**の方法と，製品の品質検査や耐久性の検査などのように，一部を調べて全体を推測する**標本調査**の方法がある．調査の対象となる集団を**母集団**という．母集団の調査または観測によって得られた同じ性質をもつ成分 X_i $(1 \leq i \leq n)$ の集合 $\{X_1, X_2, \cdots, X_n\}$ を**統計資料**または**データ**といい，その成分の個数 n を**統計の大きさ**という．

[統計的法則の例]

「エンゲルの法則」… 家計の消費支出全体に占める食費の割合(エンゲル係数)は世帯所得が高くなるほど減少する．

この章では，対象としている母集団から得られた1種類のデータに注目し，それについて整理し，確率の考え方をまったく使わないで，その集団の統計的特徴をとらえる方法を説明する．このような方法を**記述統計学**という．また，対象としている母集団から得られた2種類のデータに注目し，それらを整理し，その間の関係を調べる記述統計学の方法については，第5章で述べる．これに対して，母集団の調査のために一部のデータを取り出し(それを**標本**という)，確率の考え方を用いてその標本を分析し，母集団の特徴を推測する方法を**推測統計学**という．確率の理論から，標本は等しい確率で互いに独立に取り出されることが必要である．この条件を満たす標本の選び方を**無作為抽出**という．詳しくは第6章以降で説明する．また，推測統計学に必要な確率の理論を，第2章から第4章で確率の定義からわかりやすく説明する．エクセルで資料の整理を行う方法は，第1章と第5章で例題を用いて解説する．

◯ 度 数 分 布

　十分大きい n 個のデータ $\{X_1, X_2, \cdots, X_n\}$ が与えられているとき，データの分布がどのような理論分布に適合するかを調べることは，とても重要である．理論分布については，第 3 章で詳しく述べるが，ここではまずデータの分類の方法と，そのデータのもつ特性値の求め方について説明をする．

　n が大きい統計資料の分布の様子を調べるのに，データをいくつかの区間に分け，それぞれの区間に入るデータの個数を調べる方法がある．この区間は，たいていの場合は等間隔にとり，これを **階級** といい，各階級に入るデータの個数をその階級の **度数** という．各階級の中央の値を階級値，各階級の両端点の差を階級の幅といい，表 1.1 のような一覧表にしたものを，**度数分布表** という．a_0 を最初の階級の **左境界値** という．

表 1.1

階　級	階級値	度　数
$a_0 \sim a_1$	x_1	f_1
$a_1 \sim a_2$	x_2	f_2
……	…	…
$a_{k-1} \sim a_k$	x_k	f_k
計		n

階級値： $x_i = \dfrac{a_{i-1}+a_i}{2}$ $(i=1, 2, \cdots, k)$

階級の幅 a： $a = a_i - a_{i-1}$

　度数分布表を作成するとき，階級数が多すぎても少なすぎても資料の本来意味する分布の形が損なわれることが多い．階級数，階級の幅については厳密な規則はないが，スタージェスの公式の階級数を一つの目安にして階級値が区切りのよい値で，資料の本来の意味を損なわない範囲で，データを整理しやすい階級数にする．

〔参考〕　資料の大きさ n から階級数 k を求めるスタージェスの公式
$$k = 1 + 3.32 \log_{10} n$$

表 1.2

n	50	100	300	500	1000	5000
k	7	8	9	10	11	14

（終）

　度数分布表に，表 1.3 のように，相対度数，累積度数，累積相対度数を必要に応じて付け加えることもある．相対度数，累積度数，累積相対度数，p パーセンタイル（$p\%$ 点）は次のように定義される．

> **定義 1.1.1**
>
> **累積度数** F_j …… その階級までの度数の和 $F_j = f_1 + f_2 + \cdots + f_j$
>
> **相対度数** $\dfrac{f_j}{n}$ …… 度数を資料の大きさ n で割った数
>
> **累積相対度数** $\dfrac{F_j}{n}$ …… 累積度数を資料の大きさ n で割った数
>
> **p パーセンタイル**($p\%$ 点) …… その値以下のデータが全体の $p\%$ であるデータの値

表 1.3

階級値	度　数	相対度数	累積度数	累積相対度数
x_1	f_1	f_1/n	f_1	f_1/n
x_2	f_2	f_2/n	f_1+f_2	$(f_1+f_2)/n$
…	…	…	……	
x_k	f_k	f_k/n	$f_1+f_2+\cdots+f_k$	$(f_1+f_2+\cdots+f_k)/n$
計	n	1		

データの分布がどのような理論分布に適合するかを調べるために，度数分布をグラフで表すと，より直感的に理解しやすくなる．図 1.1 の**ヒストグラム**（柱状グラフ）や**度数分布折れ線**，**累積度数折れ線**などが使われる．

階級値を確率変数，相対度数をその確率とみなすと，相対度数の総和は 1 で

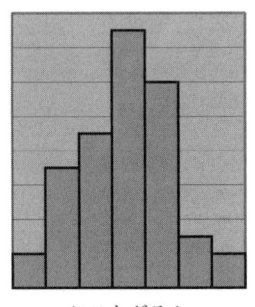
ヒストグラム

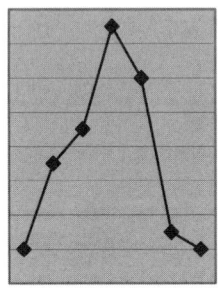
度数分布折れ線

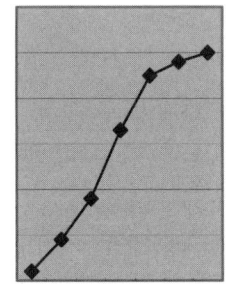
累積度数折れ線

図 1.1

あるから，相対度数分布表は第 3 章で説明する確率分布表になる．

表 1.4 相対度数分布表

階級値	x_1	x_2	$\cdots$	x_k
相対度数	f_1/n	f_2/n	$\cdots$	f_k/n

例題 1.1.1

次のデータは成人女子 50 人の最高血圧を示すものである．

```
121  119  108  110  105   99  111  113  109  106  115  117  127
116  120  105   98  100  111  101  109  117  125  103  112   87
126  111  108   95  116  108  111  101  111  116   97  106  130
112   91  106  135  114  118   94  115  118  101   98  (mmHg)
```

（1）データの最大値と最小値を求め，表 1.2 を参考にして，階級数，階級の幅を決め，表 1.3 の度数分布表を作成せよ．

（2）その度数分布表よりヒストグラムおよび累積度数折れ線をかけ．

[解]（1）データの最大値，最小値はそれぞれ 135, 87 (mmHg) である．血圧の数値は，小数第 1 位を四捨五入した値と考えられるから，差は 135.5 − 86.5 = 49，データの数は 50 であるから，表 1.2 を参考にして階級の数を 7 前後になるように，階級の幅をできるだけ整数になるように決める．49 は 7 で割り切れるので，階級数，階級の幅をともに 7 として，度数分布表を作る．

階級 (mmHg)	階級値	度数	相対度数	累積度数	累積相対度数
86.5 以上～93.5 未満	90	2	0.04	2	0.04
93.5 ～100.5	97	7	0.14	9	0.18
100.5 ～107.5	104	9	0.18	18	0.36
107.5 ～114.5	111	15	0.30	33	0.66
114.5 ～121.5	118	12	0.24	45	0.90
121.5 ～128.5	125	3	0.06	48	0.96
128.5 ～135.5	132	2	0.04	50	1.00
計		50	1.00		

（2）ヒストグラム，累積度数折れ線は図 1.2 のようになる．

ヒストグラム

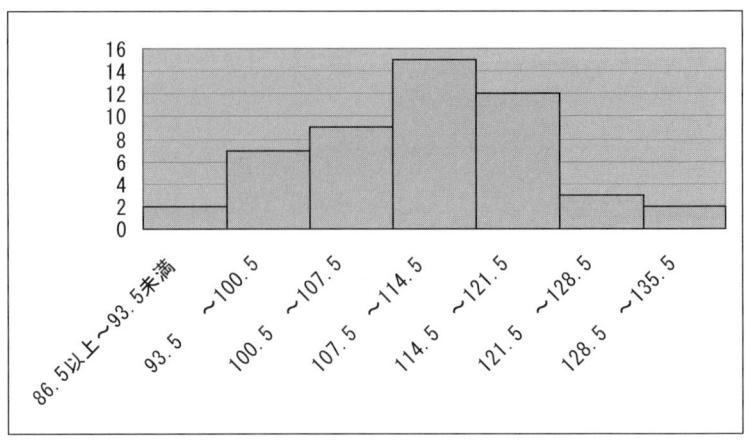

累積度数折れ線

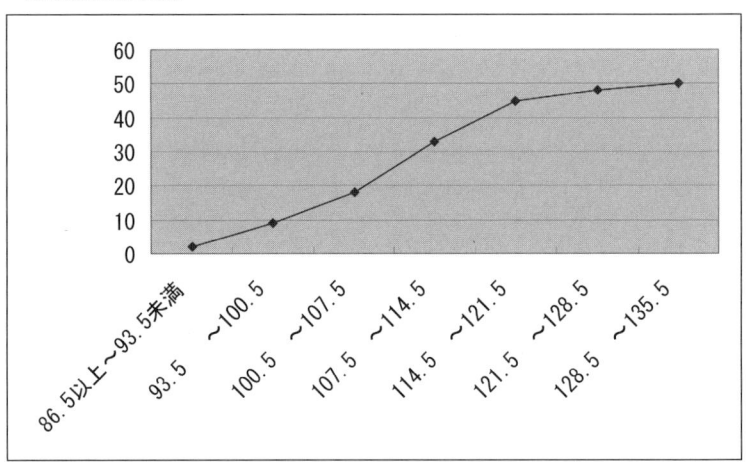

図 1.2

[EXCEL] この例題を用いて，エクセルで資料の整理を行う方法を述べる．

最初に行わなければならないのは，データの入力である．ここでは例題のデータを図 1.3 のように入力したとする．すなわち，セルの A1:E10 の範囲に入力したとする．このセル範囲のデータを元に，エクセルの関数を使って，平均や標準偏差を計算したり，グラフを描いたりするのである．もちろん，セルの

	A	B	C	D	E	F
1	121	119	108	110	105	
2	99	111	113	109	106	
3	115	117	127	116	120	
4	105	98	100	111	101	
5	109	117	125	103	112	
6	87	126	111	108	95	
7	116	108	111	101	111	
8	116	97	106	130	112	
9	91	106	135	114	118	
10	94	115	118	101	98	
11						

図 1.3

範囲を絶対座標で指定するのなら，$A$1:$E$10 と記することになる．

さて，エクセルには，平均を求める関数として，AVERAGE(セル範囲) がある．これを使えば，図 1.3 の範囲にあるデータの平均値は，図 1.4 のように，110.04 と求まる．

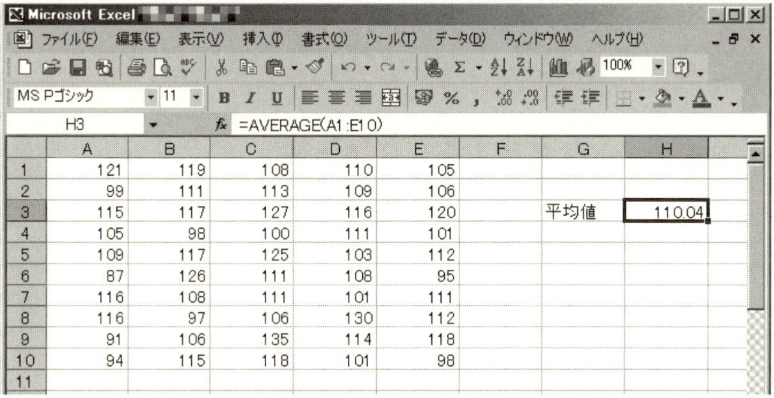

	A	B	C	D	E	F	G	H
1	121	119	108	110	105			
2	99	111	113	109	106			
3	115	117	127	116	120		平均値	110.04
4	105	98	100	111	101			
5	109	117	125	103	112			
6	87	126	111	108	95			
7	116	108	111	101	111			
8	116	97	106	130	112			
9	91	106	135	114	118			
10	94	115	118	101	98			
11								

図 1.4

同様にして，標準偏差を求める関数は STDEVP(セル範囲) なので，図 1.5 のように，9.97188 と求まる．ここで，STDEVP(セル範囲) は，分母を n で割った p. 19 の式(1.2.7)の σ であり，推定や検定のときには，STDEV(セル範囲) を用いて，分母を $n-1$ で割った p. 141 の式(7.1.1)の s の値を求める．

次に，度数分布表を作成する．

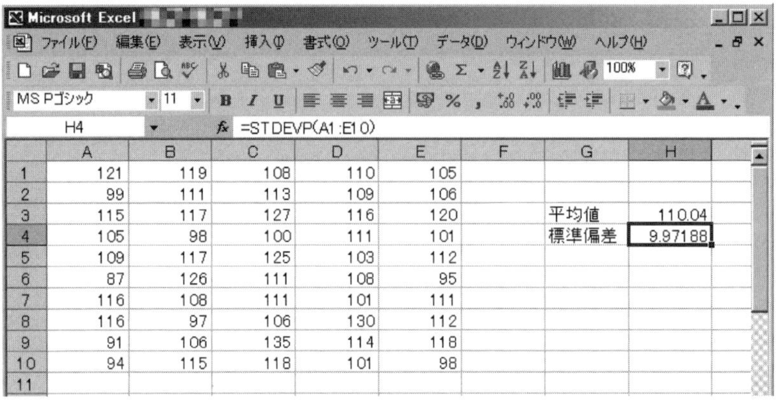

図1.5

(Excel画面: H4セル =STDEVP(A1:E10))

	A	B	C	D	E	F	G	H
1	121	119	108	110	105			
2	99	111	113	109	106			
3	115	117	127	116	120		平均値	110.04
4	105	98	100	111	101		標準偏差	9.97188
5	109	117	125	103	112			
6	87	126	111	108	95			
7	116	108	111	101	111			
8	116	97	106	130	112			
9	91	106	135	114	118			
10	94	115	118	101	98			

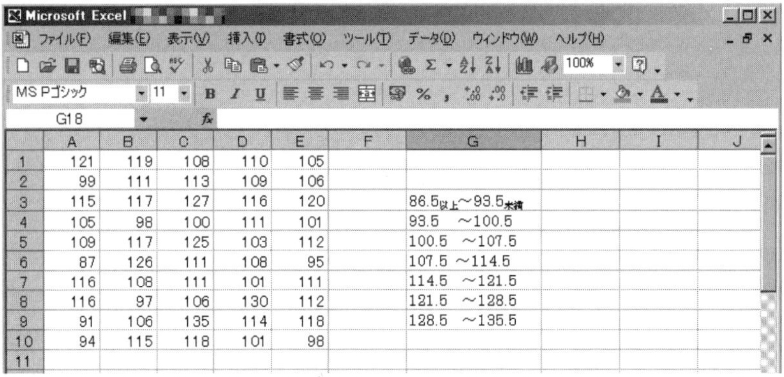

図1.6

	A	B	C	D	E	F	G
1	121	119	108	110	105		
2	99	111	113	109	106		
3	115	117	127	116	120		86.5以上～93.5未満
4	105	98	100	111	101		93.5 ～100.5
5	109	117	125	103	112		100.5 ～107.5
6	87	126	111	108	95		107.5 ～114.5
7	116	108	111	101	111		114.5 ～121.5
8	116	97	106	130	112		121.5 ～128.5
9	91	106	135	114	118		128.5 ～135.5
10	94	115	118	101	98		

　まず，図1.6のように，階級の欄を作る(もちろん，各セルの「93.5 ～ 100.5」などは文字として入力しているのである)．

　データの中で各階級の条件にあう度数を求めるのであるが，エクセルには，データ範囲の中で，与えられた条件にあうデータの個数を求める関数としてCOUNTIF(範囲，条件)がある．たとえば，COUNTIF(A1:E10,"＜100.5")とすれば，セルの範囲 A1:E10 にあるデータで，100.5 未満の数値の個数が求まる．ただ，「条件」のところに入る不等号は1つだけである．つまり，「93.5 ～100.5」のところでは，93.5 以上で 100.5 未満の数値の個数が必要

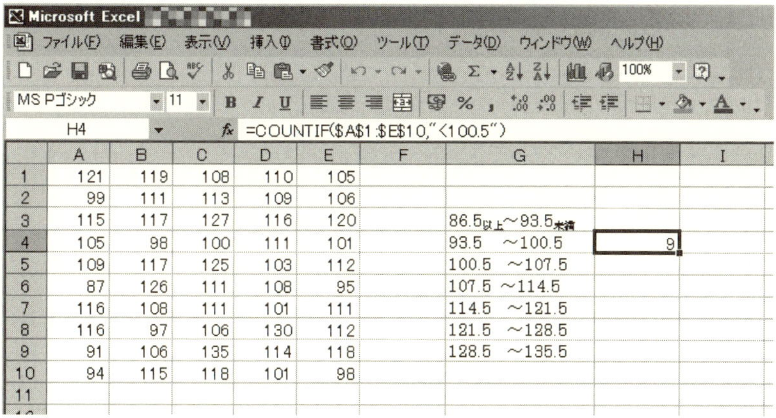

§1.1 度数分布とヒストグラム　9

図1.7にExcelの画面が示されており、セルH4に `=COUNTIF($A$1:$E$10,"<100.5")` が入力されている。データ表示は以下の通り:

	A	B	C	D	E	F	G	H	I
1	121	119	108	110	105				
2	99	111	113	109	106				
3	115	117	127	116	120		86.5以上～93.5未満		
4	105	98	100	111	101		93.5　～100.5	9	
5	109	111	125	103	112		100.5　～107.5		
6	87	126	111	108	95		107.5　～114.5		
7	116	108	111	101	111		114.5　～121.5		
8	116	97	106	130	112		121.5　～128.5		
9	91	106	135	114	118		128.5　～135.5		
10	94	115	118	101	98				
11									

図 1.7

なのだから，「"93.5<" かつ "<100.5"」のようにしたいのだが，これはできない．そこでまず，累積度数を求め，その数値を元に，度数を求める，という工夫が必要となる．

図 1.7 は，COUNTIF 関数の使用例である．累積度数が求まっていることがわかろう．なお，ここではセル範囲を絶対座標にした．

このようにして（半角で入力），

　　H3 のセルに　　=COUNTIF($A$1:$E$10,"<93.5")　を入力する

　　H4 のセルに　　=COUNTIF($A$1:$E$10,"<100.5")　を入力する

　　H5 のセルに　　=COUNTIF($A$1:$E$10,"<107.5")　を入力する

　　H6 のセルに　　=COUNTIF($A$1:$E$10,"<114.5")　を入力する

　　H7 のセルに　　=COUNTIF($A$1:$E$10,"<121.5")　を入力する

　　H8 のセルに　　=COUNTIF($A$1:$E$10,"<128.5")　を入力する

　　H9 のセルに　　=COUNTIF($A$1:$E$10,"<135.5")　を入力する

とすると，図 1.8 のような，累積度数分布表を得ることができる．

各階級の度数は，そこまでの累積度数から直前までの累積度数を引けばよいから，

　　I3 のセルに　　=H3　を入力する

　　I4 のセルに　　=H4−H3　を入力する

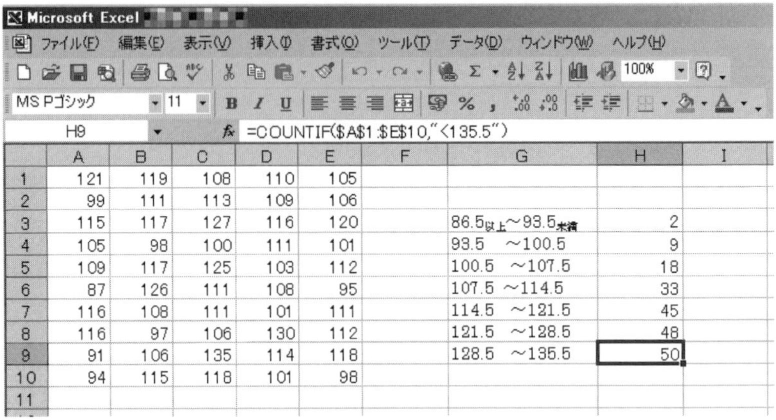

10   第1章　資料の整理

図1.8

I5 のセルに　　＝H5－H4　　を入力する

I6 のセルに　　＝H6－H5　　を入力する

I7 のセルに　　＝H7－H6　　を入力する

I8 のセルに　　＝H8－H7　　を入力する

I9 のセルに　　＝H9－H8　　を入力する

とすると，図1.9のような度数分布表ができる．

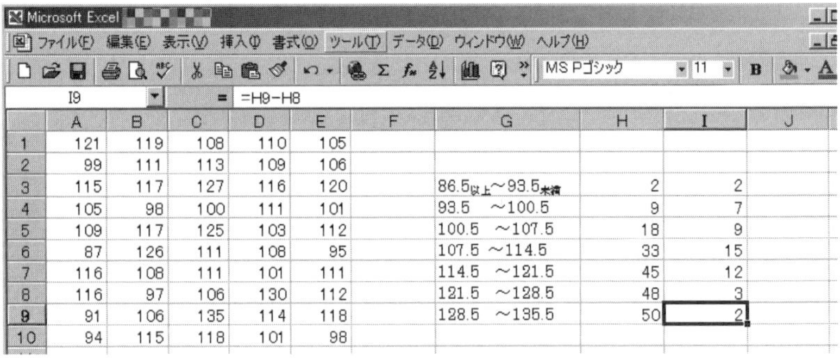

図1.9

次に，エクセルを使ってヒストグラムを描く．エクセルにはグラフを描く機能がある．このグラフ機能は，[メニュー]の[グラフ]にある(図1.10参照)．

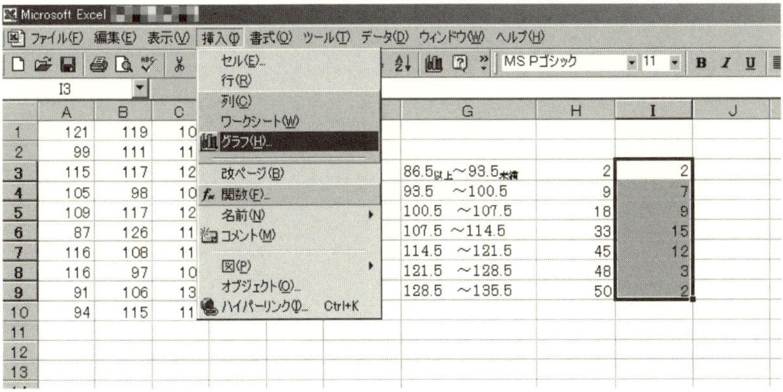

§1.1 度数分布とヒストグラム 11

図 1.10

まず，グラフに描きたいセルの範囲を選択し，次に，[メニュー]の[グラフ]を選択する．これを選択すると，図 1.11 のウィンドウが開く．

このウィンドウでグラフの種類を選択する．ここではヒストグラム，つまりいわゆる縦棒の棒グラフを作るのだから，このままでよい．図 1.11 の状態で

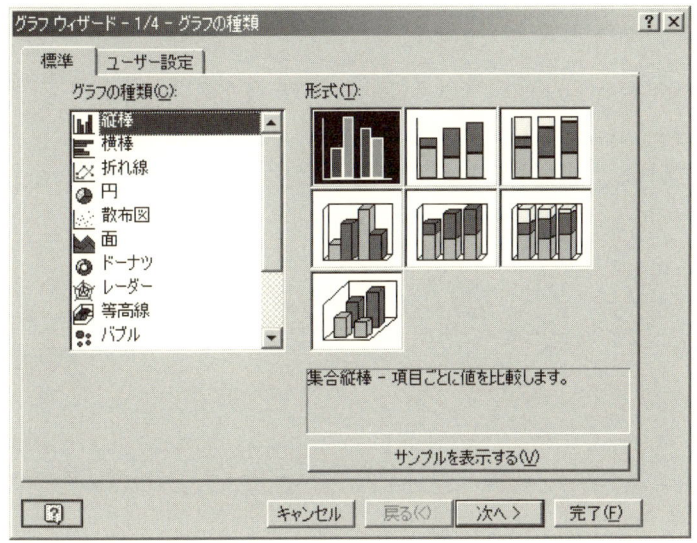

図 1.11

12   第1章　資料の整理

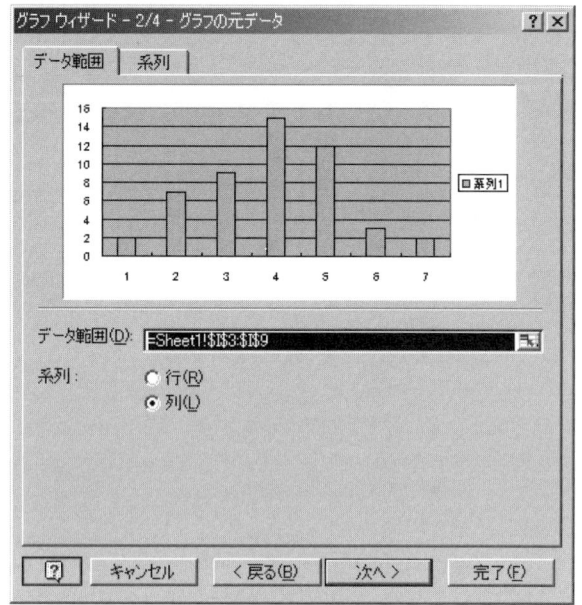

図 1.12

[次へ>]をクリックする．これで，図 1.12 のウィンドウが開く．

　度数折れ線を作るときは図 1.11 で折れ線を選択し，[次へ>]をクリックする．また，累積度数折れ線のときは，セルの範囲を累積度数の範囲にして，折れ線を選択し，[次へ>]をクリックする．

　「データ範囲」の欄に，度数の数値が入ったセルの範囲が表示されていることを確認せよ(データの範囲は，この欄で指定し直すこともできる)．次に，各度数の名前をつけるため，[系列]をクリックする．これで，図 1.13 のウィンドウが開く．図 1.13 の「項目軸ラベルに使用」の欄に，G3 から G9 のセル範囲を入力する(表の上で，G3 から G9 までを選択すれば，自動的に入る)．そして，[次へ>]をクリックする．これで，図 1.14 のウィンドウが開く．

　このウィンドウでは，目盛の間隔を設定したり，タイトルをつけたりする．全体的な装飾であり，当面の，ヒストグラムを描くこととは本質的には関係しないので，ここはこのまま，[次へ>]をクリックする．これで，図 1.15 のウィンドウが開く．

§1.1 度数分布とヒストグラム 13

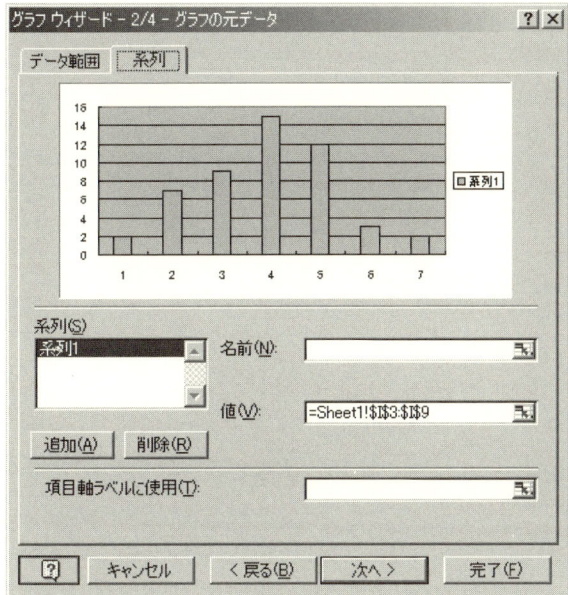

図 1.13

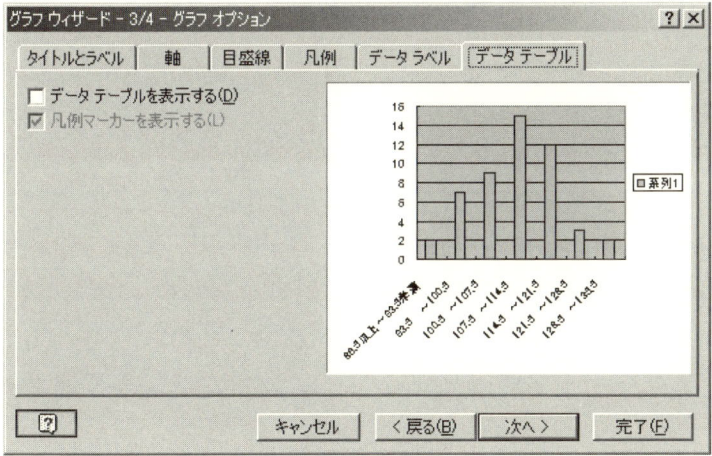

図 1.14

14   第1章　資料の整理

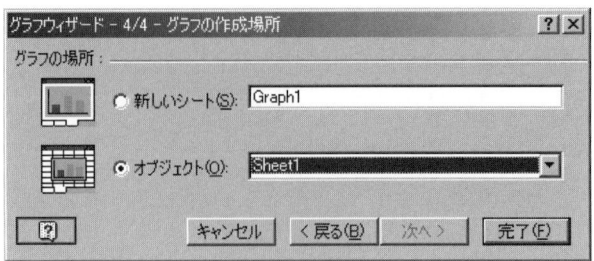

図 1.15

「オブジェクト」が選択された状態で［完了］をクリックすると，分布表のあるシートに図が表示される（図 1.16 参照）．もし，「新しいシート」を選択すると，新しいシートに図が作られる．

図 1.16 に描かれたグラフの部分には，周囲 8 カ所に，小さな黒い四角形がついているが，これは，このグラフ部分が選択されていることを示している．この状態で，ドラッグすれば，グラフの部分を任意の場所へ移動することができる．

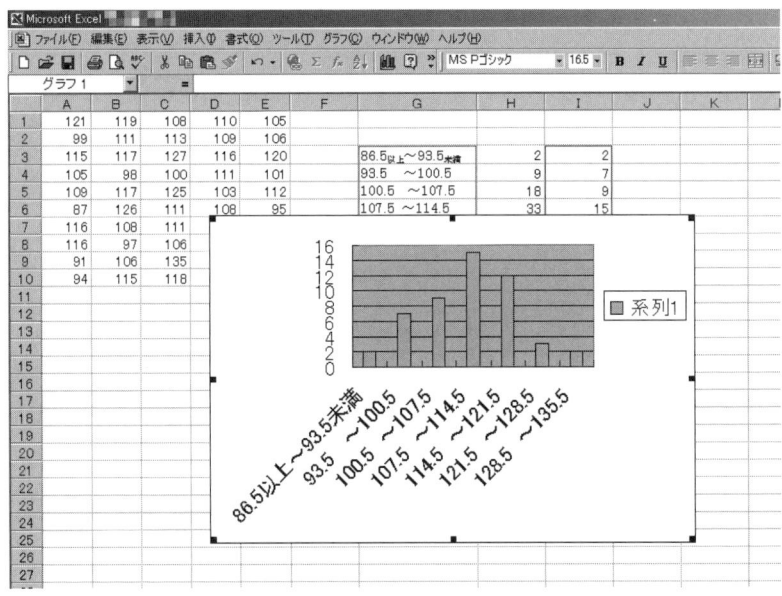

図 1.16

§1.1 度数分布とヒストグラム　15

　エクセルは汎用ソフトなので，さまざまな場合を想定したグラフの形(棒グラフ，円グラフなど)が用意されており，グラフの飾り(タイトルを付ける，目盛の設定など)も多数揃っている．基本的な操作方法としては，必要な場所へカーソルを移動し，そこで右クリックすればよい．これで，必要となるメニューが表示される．

　ここでは，その一例として，図 1.16 で描いたグラフをヒストグラムの形にしてみよう(つまり，グラフの縦棒どうしが接しているようにするのである)．カーソルを縦棒の上に移動し，右クリックすると，図 1.17 のようなメニューが開く．

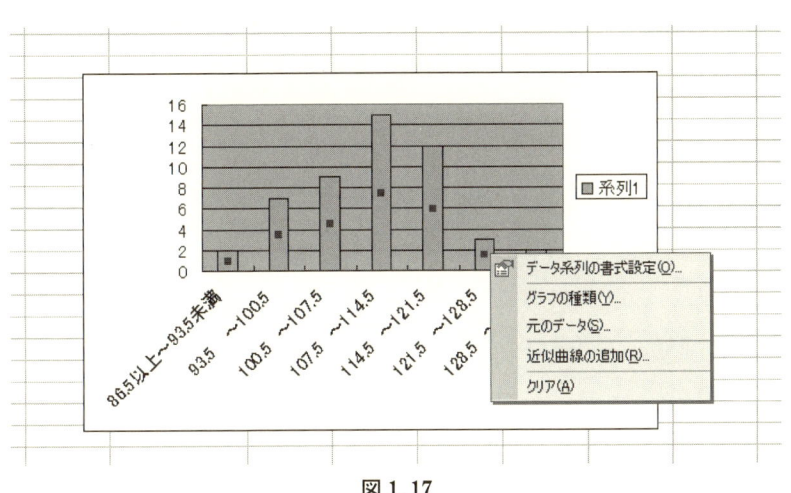

図 1.17

16   第1章 資料の整理

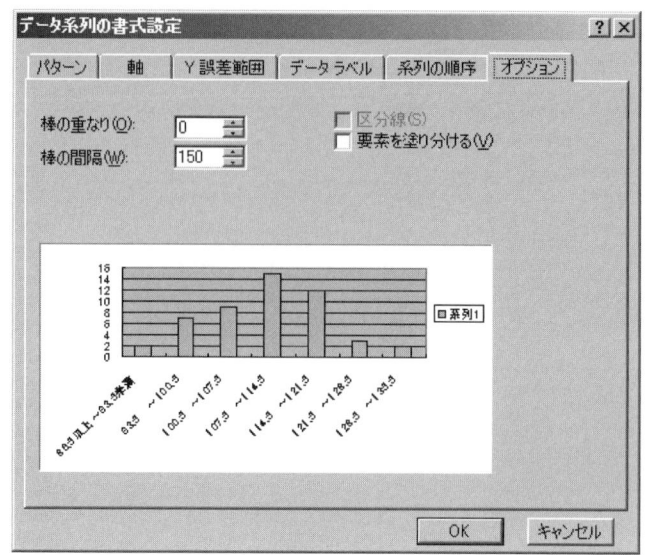

図 1.18

このメニューで，[データ系列の書式設定]を選択すると，図1.18のようなウィンドウが開く．ここの「棒の間隔」の数値をゼロとすれば図1.2のヒストグラムが得られる．　　　　　　　　　　　　　　　　　　　　　　（終）

問 1.1.1 次のデータは成人男子52人のコレステロール値を測定したものである．

```
360  286  157  340  115   82  132  308  238  220  174  161  157
283  164  185  112  198  352  117  275  219  143  134  235  124
108  153  330  104  195  149  221   98  121  176  250  151  198
130  165  205  220  275  201  184  331  108  150  273  188  135
```

(1) データの最大値と最小値を求め，表1.2を参考にして，階級数，階級の幅を決め，表1.3の度数分布表を作成せよ．

(2) その度数分布表よりヒストグラムおよび累積度数折れ線をかけ．

問題 1.1

1 次のデータは成人男子 45 人の最高血圧を測定したものである．

```
107  117  160  132  118   93  125  115  110  120  116  122  100
133  120   96  111  118  126  113  148  124  132  117  136  123
113  130  132  112  168  135  130  108  131  120  104  124  155
127  114  110  152  126  115
```

（1） データの最大値と最小値を求め，表 1.2 を参考にして，階級数，階級の幅を決め，表 1.3 の度数分布表を作成せよ．

（2） その度数分布表よりヒストグラムおよび累積度数折れ線をかけ．

2 次の度数分布表は女子大生 100 人の身長を示すものである．相対度数，累積度数，累積相対度数分布表を求め，ヒストグラムおよび累積度数折れ線をかけ．

階級値 (cm)	148	151	154	157	160	163	166	169
度数 (人)	2	8	25	21	21	11	10	2

3 次の度数分布表は成人男子 45 人の赤血球数 (万/mm^3) を示すものである．相対度数，累積度数，累積相対度数分布表を求め，ヒストグラムおよび累積度数折れ線をかけ．

赤血球数 (万/mm^3)	340～380	380～420	420～460
度数 (人)	2	5	13
赤血球数	460～500	500～540	540～580
度数	14	9	2

§1.2 平均と標準偏差

○ 和を表す記号 Σ

ある性質をもつ n 個のものを考えるとき，わかりやすいように番号をつけて x_1, x_2, $\cdots$, x_n と表すことにする．さらに簡単に $x_k(k=1, 2, \cdots, n)$ とかくこともある．これらすべての和 $x_1+x_2+x_3+\cdots+x_n$ を表すのに，記号 Σ（シグマ）を用いて次のようにかく．

定義 1.2.1 ［総和を表す記号 Σ］

$$\sum_{k=1}^{n} x_k = x_1+x_2+x_3+\cdots+x_n \tag{1.2.1}$$

Σ には，次の性質がある．

定理 1.2.1 ［Σ の性質］

(1) $\displaystyle\sum_{i=1}^{n} x_i = \sum_{j=1}^{n} x_j = \sum_{k=1}^{n} x_k$ \hfill (1.2.2)

(2) $\displaystyle\sum_{k=1}^{n}(x_k+y_k) = \sum_{k=1}^{n} x_k + \sum_{k=1}^{n} y_k$ \hfill (1.2.3)

(3) $\displaystyle\sum_{k=1}^{n} cx_k = c\sum_{k=1}^{n} x_k, \quad \sum_{k=1}^{n} c = cn, \quad \sum_{k=1}^{n} 1 = n$ \hfill (1.2.4)

［証明］ (1) いずれも $x_1+x_2+x_3+\cdots+x_n$ を表す．i, j, k は添字だから，どの記号を使ってもよい．

(2) $\displaystyle\sum_{k=1}^{n}(x_k+y_k) = (x_1+y_1)+(x_2+y_2)+\cdots+(x_n+y_n)$
$\phantom{\sum_{k=1}^{n}(x_k+y_k)} = (x_1+x_2+\cdots+x_n)+(y_1+y_2+\cdots+y_n)$
$\phantom{\sum_{k=1}^{n}(x_k+y_k)} = \displaystyle\sum_{k=1}^{n} x_k + \sum_{k=1}^{n} y_k$

(3) $\displaystyle\sum_{k=1}^{n} cx_k = cx_1+cx_2+\cdots+cx_n = c(x_1+x_2+\cdots+x_n) = c\sum_{k=1}^{n} x_k$

とくに $x_1=x_2=\cdots=x_n=1$ として，次式が成り立つ．

$$\sum_{k=1}^{n} c = c+c+\cdots+c = cn, \quad c=1 \text{ のとき } \sum_{k=1}^{n} 1 = n$$

○ 平均・分散・標準偏差

n 個のデータ $\{X_1, X_2, \cdots, X_n\}$ が与えられているとき，平均 $\bar{X}$，分散 σ^2，標準偏差 σ を次のように定義する．

定義 1.2.2 ［平均・分散・標準偏差］

平均 $\bar{X}$： $\quad \bar{X} = \dfrac{1}{n}\sum_{i=1}^{n} X_i$ \hfill (1.2.5)

分散 σ^2： $\quad \sigma^2 = \dfrac{1}{n}\sum_{i=1}^{n}(X_i - \bar{X})^2$ \hfill (1.2.6)

標準偏差 σ： $\quad \sigma = \sqrt{\sigma^2}$ \hfill (1.2.7)

[説明] (1.2.5) は算術平均ともいう．各データ X_i と平均 $\bar{X}$ の偏差 $(X_i - \bar{X})$ の和は，(1.2.4) と (1.2.5) より

$$\sum_{i=1}^{n}(X_i - \bar{X}) = 0 \qquad [問題 \boxed{1}] \tag{1.2.8}$$

となり，常に 0 なのでデータの散らばりの度合いを表す目安として使えない．そこで絶対値の和の平均より数学的に計算がしやすい平方の和の平均を考え，それを**分散**という．分散は，平方しているのでデータの単位と異なる．データの単位と同じ単位になるように分散の正の平方根を**標準偏差**と定義する．標準偏差は，山型のヒストグラムでは，横軸の最大値と最小値のおよそ 1/4 になることが知られており，その値でデータがどの程度散らばっているかがわかり，他のデータの散らばりの度合いと比較できる．また，どのような分布でも $\bar{X} \pm 2\sigma$ の範囲にデータが 75% 以上入ることが第 3 章で示される [定理 3.4.1 チェビシェフの不等式]． \hfill (終)

分散 σ^2 について次式が成り立つ．

定理 1.2.2 ［分散の計算式］

$$\sigma^2 = \frac{1}{n}\sum_{i=1}^{n} X_i^2 - \bar{X}^2 \tag{1.2.9}$$

[証明] $\displaystyle\sum_{i=1}^{n}(X_i - \bar{X})^2 = \sum_{i=1}^{n}(X_i^2 - 2\bar{X}X_i + \bar{X}^2) = \sum_{i=1}^{n} X_i^2 - 2\bar{X}\sum_{i=1}^{n} X_i + \bar{X}^2\sum_{i=1}^{n} 1$

$$= \sum_{i=1}^{n} X_i^2 - 2n\overline{X}^2 + n\overline{X}^2 = \sum_{i=1}^{n} X_i^2 - n\overline{X}^2$$

$$[(1.2.3), (1.2.4), (1.2.5)]$$

両辺を n で割って $(1.2.9)$ が成り立つ． (終)

度数分布表 1.1 における平均 $\bar{x}$，分散 σ^2 は次式で与えられる．

$$\bar{x} = \frac{1}{n}\sum_{i=1}^{k} x_i f_i \qquad \text{ただし} \quad \sum_{i=1}^{k} f_i = n \qquad (1.2.10)$$

$$\sigma^2 = \frac{1}{n}\sum_{i=1}^{k}(x_i - \bar{x})^2 f_i = \frac{1}{n}\sum_{i=1}^{k} x_i^2 f_i - \bar{x}^2 \qquad (1.2.11)$$

定理 1.2.3

$Y_i = aX_i + b$ のとき，X_i，Y_i の平均を $\overline{X}$，$\overline{Y}$，分散を σ_x^2，σ_y^2 とすると

$$\overline{Y} = a\overline{X} + b \qquad (1.2.12)$$

$$\sigma_y^2 = a^2 \sigma_x^2 \qquad (1.2.13)$$

[証明] $\displaystyle\sum_{i=1}^{n}(aX_i + b) = a\sum_{i=1}^{n} X_i + b\sum_{i=1}^{n} 1 = a\sum_{i=1}^{n} X_i + nb$

両辺を n で割って $(1.2.12)$ が成り立つ．

$$\sum_{i=1}^{n}(Y_i - \overline{Y})^2 = \sum_{i=1}^{n}(aX_i + b - a\overline{X} - b)^2 = a^2 \sum_{i=1}^{n}(X_i - \overline{X})^2$$

両辺を n で割って $(1.2.13)$ が成り立つ． (終)

例題 1.2.1

例題 1.1.1 のデータについて，

(1) 元のデータの平均 $\bar{x}$ と標準偏差 σ を求めよ．

(2) 例題 1.1.1 (1) の度数分布表を用いて平均と標準偏差を求めよ．

(3) 区間 $(\bar{x}-\sigma,\ \bar{x}+\sigma)$，$(\bar{x}-2\sigma,\ \bar{x}+2\sigma)$ に含まれる測定値の割合 (％) を求めよ．

[解] (1) $\bar{x} = 110.04$，$\sigma = 9.97188$ ［図 1.5］

(2) $\bar{x} = 110.3$，$\sigma = 9.72471$ $[(1.2.10),\ (1.2.11)]$

度数分布表の平均と標準偏差は近似値であり，元のデータがわかっているときには，その平均や標準偏差を使う．

（3） $(\bar{x}-\sigma, \bar{x}+\sigma)=(100.1, 120.0)$ より，101 から 120 までのデータの数は 35 名で全体の 70％ が含まれる．

また，$(\bar{x}-2\sigma, \bar{x}+2\sigma)=(90.1, 130.0)$，データの数は 48 名で全体の 96％ が含まれる．

このように，ヒストグラムが山型に近いときは，$(\bar{x}-2\sigma, \bar{x}+2\sigma)$ の区間に，ほとんどのデータが入る． (終)

問 1.2.1 問 1.1.1 のデータについて，元のデータと度数分布表それぞれの平均と標準偏差を求めよ．また，区間 $(\bar{x}-\sigma, \bar{x}+\sigma)$，$(\bar{x}-2\sigma, \bar{x}+2\sigma)$ に含まれる測定値の割合(％)を求めよ．

・――――――― **問題 1.2** ―――――――・

1 $\bar{X}=\dfrac{1}{n}\sum_{i=1}^{n}X_i$ のとき，$\sum_{i=1}^{n}(X_i-\bar{X})=0$ が成り立つことを示せ．

2 問題 1.1 2，3 の度数分布表の平均，分散を求めよ．

3 次の度数分布は A 社の労働者 150 人の週当たり労働時間を示すものである．

労働時間	14	20	26	32	38	44	50	56
度数（人）	2	3	8	9	23	37	53	15

（1） ヒストグラムをかけ．
（2） 平均，標準偏差を求めよ．
（3） 区間 $(\bar{x}-\sigma, \bar{x}+\sigma)$，$(\bar{x}-2\sigma, \bar{x}+2\sigma)$ に含まれる測定値の割合(％)を求めよ．

4 乳児 25 人の 1 分間の脈拍数を調べたところ次のような結果を得た．平均と標準偏差を求めよ．

　　126　124　123　125　124　126　122　127　125　129　124　127　122
　　124　122　124　123　123　124　125　130　120　123　128　125

5 急性緑内障は，突然に目と頭が痛くなり，急に見えにくくなり，眼圧は急激に高くなって，放置すると短期間で失明する．急性緑内障の患者 10 名の眼

圧を示す次のデータの平均と標準偏差を求めよ．（正常値は20以下）

25　33　31　34　33　28　35　30　33　30

6 うつ病の患者の身体症状として，睡眠時の中途覚醒や早朝覚醒，寝つきの悪さといった睡眠障害が見られる．次のデータは，N病院のうつ病患者10人の睡眠時間を示すものである．平均と標準偏差を求めよ．

3　2.5　4　4　4.5　4　3　4　3.5　5

§1.3　その他の代表値

❏ 中央値(メディアン)と最頻値(モード)

資料の性質を表す平均以外の主な代表値を次にあげる．

定義 3.1.1

最大値 L・最小値 l …… データの中で一番大きい値 L と小さい値 l
中央値(メディアン) Md …… 真ん中の値(50%点)
　　データを大きさの順に並べたとき，ちょうど真ん中にくる値
　　　　$n=2m+1$ のとき $m+1$ 番目
　　　　$n=2m$ のとき m 番目と $m+1$ 番目の平均
最頻値(モード) Mo …… データの中で最も現れる回数(度数)の多い値
ミッドレンジ Mr …… 分布の範囲の中間値，L と l の平均

平均はヒストグラムの重さのつりあう x 軸上の点であるが，中央値は面積が等しくなる点で，最頻値は山の頂点の x 座標である．平均(mean)，中央値(median)，最頻値(mode)と分布の型には，次のような関係がある．

(a)　左右対称な分布 …… mean＝median＝mode　　　　［図 1.19 (a)］
(b)　正(右)にゆがんだグラフ …… mode＜median＜mean (辞書と逆順)
　　 (山が左にあり右に長くすそを引く分布)　　　　　　［図 1.19 (b)］
(c)　負(左)にゆがんだグラフ …… mean＜median＜mode (辞書の順)
　　 (山が右にあり左に長くすそを引く分布)　　　　　　［図 1.19 (c)］

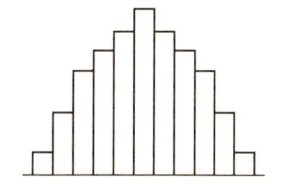

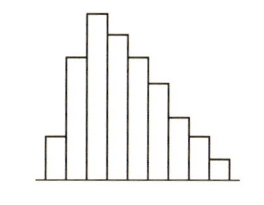

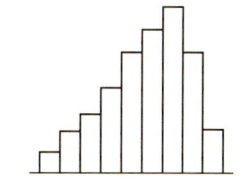

(a)　左右対称な分布　　(b)　正にゆがんだグラフ　　(c)　負にゆがんだグラフ

図 1.19

◯ 四分位数

資料の散らばり度合いを表す分散や標準偏差以外の代表値を次にあげる．

定義 1.3.2

範囲 R …… 最大値 L と最小値 l の差，　　$R = L - l$

四分位数 …… ヒストグラムの面積を 1/4 ずつに分割する点

　　第 1 四分位数 (25 % 点) Q_{25} … 小さいほうから並べて 25 % のところにある値

　　第 2 四分位数 (50 % 点) Q_{50} … 中央値 $Md = Q_{50}$

　　第 3 四分位数 (75 % 点) Q_{75} … 小さいほうから並べて 75 % のところにある値

四分位範囲 …… 第 3 四分位数と第 1 四分位数の差

例題 1.3.1

例題 1.1.1 について
(1) 中央値，最頻値を求めよ．
(2) ヒストグラムの第 1 四分位数，第 3 四分位数，四分位範囲を求めよ．

[解]　(1) 元のデータを並べ替えて，25 番目の 111 と 26 番目の 111 の平均だから，中央値は 111．元のデータの最頻値は 111．度数分布表の最頻値は 111．

(2) ヒストグラムの面積を，小さいほうから 1/4 に分割する点だから，

　　第 1 四分位数：　$100.5 + \dfrac{(50 \times 0.25 - 9) \times 7}{9} = 103.2$

　　第 3 四分位数：　$114.5 + \dfrac{(50 \times 0.75 - 33) \times 7}{12} = 117.1$

　　四 分 位 範 囲：　$117.1 - 103.2 = 13.9$　　　　　　　　　　　（終）

[EXCEL]　元のデータをエクセルで小さい順に並べ替える方法：
① データを 1 列に入れる．
② データを入れたセルをドラッグする．
③ ［データ］メニューをクリックする．

④ ［並べ替え］をクリックする．
⑤ ［昇順］をクリックする．
①から⑤を行うと，最初のデータを小さい順に並べ替えることができるので，第 1, 第 3 四分位数が次のように求められる．
（1） $n/4$ が整数でないとき：
第 1 四分位数 … （$n/4$ より大きい最小の整数）番目のデータ
第 3 四分位数 … （$3n/4$ より大きい最小の整数）番目のデータ
（2） $n/4$ が整数のとき：
第 1 四分位数 … $n/4$ 番目と $(n/4)+1$ 番目のデータの平均値
第 3 四分位数 … $3n/4$ 番目と $(3n/4)+1$ 番目のデータの平均値

例題 1.1.1 の元のデータによる第 1, 第 3 四分位数は，データを小さいほうから大きいほうに並べたときの 13 番目と 38 番目だから

第 1 四分位数： 103　　　第 3 四分位数： 116　　　　　　（終）

問 1.3.1 問 1.1.1 について
（1） 中央値，最頻値を求めよ．
（2） 第 1 と第 3 四分位数，四分位範囲を求めよ．

―――――――――― 問題 1.3 ――――――――――

[1] 次のデータは A 病院の糖尿病患者 10 人の血糖値を示すものである．

232　228　252　316　243　329　289　273　257　218

（1） 平均と標準偏差を求めよ．
（2） 中央値を求めよ．

[2] 問題 1.2 [3] の四分位数と四分位範囲を求めよ．

[3] 問題 1.2 [4] のデータの中央値，最頻値を求めよ．

[4] 次のデータは新生児 20 人の体重 (kg) を示すものである．

3.1　2.8　4.0　2.9　3.2　3.8　3.0　2.8　3.3　2.9
2.9　3.1　4.2　3.5　2.8　3.4　2.9　3.0　3.2　3.8

（1） 平均と標準偏差を求めよ．
（2） 範囲とミッドレンジを求めよ．
（3） 中央値，最頻値を求め，平均と比較せよ．

章末問題

1 次のデータは成人30人の血糖値を示すものである．

```
89  121  92  79  82  111  93  95  108  79  120  97  90  96  108
81  114  88  91  94  108  82  97  96  115  78  80  84  100  103
```

(1) データの最大値と最小値を求め，表1.2を参考にして，階級数，階級の幅を決め，表1.3の度数分布表を作成せよ．

(2) その度数分布表よりヒストグラムをかけ．

(3) 度数分布表の平均と元のデータの平均を比較せよ．

(4) 度数分布表の標準偏差と元のデータの標準偏差を比較せよ．

(5) ヒストグラムより，四分位範囲を求めよ．

2 ある大学で無作為に選んだ学生55人に片道の通学時間を聞いたら次のようなデータが得られた．

```
65  55  75  80  70  100  30  75  90  35  10  70  80  45
15  20  15  65  10  40  35  30  40  30  50  120  20  25
25  55  20  60  55  90  30  70  85  90  80  75  100  35
45  30  50  45  115  15  45  15  120  80  35  40  95
```

(1) データの最大値と最小値を求め，表1.2を参考にして，階級数，階級の幅を決め，表1.3の度数分布表を作成せよ．

(2) そのヒストグラムおよび累積度数折れ線をかけ．

(3) 元のデータの平均と標準偏差を求めよ．

(4) 最頻値，中央値を求めよ．

3 次のデータは，成人45名の眼圧のデータである．

```
7   9  18   9   5  15   4   6  16  17   9   8  13  21  14
14  10  13   5  15   4  16   7   9  12   3   4  20   6  19
11   8   5  13   6  16   7   9  18  15  14  20  11   8  12
```

(1) データの最大値と最小値を求め，表1.2を参考にして，階級数，階級の幅を決め，表1.3の度数分布表を作成し，そのヒストグラムをかけ．

(2) 元のデータの平均と標準偏差を求めよ．

第2章

確　　率

ここでは，統計の問題を解くための基礎になる確率について説明する．

○ **標本空間 U**

試行，事象，根元事象，全事象 U，空事象 ϕ

和事象 $A \cup B$　　　積事象 $A \cap B$　　　余事象 $\overline{A}$

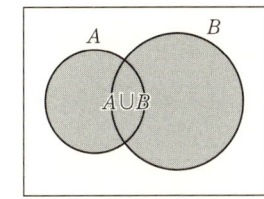

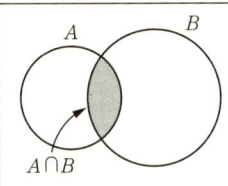

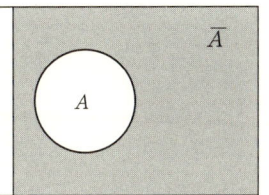

確率：$P(A) = \dfrac{n(A)}{n(U)}$

確率の公理：$0 \leq P(A) \leq 1$, $P(U) = 1$, $P(\phi) = 0$

　　　　　　$A \cap B = \phi$ のとき，$P(A \cup B) = P(A) + P(B)$

余事象の定理：$P(\overline{A}) = 1 - P(A)$

○ **加法定理**：$P(A \cup B) = P(A) + P(B) - P(A \cap B)$

○ **条件付確率**：$P(B|A) = \dfrac{n(A \cap B)}{n(A)}$

乗法定理：$P(A \cap B) = P(A)P(B|A) = P(B)P(A|B)$

独立事象 … $P(A \cap B) = P(A)P(B)$

　　　　A と B が互いに独立のとき，$P(B|A) = P(B)$

従属事象 … A と B が独立でない事象

ガンの集団検診で陽性になった人が，実際にガンである確率はどれくらい？

　　→　ベイズの定理：$P(A|B) = \dfrac{P(A)P(B|A)}{P(A)P(B|A) + P(\overline{A})P(B|\overline{A})}$

○ **ベルヌイ試行の法則**：${}_nC_x p^x (1-p)^{n-x}$

§2.1 標本空間と事象の確率

◯ 標本空間

この章では，統計の問題を解く基礎になる確率について述べる．はじめに，確率でよく使われる用語の簡単な説明をする．

―― 定義 2.1.1 ――――――――――――――――――――――――
試　　行 …… 同一条件のもとで何回でもくり返すことができ，結果が偶然に支配されるとみられる実験や観察
事　　象 …… 試行の結果起こりうることがら
根元事象 …… 1つの試行で，もうこれ以上分けることができない事象
標本空間 …… 1つの試行で，すべての根元事象を集めたもの

[例 1.1] 試行は，くじを引く，1個のさいころを投げる，2枚の硬貨を投げるなど結果が偶然に支配される無作為の行為を表す．それぞれの試行の結果起こることがら，たとえば，上の例では，当りくじが出る，偶数の目がでる，2枚とも硬貨の表が出るなどを事象という．

1個のさいころを投げるという試行を考えるとき，$1, 2, \cdots, 6$ の目が出るという事象はそれぞれ根元事象で，それを $1, 2, \cdots, 6$ で表すと，標本空間 U は

$$U = \{1, 2, 3, 4, 5, 6\}$$

と表すことができる．標本空間を全体集合と考えると，偶数の目が出るという事象は部分集合 $\{2, 4, 6\}$ で表され，この事象は根元事象ではない．　　（終）

◯ 事　象

これからは，標本空間 U において，各事象を標本空間の部分集合であると考え A, B, C などで表す．事象 $A, B(\subset U)$ に対して，和集合 $A \cup B$，共通集合 $A \cap B$ はそれぞれ和事象，積事象を，補集合 $\overline{A}$ および空集合 ϕ はそれぞれ余事象，空事象を表し，次のように定義される．

§2.1 標本空間と事象の確率

---**定義 2.1.2**---

和事象	$A \cup B$	……	A, B の少なくとも一方が起こるという事象
積事象	$A \cap B$	……	A, B がともに起こるという事象
余事象	$\overline{A}$	……	A が起こらない事象
空事象	ϕ	……	決して起こることのない事象

$A \cup B$, $A \cap B$, $\overline{A}$ をベン図で表すと図 2.1 の斜線部のようになる.

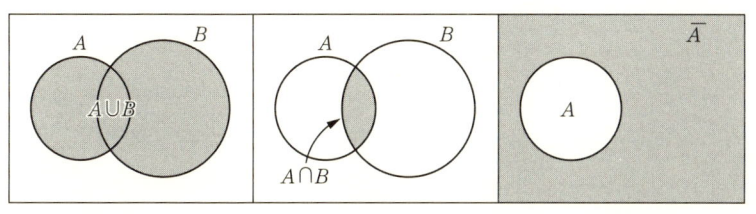

和事象 $A \cup B$ 積事象 $A \cap B$ 余事象 $\overline{A}$

図 2.1

2つの事象 A, B について, A が起これば B は起こらないし, B が起これば A は起こらないとき, 次のように定義する.

---**定義 2.1.3**---

2つの事象 A, B が同時には決して起こらない, すなわち $A \cap B = \phi$ のとき, A と B は**互いに排反**である, または**排反事象**であるという.

[**例 1.2**] 1個のさいころを1回投げる試行の標本空間 U は, 例 1.1 より $U = \{1, 2, 3, 4, 5, 6\}$ である. 偶数の目が出る事象を A, 奇数の目が出る事象を B, 3の倍数の目が出る事象を C とするとき,

$A = \{2, 4, 6\}$,　　$B = \{1, 3, 5\}$,　　$C = \{3, 6\}$
$A \cup B = U$,　　$A \cup C = \{2, 3, 4, 6\}$,　　$B \cup C = \{1, 3, 5, 6\}$
$A \cap B = \phi$,　　$A \cap C = \{6\}$,　　$B \cap C = \{3\}$
$\overline{A} = B$,　　$\overline{B} = A$,　　$\overline{C} = \{1, 2, 4, 5\}$

$A \cap B = \phi$ であるから, A と B は互いに排反である.　　　　(終)

○ 確率の定義

1つの試行において，どの根元事象が起こることも同じ程度に期待されるとき，**同様に確からしい**という．標本空間が有限集合である試行の根元事象が同様に確からしいとき，事象 A の起こる確率を $P(A)$ とかき，次のように定義して，これを**数学的確率**という．ただし，$n(A), n(U)$ は集合 A, U の要素の数を表す．

定義 2.1.4

$$P(A) = \frac{(事象 A の起こる場合の数)}{(起こりうるすべての場合の数)} = \frac{n(A)}{n(U)} \qquad (2.1.1)$$

これに対し，n 回の試行で事象 A の起こる回数が r 回観測されたとき，比 $\frac{r}{n}$（相対度数）を手がかりに確率を考えることがある．試行回数 n を十分大きくしたとき，この相対度数がある一定の値 p に近づくことが経験的にいえるとき，この p を事象 A の起こる**経験的確率**または**統計的確率**という．

[例 1.3] 新生児が男児であるか女児であるかという確率は，どちらも同様に確からしいと考えると，0.5ずつであるが，経験的には男児の生まれる割合は，0.51~0.52の間にあり，経験的確率は男児のほうが女児のより高いということになる． (終)

数学的確率と経験的確率のどちらに対しても成り立つ普遍的な性質を採用して，これを確率の公理として認めて，これからの説明をしていくことにする．

● 確率の公理

1. 標本空間 U における各事象 A に対して， $0 \leq P(A) \leq 1$
2. 全事象 U および空事象 ϕ について， $P(U)=1, \quad P(\phi)=0$
3. 2つの事象 A, B が互いに排反のとき，すなわち $A \cap B = \phi$ のとき

$$P(A \cup B) = P(A) + P(B) \qquad (2.1.2)$$

数学的確率 (2.1.1) も経験的確率も上の1~3を満たすことは明らかである．標本空間が無限集合のとき，無限個の事象 $A_1, A_2, \cdots, A_n, \cdots$ のいずれの2つも互いに排反のとき，公理3の代わりに

$$P(A_1 \cup A_2 \cup \cdots \cup A_n \cup \cdots) = P(A_1) + P(A_2) + \cdots + P(A_n) + \cdots$$
(2.1.3)

を使う．

例題 2.1.1（数学的確率）

1枚の硬貨を3回投げる試行について，3回とも表の出る事象を A，2回以上裏の出る事象を B とするとき

(1) 表を H，裏を T で表し，標本空間 U を求めよ．
(2) A の余事象 $\overline{A}$ を求めよ．
(3) A の確率 $P(A)$ と，余事象の確率 $P(\overline{A})$ を求めよ．
(4) $P(B)$，$P(A \cup B)$ を求めよ

[解] (1) 表3回の場合 HHH，表2回の場合 THH，HTH，HHT，表1回の場合 HTT，THT，TTH，表0回の場合 TTT であるから

$U = \{$HHH, THH, HTH, HHT, HTT, THT, TTH, TTT$\}$

(2) $A = \{$HHH$\}$ であるから，

$\overline{A} = \{$THH, HTH, HHT, HTT, THT, TTH, TTT$\}$

すなわち，$\overline{A}$ は少なくとも1回裏の出る事象である．

(3) $n(U) = 8$，$n(A) = 1$，$n(\overline{A}) = 7$ で，U の根元事象はすべて同様に確からしいので，(2.1.1) より

$$P(A) = \frac{n(A)}{n(U)} = \frac{1}{8}, \qquad P(\overline{A}) = \frac{7}{8}$$

(4) $B = \{$HTT, THT, TTH, TTT$\}$，$n(B) = 4$，$A \cap B = \phi$ なので，(2.1.1)，(2.1.2) より

$$P(B) = \frac{n(B)}{n(U)} = \frac{4}{8} = \frac{1}{2}, \qquad P(A \cup B) = P(A) + P(B) = \frac{5}{8}$$

(終)

問 2.1.1 1個のさいころを1回投げる試行について，出る目の数が偶数である事象を A，3の倍数である事象を B，素数である事象を C とするとき

(1) 確率 $P(A)$，$P(B)$，$P(C)$ を求めよ．
(2) 和事象 $A \cup B$ と積事象 $A \cap C$ を求めよ．

（3） 確率 $P(A\cup B)$ および $P(A\cap C)$ を求めよ．

──── 問題 2.1 ────

[1] 2枚の硬貨を同時に投げる試行について
（1） 表を H，裏を T で表し，標本空間 U を求めよ．
（2） 2枚とも表の出る確率を求めよ．
（3） 少なくとも1枚は裏の出る確率を求めよ．

[2] ジョーカーを除く52枚のトランプ札をよく切って1枚選ぶとき，次の札になる確率を求めよ．
（1） クラブ　（2） ダイヤのエース　（3） 素数
（4） 黒札の絵札

§2.2 加法定理と乗法定理

○ 加法定理

ここでは，確率の公理から導かれるいくつかの性質について説明する．

定理 2.2.1 [余事象の定理]
事象 A の余事象 $\overline{A}$ の確率は
$$P(\overline{A}) = 1 - P(A) \tag{2.2.1}$$

[証明] $A \cap \overline{A} = \phi$ であるから，(2.1.2) より
$$P(A \cup \overline{A}) = P(A) + P(\overline{A})$$
一方，$A \cup \overline{A} = U$, $P(U) = 1$ なので
$$P(A) + P(\overline{A}) = P(U) = 1$$
したがって $\qquad P(\overline{A}) = 1 - P(A)$ （終）

定理 2.2.2 [加法定理]
2つの事象 A, B について，和事象 $A \cup B$ の確率は
$$P(A \cup B) = P(A) + P(B) - P(A \cap B) \tag{2.2.2}$$

[証明] 図 2.2 のように，$A \cup B$ を互いに排反である3つの事象 $C = A \cap \overline{B}$, $D = A \cap B$, $E = B \cap \overline{A}$ に分けて考える．

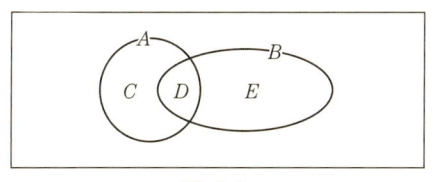

図 2.2

(2.1.2) より $\quad P(A \cup B) = P(C \cup D \cup E) = P(C) + P(D) + P(E)$
一方，$\quad P(A) = P(C \cup D) = P(C) + P(D)$
$\qquad\quad P(B) = P(D \cup E) = P(D) + P(E)$
よって，$\quad P(A) + P(B) - P(A \cap B) = P(C) + P(D) + P(E)$ （終）

○ 乗法定理

2つの事象 A, B に対して，$P(A)>0$ のとき，A が起こったという条件のもとで，B の起こる事象を $B|A$ とかき，その確率 $P(B|A)$ は

$$P(B|A) = \frac{P(A \cap B)}{P(A)} \qquad (2.2.3)$$

で定義され，A が起こったときの B の起こる**条件付確率**という．この式の両辺に $P(A)$ をかけると次の乗法定理が成り立つ．

定理 2.2.3 [乗法定理]

2つの事象 A, B の積事象 $A \cap B$ の確率は
$$P(A \cap B) = P(A)P(B|A) = P(B)P(A|B) \qquad (2.2.4)$$

このことは，数学的確率においては，次のように確かめることができる．

$P(B|A)$ は A が起こったという条件のもとで B の起こる確率であるから，標本空間は A になり，その中で $A \cap B$ の起こる確率なので

$$P(B|A) = \frac{n(A \cap B)}{n(A)}$$

一方，$P(A) = \dfrac{n(A)}{n(U)}$，$P(A \cap B) = \dfrac{n(A \cap B)}{n(U)}$ より

$$P(A)P(B|A) = \frac{n(A)}{n(U)} \cdot \frac{n(A \cap B)}{n(A)} = \frac{n(A \cap B)}{n(U)} = P(A \cap B)$$

A と B を入れ替えると，$P(A \cap B) = P(B)P(A|B)$

とくに，

$$P(A \cap B) = P(A)P(B) \qquad (2.2.5)$$

のとき，A と B は互いに**独立**または**独立事象**であるという．また，A と B が独立でないとき，A と B は**従属**または**従属事象**であるという．

定理 2.2.4 [事象の独立性]

$P(A)>0$ のとき，2つの事象 A と B が<u>互いに独立</u>ならば，
$$P(B|A) = P(B) \qquad (2.2.6)$$
逆も成り立つ．

[証明] A と B が互いに独立であるとき $P(A \cap B) = P(A)P(B)$

また，乗法定理より $\quad P(A \cap B) = P(A) P(B|A)$

ゆえに $\quad P(A) P(B|A) = P(A) P(B)$

両辺を $P(A) (>0)$ で割ると $\quad P(B|A) = P(B)$

逆に，$P(B|A) = P(B)$ のとき，乗法定理より $\quad P(A \cap B) = P(A) P(B)$
すなわち，A と B は互いに独立である． (終)

また，事象 A と事象 B が互いに独立ならば，余事象 $\overline{A}$ と $\overline{B}$ も互いに独立である[問題 2.2 **1**]．3 つの事象 A, B, C は，

$$P(A \cap B) = P(A) P(B), \quad P(A \cap C) = P(A) P(C) \quad (2.2.7)$$
$$P(B \cap C) = P(B) P(C), \quad P(A \cap B \cap C) = P(A) P(B) P(C) \quad (2.2.8)$$

が成り立つとき，**独立**であるという．どれか 1 つでも成り立たないときは，独立ではない[章末問題 **4**, **5**]．

例題 2.2.1

2 個のさいころを 1 回投げる試行について

（1）標本空間 U を求めよ．

（2）出た目の差が，0，1，2，3，4，5 になる確率を求めよ．

[解] （1）2 個のさいころの目をそれぞれ a, b とすると

$U = \{(a, b) : a, b = 1, 2, 3, 4, 5, 6\}$

（2）出た目の差が，0，1，2，3，4，5 になる事象をそれぞれ $A_0, A_1, A_2, \cdots, A_5$ とすると

(1,1)	(1,2)	(1,3)	(1,4)	(1,5)	(1,6)
(2,1)	(2,2)	(2,3)	(2,4)	(2,5)	(2,6)
(3,1)	(3,2)	(3,3)	(3,4)	(3,5)	(3,6)
(4,1)	(4,2)	(4,3)	(4,4)	(4,5)	(4,6)
(5,1)	(5,2)	(5,3)	(5,4)	(5,5)	(5,6)
(6,1)	(6,2)	(6,3)	(6,4)	(6,5)	(6,6)

$$A_0 = \{(1,1), (2,2), (3,3), (4,4), (5,5), (6,6)\}$$

であるから，$\quad P(A_0) = \dfrac{n(A_0)}{n(U)} = \dfrac{6}{36} = \dfrac{1}{6}$

同様にして，

$A_1 = \{(2,1), (3,2), (4,3), (5,4), (6,5), (1,2), (2,3), (3,4), (4,5), (5,6)\}$,
$A_2 = \{(3,1), (4,2), (5,3), (6,4), (1,3), (2,4), (3,5), (4,6)\}, \quad \cdots \quad ,$
$A_5 = \{(6,1), (1,6)\}$

であるから

$$P(A_1) = \frac{10}{36} = \frac{5}{18} \qquad P(A_2) = \frac{8}{36} = \frac{2}{9} \qquad P(A_3) = \frac{6}{36} = \frac{1}{6}$$

$$P(A_4) = \frac{4}{36} = \frac{1}{9} \qquad P(A_5) = \frac{2}{36} = \frac{1}{18} \hspace{4em} (\text{終})$$

問 2.2.1 2個のさいころを1回投げる試行について，
（1） 出る目の数の和が，2，4，7，12になる確率を求めよ．
（2） 少なくとも1個，2の目が出る確率を求めよ．

例題 2.2.2

ジョーカーを除いた52枚のトランプ札をよく切って1枚選ぶ．それが，ダイヤである事象を D，キングである事象を K とするとき，次の確率を求め，D と K が独立であるかどうかを調べよ．また，$\overline{D}$ と $\overline{K}$ の独立性についても調べよ．
（1） $P(D \cap K)$ 　　　　（2） $P(D \cup K)$ 　　（3） $P(\overline{D})$
（4） $P(D|K),\ P(K|D)$ 　（5） $P(\overline{K} \cap \overline{D})$ 　　（6） $P(\overline{K}|\overline{D})$

[解] どの札が出るのも同様に確からしく，$n(D) = 13$，$n(K) = 4$ なので
$$P(D) = \frac{13}{52} = \frac{1}{4}, \quad P(K) = \frac{4}{52} = \frac{1}{13}$$

（1） ダイヤのキングは1枚だから，
$$n(D \cap K) = 1, \ \text{すなわち} \ P(D \cap K) = \frac{1}{52}$$

したがって，$P(D \cap K) = P(D)P(K)$ が成り立つので，事象 D と K は独立である．

（2） 加法定理より
$$P(D \cup K) = P(D) + P(K) - P(D \cap K) = \frac{1}{4} + \frac{1}{13} - \frac{1}{52} = \frac{4}{13}$$

（3） 余事象の定理より 　$P(\overline{D}) = 1 - P(D) = 1 - \frac{1}{4} = \frac{3}{4}$

（4） D と K は独立であるから，
$$P(D|K) = P(D) = \frac{1}{4}, \quad P(K|D) = P(K) = \frac{1}{13}$$

（5） $\overline{K} \cap \overline{D} = \overline{(K \cup D)}$ であるから，余事象の定理と（2）より

$$P(\bar{K}\cap\bar{D})=1-P(K\cup D)=1-\frac{4}{13}=\frac{9}{13}$$

また，$P(\bar{K})=1-P(K)=1-\frac{1}{13}=\frac{12}{13}$ より，$P(\bar{K}\cap\bar{D})=P(\bar{K})P(\bar{D})$
すなわち，$\bar{K}$ と $\bar{D}$ も独立である．

（6）　$\bar{K}$ と $\bar{D}$ も独立であるから，$P(\bar{K}|\bar{D})=P(\bar{K})=\frac{12}{13}$　　　　（終）

問 2.2.2　箱の中に，赤球 4 個と白球 3 個が入っている．よくまぜて 1 個ずつ 2 回取り出す．取り出した球はもとに戻さないものとする．1 回目に赤球が取り出される事象を A，2 回目に白球が取り出される事象を B とするとき，次の確率を求めよ．

（1）　$P(A)$　　　（2）　$P(B|A)$　　　（3）　$P(A\cap B)$
（4）　$P(\bar{A}\cap B)$　　（5）　$P(B)$

─────────── **問題 2.2** ───────────

1　事象 A と B が互いに独立なとき，余事象 $\bar{A}$ と $\bar{B}$ も互いに独立であることを示せ．

2　1 枚の硬貨を 5 回投げるとき，表の出る回数が 4 回以下である確率を求めよ．

3　（シュバリエ・ド・メレの問題）　次の（1），（2）を求めよ．
（1）　1 個のさいころを 4 回投げるとき，少なくとも 1 回 6 の目が出る確率
（2）　2 個のさいころを同時に投げる試行を 24 回繰り返したとき，少なくとも 1 回 2 個とも 6 の目が出る確率

4　ある町の集団検診では，最高血圧が 160 mmHg 以上の人が 12 %，最低血圧 95 mmHg 以上の人は 7 %，最高血圧が 160 mmHg 以上かつ最低血圧が 95 mmHg 以上の人は 5 % いた．
（1）　検診した人の中から無作為に選んだ 1 人の最高血圧が 160 mmHg 以上または最低血圧が 95 mmHg 以上である確率を求めよ．
（2）　最高血圧が 160 mmHg 以上の人の中から無作為に選んだ 1 人の最低血圧が 95 mmHg 以上である確率を求めよ．

5　1 から 60 までの数字が 1 つずつ書かれた 60 枚のカードがある．この中か

ら 1 枚抜き出すとき，書いてある数字が偶数である事象を A，5 の倍数である事象を B とする．

(1) $P(A)$, $P(B)$, $P(A \cup B)$ を求めよ．

(2) $P(A \cap B)$ を求め．事象 A, B が独立であるかどうかを調べよ．

6 5 の 60 枚のカードから数字 60 のカードを 1 枚除き，1 から 59 までの数字のカードから 1 枚抜き出すときについて，(1), (2) を求めよ．

§2.3 ベイズの定理

● 全確率の公式

$P(A) > 0$ のとき，乗法定理より
$$P(A \cap B) = P(A)P(B|A)$$
この定理を，n 個の事象 $A_1, A_2, \cdots, A_n$ について，$P(A_1 \cap A_2 \cap \cdots \cap A_n) > 0$ のとき，くり返して適用すると
$$P(A_1 \cap A_2 \cap \cdots \cap A_n)$$
$$= P(A_1)P(A_2|A_1)P(A_3|A_1 \cap A_2)\cdots P(A_n|A_1 \cap A_2 \cap \cdots \cap A_{n-1})$$
また，n 個の事象 $A_1, A_2, \cdots, A_n$ が互いに排反ならば
$$P(A_1 \cup A_2 \cup \cdots \cup A_n) = P(A_1) + P(A_2) + \cdots + P(A_n)$$
この2つを組み合わせて，次の全確率の公式を導く．

定理 2.3.1 [全確率の公式]

n 個の事象 $A_1, A_2, \cdots, A_n$ が互いに排反かつ $A_1 \cup A_2 \cup \cdots \cup A_n = U$ とする．このとき，事象 B に対して
$$P(B) = P(A_1)P(B|A_1) + P(A_2)P(B|A_2) + \cdots + P(A_n)P(B|A_n) \tag{2.3.1}$$
が成り立つ．この式を**全確率の公式**という．

[証明] 事象 B に対して
$$B = U \cap B = (A_1 \cup A_2 \cup \cdots \cup A_n) \cap B = (A_1 \cap B) \cup (A_2 \cap B) \cup \cdots \cup (A_n \cap B)$$
$A_1, A_2, \cdots, A_n$ が互いに排反であるから，図 2.3 のように $(A_1 \cap B)$, $(A_2 \cap B)$, $\cdots$, $(A_n \cap B)$ も互いに排反になる．よって

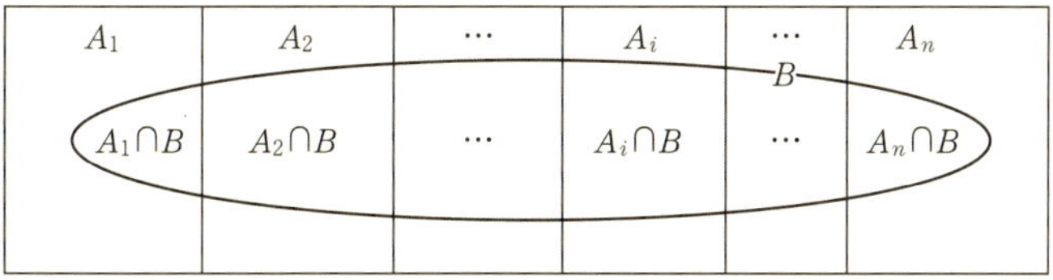

A_1	A_2	$\cdots$	A_i	$\cdots$	A_n
$A_1 \cap B$	$A_2 \cap B$	$\cdots$	$A_i \cap B$	$\cdots$	$A_n \cap B$

図 2.3

$$P(B) = P(A_1 \cap B) + P(A_2 \cap B) + \cdots + P(A_n \cap B)$$
一方,乗法定理から $P(A_k \cap B) = P(A_k)P(B|A_k)$
これを代入して
$$P(B) = P(A_1)P(B|A_1) + P(A_2)P(B|A_2) + \cdots + P(A_n)P(B|A_n)$$
(終)

○ ベイズの定理

$P(B) > 0$ のとき,乗法定理と全確率の公式を用いて,$P(A)$ と $P(B|A)$ が与えられたとき,$P(A|B)$ を求める式について考える.このとき,$P(A)$ を**事前確率**,$P(A|B)$ を**事後確率**という.

定理 2.3.2 [ベイズの定理]

2 つの事象 A, B について,$P(B) > 0$ のとき
$$P(A|B) = \frac{P(A)P(B|A)}{P(A)P(B|A) + P(\overline{A})P(B|\overline{A})} \quad (2.3.2)$$
が成り立つ.

[証明] 2 つの事象 A, B の積事象 $A \cap B$ の確率は,乗法定理より
$$P(A \cap B) = P(A)P(B|A) = P(B)P(A|B)$$
両辺を $P(B)$ で割って
$$P(A|B) = \frac{P(A)P(B|A)}{P(B)} \quad (2.3.3)$$
また,$U = A \cup \overline{A}$, $A \cap \overline{A} = \phi$ であるから,全確率の定理より
$$P(B) = P(A)P(B|A) + P(\overline{A})P(B|\overline{A}) \quad (2.3.4)$$
(2.3.4) を (2.3.3) に代入して
$$P(A|B) = \frac{P(A)P(B|A)}{P(A)P(B|A) + P(\overline{A})P(B|\overline{A})} \quad (終)$$

より一般に,n 個の事象 $A_1, A_2, \cdots, A_n$ が $A_1 \cup A_2 \cup \cdots \cup A_n = U$ かつ互いに排反とする.このとき,$P(B) > 0$ である事象 B に対して
$$P(B) = P(A_1)P(B|A_1) + P(A_2)P(B|A_2) + \cdots + P(A_n)P(B|A_n)$$
また,乗法定理より

$$P(A_k|B) = \frac{P(A_k)P(B|A_k)}{P(B)}$$

したがって

$$P(A_k|B) = \frac{P(A_k)P(B|A_k)}{P(A_1)P(B|A_1) + P(A_2)P(B|A_2) + \cdots + P(A_n)P(B|A_n)} \quad (2.3.5)$$

このとき，$P(A_k)$ は**事前確率**(結果 B を知らない前の原因 A_k の起こる確率)，$P(A_k|B)$ を**事後確率**という．

例題 2.3.1

病気 X の集団検診では，その病気にかかっている人は 99％ の確率で陽性と判定される．しかし，その病気でない人も 7％ の確率で誤って陽性と判定される．また，その病気にかかる確率は，1％ であるとする．その集団検診を受けた人が陽性と判定されたとき，その人が実際にその病気にかかっている確率を求めよ．

[解] ベイズの定理における事象 A と B を

　事象 A：病気 X にかかっている

　事象 B：集団検診で陽性と判定される

とすると，集団検診を受けた人が陽性と判定されたとき，その人が実際にその病気にかかっている確率 $P(A|B)$ を求めることになる．病気 X にかかる確率は，1％ であるから

$$P(A) = 0.01, \quad P(\overline{A}) = 1 - 0.01 = 0.99$$

病気 X にかかっている人は 99％ の確率で陽性と判定されるので

$$P(B|A) = 0.99$$

その病気でない人も 7％ の確率で誤って陽性と判定されるから

$$P(B|\overline{A}) = 0.07$$

これらをベイズの定理(2.3.2)に代入して

$$P(A|B) = \frac{P(A)P(B|A)}{P(A)P(B|A) + P(\overline{A})P(B|\overline{A})}$$

$$= \frac{0.01 \times 0.99}{0.01 \times 0.99 + 0.99 \times 0.07} = 0.125$$

したがって，病気 X である確率は 12.5 倍になり，8 人に 1 人の割合である．
(終)

問 2.3.1 次のような 2 つの箱 A, B がある．A には青球 4 個と白球 5 個，B には青球 7 個と白球 2 個が入っている．2 枚の硬貨を投げ，2 枚とも表が出たときは A, 1 枚でも裏が出たら B から 1 個の球を取り出すとする．
(1) 取り出された球が青である確率を求めよ．
(2) 取り出された球が白であるとき，それが A の箱からである確率を求めよ．

───────── 問題 2.3 ─────────

[1] $P(A)=0.3$, $P(B|A)=0.1$, $P(B|\overline{A})=0.4$ のとき，次の確率を求めよ．
 (1) $P(B)$ (2) $P(A|B)$ (3) $P(A\cup B)$

[2] 白球と赤球が入った 3 つの箱 A_1, A_2, A_3 がある．A_1 には白 6 個，赤 4 個，A_2 には白 3 個，赤 7 個，A_3 には白 5 個，赤 5 個が入っている．さいころを投げ，1 の目が出たら A_1 から，2 か 3 の目が出たら A_2 から，それ以外の目が出たら A_3 から 1 個の球を取り出すとする．
 (1) 取り出された球が赤である確率を求めよ．
 (2) 取り出された球が赤であることがわかっているとき，それが A_1 から取り出された確率を求めよ．
 (3) 取り出された球が白であることがわかっているとき，それが A_2 から取り出された確率を求めよ．

[3] 病気 Y の集団検診では，その病気にかかっている人は 98％ の確率で陽性と判定される．また，その病気に似たより軽い病気 Z にかかっている人は 12％ の確率で陽性と判定され，どちらの病気でない人も 4％ の確率で誤って陽性と判定される．実際にその病気 Y にかかる確率は 1％，病気 Z にかかる確率は 5％ である．その集団検診を受けた人が陽性と判定されたとき，その人が実際にその病気 Y にかかっている確率を求めよ．

[4] ある製品を 3 つの工場 A, B, C でそれぞれ 50％, 30％, 20％ ずつ生産している．A, B, C で不良品の出る割合はそれぞれ 0.5％, 0.6％, 0.7％ で

ある.
（1） 製品全体からを無作為に1個取り出したとき，不良品である確率を求めよ．
（2） 製品が不良品であるとき，A工場の製品である確率を求めよ．

5 ある病気になる割合は年代によって異なり，30歳未満では1％，30代では5％，40代では12％，50代以降では20％である．ある地区の年代別人口の割合は30歳未満40％，30代15％，40代15％，50代以降30％である．
（1） この地区から無作為に選んだ1人がこの病気の患者である確率を求めよ．
（2） その人がこの病気の患者であるとき，40代である確率を求めよ．

§2.4 ベルヌイ試行

◯ 順　列

相異なる n 個のものから r 個とって 1 列に並べたものを，n 個から r 個とる**順列**といい，その順列の総数を順列の数といい，$_n\mathrm{P}_r$ とかく．

―― ● n 個から r 個とる順列の数 ――
$$_n\mathrm{P}_r = n(n-1)\cdots(n-r+1) \qquad (n \geq r) \qquad (2.4.1)$$

[考え方] まず，{a, b, c, d, e} から 3 個とって並べる順列を考える．この順列は，最初の文字の選び方は a, b, c, d, e のどれでもよいから 5 通り，2 番目には，最初に選んだ文字は選べないから，それを除いた 4 通り，3 番目には前に選んだ 2 個の文字は選べないから，それら除いた 3 通りの選び方がある．したがって，5 個から 3 個とる順列の数 $_5\mathrm{P}_3$ は
$$_5\mathrm{P}_3 = 5 \cdot 4 \cdot 3 = 60$$
同様にして，n 個から r 個とって並べる順列の 1 番目の選び方は n 通り，2 番目の選び方は $(n-1)$ 通り，…，r 番目には前に選んだ $(r-1)$ 個は選べないから，r 番目の選び方は $\{n-(r-1)\}$ 通りであるから
$$_n\mathrm{P}_r = n(n-1)\cdots\{n-(r-1)\} = n(n-1)\cdots(n-r+1) \qquad (終)$$

とくに，n 個から n 個とって 1 列に並べる順列は
$$_n\mathrm{P}_n = n(n-1)\cdots 3\cdot 2\cdot 1$$
これを $n!$ とかく．$n!$ は 1 から n までの自然数の積で n の**階乗**という．また
$$0! = 1, \qquad _n\mathrm{P}_0 = 1$$
と約束する．$_n\mathrm{P}_r$ は n の階乗を用いて次の形に表せる．

―― 例題 2.4.1 ――
次の式が成り立つことを示せ．
$$_n\mathrm{P}_r = \frac{n!}{(n-r)!} \qquad (2.4.2)$$

[解] $_n\mathrm{P}_r = n(n-1)\cdots(n-r+1)$

$$\frac{n!}{(n-r)!} = \frac{n(n-1)\cdots(n-r+1)(n-r)\cdots 3\cdot 2\cdot 1}{(n-r)\cdots 3\cdot 2\cdot 1} = n(n-1)\cdots(n-r+1)$$

したがって, $${}_n\mathrm{P}_r = \frac{n!}{(n-r)!} \qquad (終)$$

問 2.4.1 ジョーカーを除く 52 枚のトランプ札から 5 枚選んで並べる順列の数を求めよ．

❍ 組合せ

相異なる n 個のもののなかから，並べ方を問題にしないで，r 個とる取り出し方を n 個から r 個とる**組合せ**といい，その組合せの総数を組合せの数といい，${}_n\mathrm{C}_r$ または $\binom{n}{r}$ とかく．

● n 個から r 個とる組合せの数

$$ {}_n\mathrm{C}_r = \frac{{}_n\mathrm{P}_r}{r!} = \frac{n!}{r!(n-r)!} = \frac{n(n-1)\cdots(n-r+1)}{r(r-1)\cdots 3\cdot 2\cdot 1} \qquad (2.4.3)$$

(考え方) まず，{a, b, c, d, e} から 3 個とって並べる順列を考える．この順列は，{a, b, c, d, e} から 3 個とる組合せそれぞれに対し，3 個の並べ方を考えることと同じだから，5 個から 3 個とる順列の数は，5 個から 3 個とる組合せの数と 3 個の順列の数との積である．

$$ {}_5\mathrm{P}_3 = {}_5\mathrm{C}_3 \cdot {}_3\mathrm{P}_3 $$

したがって $$ {}_5\mathrm{C}_3 = \frac{{}_5\mathrm{P}_3}{{}_3\mathrm{P}_3} = \frac{5\cdot 4\cdot 3}{3\cdot 2\cdot 1} = 10 $$

同様に考えて
$$ {}_n\mathrm{C}_r = \frac{{}_n\mathrm{P}_r}{r!} = \frac{n!}{r!(n-r)!} = \frac{n(n-1)\cdots(n-r+1)}{r(r-1)\cdots 3\cdot 2\cdot 1} \qquad (終)$$

定理 2.4.1 [組合せの数 ${}_n\mathrm{C}_r$ の性質]

(1) ${}_n\mathrm{C}_r = {}_n\mathrm{C}_{n-r} \quad (0 \leq r \leq n), \qquad {}_n\mathrm{C}_0 = {}_n\mathrm{C}_n = 1$ \hfill (2.4.4)

(2) ${}_{n-1}\mathrm{C}_{r-1} + {}_{n-1}\mathrm{C}_r = {}_n\mathrm{C}_r \qquad (1 \leq r \leq n-1)$ \hfill (2.4.5)

(3) $r \cdot {}_n\mathrm{C}_r = n \cdot {}_{n-1}\mathrm{C}_{r-1} \qquad (1 \leq r \leq n)$ \hfill (2.4.6)

(4) $r(r-1){}_n\mathrm{C}_r = n(n-1){}_{n-2}\mathrm{C}_{r-2} \qquad (2 \leq r \leq n)$ \hfill (2.4.7)

[証明] （1） n 個から r 個とる組合せは，残りの $n-r$ 個の組合せを考えることと同じだから，その組合せの数は等しくなる．すなわち $_nC_r = {_nC_{n-r}}$

（2） $_{n-1}C_{r-1} + {_{n-1}C_r} = \dfrac{(n-1)!}{(r-1)!(n-r)!} + \dfrac{(n-1)!}{r!(n-1-r)!}$

$= \dfrac{(n-1)!\{r+(n-r)\}}{r!(n-r)!} = {_nC_r}$

（3） $r \cdot {_nC_r} = r \cdot \dfrac{n!}{r!(n-r)!} = \dfrac{n \cdot (n-1)!}{(r-1)!(n-r)!} = n \cdot {_{n-1}C_{r-1}}$

（4） $r(r-1) {_nC_r} = r(r-1) \cdot \dfrac{n!}{r!(n-r)!}$

$= \dfrac{n(n-1) \cdot (n-2)!}{(r-2)!(n-r)!} = n(n-1) {_{n-2}C_{r-2}}$ （終）

定理 2.4.2 ［2 項定理］

$$(a+b)^n = a^n + {_nC_1}a^{n-1}b + \cdots + {_nC_r}a^{n-r}b^r + \cdots + b^n \tag{2.4.8}$$

[考え方] $(a+b)^n$ の展開式は次のように求められる．

$$(a+b)^n = \overbrace{(a+b)(a+b)\cdots(a+b)}^{n \text{ 個}}$$

$(a+b)$ の n 個の積それぞれから，a または b のいずれかを選んで作った積が項になるから，展開式の各項は $a^n, a^{n-1}b, a^{n-2}b^2, \cdots, ab^{n-1}, b^n$ の $(n+1)$ 種類である．各項の係数は，次のように求められる．

a^n の係数　……　n 個から b を 0 個とる組合せの数だけあるから $_nC_0 = 1$

$a^{n-1}b$ の係数　……　n 個から b を 1 個とる組合せの数だけあるから $_nC_1 = n$

……

$a^{n-r}b^r$ の係数　……　n 個から b を r 個とる組合せの数だけあるから $_nC_r$

……

b^n の係数　……　n 個から b を n 個とる組合せの数だけあるから $_nC_n = 1$

したがって

$$(a+b)^n = a^n + {_nC_1}a^{n-1}b + \cdots + {_nC_r}a^{n-r}b^r + \cdots + b^n$$ （終）

―― 例題 2.4.2 ――
8人いる看護師を3人1組で夜勤につかせたい．何通りの組合せがあるか．

(解) 8人から3人選ぶ組合せだから $\quad {}_8C_3 = \dfrac{8 \cdot 7 \cdot 6}{3 \cdot 2 \cdot 1} = 56$ (通り) (終)

問 2.4.2 ジョーカーを除く52枚のトランプ札から5枚選ぶ組合せの数を求めよ．

○ ベルヌイ試行の法則

1回の試行で事象 A の起こる確率が p であるとき，この試行を何回もくり返して行い，各回の結果が互いに他の回の結果に左右されず独立のとき，この試行を**ベルヌイ試行**という．たとえば，コインやさいころを投げる試行は，ベルヌイ試行である．袋に入っている球を取り出す試行は，取り出した球を戻して試行をくり返すときは，ベルヌイ試行であるが，元に戻さないでくり返すときは，前に取り出された球によって次の結果が左右されるので，ベルヌイ試行ではない．ベルヌイ試行については，次が成り立つ．

―― 定理 2.4.3 ［ベルヌイ試行の法則］ ――
1回のベルヌイ試行で事象 A の起こる確率が p であるとき，この試行を n 回くり返すとき，事象 A が x 回起こる確率は
$$ {}_nC_x p^x (1-p)^{n-x} \qquad (2.4.9) $$

(証明) n 回の試行で事象 A が x 回起こる場合の数は，n 個から x 個とる組合せの数 ${}_nC_x$ に等しい．そのそれぞれの場合について

n 回の試行 $\Big\langle$ 事象 A が起こる ……x 回 ：確率 p
事象 A が起こらない ……$(n-x)$ 回：確率 $(1-p)$

このとき各回の試行は独立だから，(2.2.5) より，その確率は
$$ p^x (1-p)^{n-x} $$
また，${}_nC_x$ 通りのどの場合も，互いに排反だから，求める確率は
$$ {}_nC_x p^x (1-p)^{n-x} $$
(終)

$1-p=q$ とおいて，事象 A が起こる回数が 0 回，1 回，2 回，$\cdots$，n 回のときの確率を求めると

| 0 回 | 1 回 | 2 回 | $\cdots$ | n 回 |

$$_nC_0 p^0 q^n, \quad _nC_1 p q^{n-1}, \quad _nC_2 p^2 q^{n-2}, \quad \cdots, \quad _nC_n p^n q^0$$

この和を求めると，(2.4.8) より

$$_nC_0 p^0 q^n + _nC_1 p q^{n-1} + _nC_2 p^2 q^{n-2} + \cdots + _nC_n p^n q^0 = (q+p)^n = 1$$

―― 例題 2.4.3 ――

1個のさいころを5回投げるとき
(1) 2の目が3回出る確率を求めよ．
(2) 少なくとも1回，1の目が出る確率を求めよ．

(解) (1) 1個のさいころを1回投げて2の目の出る確率は $\dfrac{1}{6}$，5回中3回出る確率は，(2.4.9) より

$$_5C_3 \left(\dfrac{1}{6}\right)^3 \left(1-\dfrac{1}{6}\right)^2 = \dfrac{125}{3888} = 0.032$$

(2) 1回も1の目が出ない事象の余事象であるから

$$1 - \left(\dfrac{5}{6}\right)^5 = \dfrac{4651}{7776} = 0.598 \qquad \text{(終)}$$

問 2.4.3 1枚の硬貨を5回投げるとき
(1) 表が2回，裏が3回出る確率を求めよ．
(2) 表の出る回数が4回以上である確率を求めよ．

―――― 問題 2.4 ――――

1 ある皮膚反応テストはアレルギー患者の 30％ の人が陽性の反応を示すという．6人のアレルギー患者のうち，この皮膚反応テストに陽性の反応を示す人数が3人以上5人以下である確率を求めよ．

2 トランプのポーカーの「手」(ジョーカーを除く52枚のトランプ札をよく切って5枚選ぶ)について，次の場合の確率を求めよ．
(1) ロイヤルストレートフラッシュ(同一マークの A, K, Q, J, 10 の札)
(2) ストレートフラッシュ(同一マークの連続点数)
(3) フォーカード(4枚が同点数)

(4) フルハウス(2枚, 3枚の同点数)
(5) フラッシュ(すべて同一マークで(1), (2)の場合を除く)
(6) ストレート(連続点数)
(7) スリーカード(3枚のみ同点数)
(8) ツーペアー(2枚ずつ2組が同点数)
(9) ワンペアー(2枚のみ同点数)

章末問題

1 1枚の硬貨を4回投げる試行について
 (1) 表をH，裏をTで表し，標本空間 U を求めよ．
 (2) 表が2回以上出る確率を求めよ．

2 $P(A)=0.7$, $P(B)=0.5$, $P(A\cap B)=0.3$ のとき，次の確率を求めよ．
 (1) $A\cup B$ (2) $\bar{A}$ (3) $\bar{B}\cap A$ (4) $A\cup\bar{B}$ (5) $A|\bar{B}$

3 3個のさいころを同時に投げて，目の和が9になる確率と10になる確率を求めよ．

4 1個のさいころを2回投げたとき，事象 A, B, C を次のように定める．
  A：1回目に2の目がでる． B：2回目に4以上の目がでる．
  C：1回目に2以上4以下の目が出て，2回目に4以下の目が出る．
 (1) $P(A\cap B\cap C)=P(A)P(B)P(C)$ が成り立つことを示せ．
 (2) (2.2.7)と(2.2.8)がすべて成り立つかどうか調べ，A, B, Cが互いに独立かどうかを確かめよ．

5 「1個のさいころを2回投げる」という試行について，次の式が成り立つ事象 A, B, C の例をあげよ．
$$P(A\cap B)=P(A)P(B),\ P(A\cap C)=P(A)P(C)$$
$$P(B\cap C)=P(B)P(C),\ P(A\cap B\cap C)\neq P(A)P(B)P(C)$$

6 事象 A と B が互いに独立のとき $\bar{A}$ と B も互いに独立であることを示せ．

7 (ポリアの壺) b 個の黒球と r 個の赤球が入っている壺から，無作為に1個取り出して，取り出した球と同じ色の球を c 個つけ加えて壺に戻すことにする．2回目に取り出した球が黒球であることを知ったとき，1回目も黒球であるという条件付確率を求めよ．

8 1個のさいころを投げて n 回目に初めて1の目が出る確率と，n 回目までに少なくとも1回1の目が出る確率を求めよ．

9 3つの事象 A, B, C について，次式が成り立つことを示せ．
$$P(A\cup B\cup C)=P(A)+P(B)+P(C)-P(A\cap B)-P(B\cap C)$$
$$-P(C\cap A)+P(A\cap B\cap C)$$

第 3 章

確 率 分 布

○ 離散型確率分布： $P(X=x_k)=p_k$

確率分布表：

X の値	x_1	x_2	$\cdots$	x_n
$P(X=x_k)$	$f(x_1)$	$f(x_2)$	$\cdots$	$f(x_n)$

分布関数： $F(x)=P(X\leq x)=\sum_{x_k\leq x}f(x_x) \quad (x_k\leq x)$

平均： $E(X)=\sum_{k=1}^{n}x_k f(x_k)$

分散： $V(X)=E[(X-\mu)^2]=\sum_{k}(x_k-\mu)^2 f(x_k)$

○ 連続型確率分布： $P(a\leq X\leq b)=\int_{a}^{b}f(x)\,dx$

ただし，確率密度関数 $f(x)\geq 0, \quad \int_{-\infty}^{\infty}f(x)\,dx=1$

分布関数： $F(x)=P(X\leq x)=\int_{-\infty}^{x}f(t)\,dt$

$E(X)=\int_{-\infty}^{\infty}x f(x)\,dx, \quad V(X)=E[(X-\mu)^2]=\int_{-\infty}^{\infty}(x-\mu)^2 f(x)\,dx$

○ 確率変数 X, Y と定数 a, b について，

$E(aX+b)=aE(X)+b, \qquad E(X+Y)=E(X)+E(Y)$

$V(aX+b)=a^2 V(X), \qquad V(X)=E(X^2)-E(X)^2$

X, Y が独立のとき，

$E(XY)=E(X)E(Y)$

$V(X+Y)=V(X)+V(Y)$

○ 標準偏差： $\sigma(X)=\sqrt{V(X)}, \quad \sigma(aX+b)=|a|\sigma(X)$

チェビシェフの不等式： $P(|X-\mu|<k\sigma)\geq 1-\dfrac{1}{k^2}$

○※ モーメント母関数： $M(t)=E(e^{tX})$

§3.1 確率変数と確率分布

◯ 確率変数

いろいろな試行や種々の観察・現象について，すべての場合をとりあげて各場合の確率を，総括的に考える必要のあることがある．このとき，ある偶然的な変化をする量 X のとる値おのおのに対応してその確率が定まるとき，X を**確率変数**という．確率変数は標本空間で定義された実数値関数であり，X が確率変数ならば，$aX+b$, X^2, $(X-\mu)^2$, $\phi(X)$ なども X と等しい確率をもつ同じ標本空間の確率変数である．また，X, Y が確率変数ならば，$aX+bY$ も確率変数になる．

確率変数 X が有限個の値，または無限個でも異なる可算個(順番をつけることができる)の値 $x_1, x_2, \cdots, x_n, \cdots$ をとるとき，**離散型確率変数**という．それに対して，確率変数 X の値が連続的に変化するとき，X は**連続型確率変数**という．

[**例 3.1**] 1個のさいころを投げる試行について，出た目の数にその目の出る確率を対応させると，出た目の数 X は 1, 2, 3, 4, 5, 6 の値をとる離散型確率変数である．

また，ある製品の重さを測って精度を調べるという試行について考える．重さは連続的に変化する量で，その製品の重さが一定の範囲内にあるかどうかが重要になる．ある範囲内に入る重さをもつ製品の相対度数をその範囲の重さの確率と考えると，製品の重さ X は連続的な値をとる連続型確率変数である．同様に，ある集団における身長，体重なども連続型確率変数と考えられる．

(終)

◯ 離散型確率分布

離散型確率変数 X のとる値を $x_1, x_2, \cdots, x_n$ とする．$X=x_k$ のとき，対応する確率が p_k であるとき

$$P(X=x_k)=p_k$$

とかき，この対応を**確率分布**という．p_k は確率変数 x_k に対応して定まるか

ら，x_k の関数である．そこで $X=x$ に対応する確率を
$$P(X=x)=f(x)$$
と表し，離散型確率変数 X の**確率分布**といい，X は確率分布 $f(x)$ に従うという．これを数表の形にしたものを**確率分布表**という［表 3.1］．X が可算無限個の場合も同様に定義する．

表 3.1 確率分布表

X の値	x_1	x_2	$\cdots$	x_n
$P(X=x_k)$	$f(x_1)$	$f(x_2)$	$\cdots$	$f(x_n)$

── ●**確率分布 $f(x)$ の性質** ──────────

離散型確率変数 X が $x_1, x_2, \cdots, x_n$ をとるとき，確率分布 $f(x)$ について，次式が成り立つ．

(1)　$0 \leqq f(x_k) \leqq 1 \qquad (k=1,2,\cdots,n)$　　　　　　　(3.1.1)

(2)　$f(x_1)+f(x_2)+\cdots+f(x_n)=\sum_{k=1}^{n} f(x_k)=1$　　　(3.1.2)

────────────────────────────

説明　(1)　$f(x)$ は確率であるから，公理より明らか．

(2)　確率変数 X は，標本空間における根元事象それぞれに対応する変数であるから，その確率 $f(x_k)$ の和
$$f(x_1)+f(x_2)+\cdots+f(x_n)$$
は，根元事象の確率の総和すなわち全事象の確率 1 に等しい． （終）

確率変数 X のとる値が x 以下である確率を
$$P(X \leqq x)$$
で表す．これは，x の関数であるから
$$F(x)=P(X \leqq x)=\sum_{x_k \leqq x} f(x_k) \quad (x_k \leqq x) \tag{3.1.3}$$
とかき，この関数 $F(x)$ を確率変数 X の**分布関数**という．離散型の場合，一般には $F(x)$ は図 3.1 のような右連続な階段関数になり，次の性質を持つ．

(1)　$F(x)$ は増加関数である．

　　すなわち，$x_1 \leqq x_2$ のとき　$F(x_1) \leqq F(x_2)$

(2)　$0 \leqq F(x) \leqq 1$,　　$F(-\infty)=0$,　　$F(\infty)=1$

確率分布　　　　　　　　　分布関数

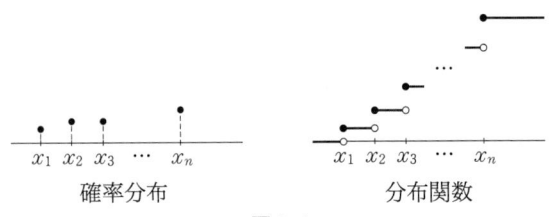

図 3.1

(3) $P(a < X \leqq b) = F(b) - F(a)$

―― 例題 3.1.1 ――――――――――――――――
1枚の硬貨を3回投げて表の出る回数を確率変数 X とする．
(1) X の確率分布および確率分布表を求めよ．
(2) 分布関数を求め，そのグラフをかけ．

[解] 1枚の硬貨をくり返し投げる試行は，ベルヌイ試行であるからベルヌイ試行の法則を用いる．1回のベルヌイ試行で事象 A の起こる確率が p であるとすると，この試行を n 回くり返すとき，事象 A が x 回起こる確率は
$$_nC_x p^x (1-p)^{n-x}$$

(1) 1回の試行で表の出る確率は 0.5 であるから，この試行を3回くり返すとき，表が x 回出る確率は
$$_3C_x (0.5)^x (1-0.5)^{3-x} = {}_3C_x (0.5)^3$$
したがって，確率分布は
$$P(X=x) = {}_3C_x (0.5)^3 \quad (x = 0, 1, 2, 3)$$
確率分布表は表 3.2 である．

表 3.2

X	0	1	2	3
$P(X=x)$	0.125	0.375	0.375	0.125

(2) 分布関数 $F(x) = P(X \leqq x)$ は
　　　$x < 0$ のとき　　　$F(x) = 0$
　　　$0 \leqq x < 1$ のとき　　$F(x) = 0.125$

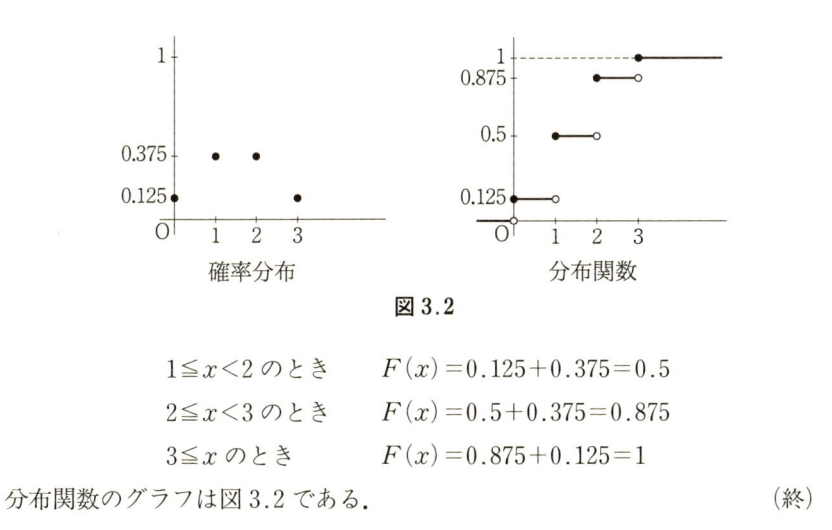

§ 3.1 確率変数と確率分布

図 3.2

$1 \leqq x < 2$ のとき　　$F(x) = 0.125 + 0.375 = 0.5$

$2 \leqq x < 3$ のとき　　$F(x) = 0.5 + 0.375 = 0.875$

$3 \leqq x$ のとき　　　　$F(x) = 0.875 + 0.125 = 1$

分布関数のグラフは図 3.2 である．　　　　　　　　　　　　　　（終）

問 3.1.1　1 個のさいころを投げて出た目の数を確率変数とするとき，確率分布および確率分布表を求めよ．また，分布関数を求め，そのグラフをかけ．

○ 連続型確率分布

連続型確率変数 X のとる値が a 以上 b 以下 $(a<b)$ である事象の確率を
$$P(a \leqq X \leqq b)$$
で表す．この確率が
$$f(x) \geqq 0, \quad \int_{-\infty}^{\infty} f(x)\,dx = 1 \tag{3.1.4}$$
を満たす x の関数 $f(x)$ によって
$$P(a \leqq X \leqq b) = \int_a^b f(x)\,dx \tag{3.1.5}$$
と表される場合，関数 $f(x)$ を確率変数 X の**確率密度関数**といい，X は**連続型確率分布**に従うという．ここで右辺の積分は，関数 $f(x)$ のグラフと x 軸および $x=a$，$x=b$ で囲まれた部分の面積を表す［図 3.3］．連続型確率分布では，$f(x)$ は，$X=x$ における

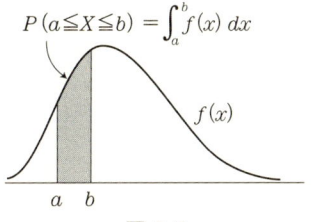

図 3.3

確率を表してはいない．連続型確率分布では定義より次式が成り立つ．
$$P(X=a)=\int_a^a f(x)\,dx=0, \qquad P(-\infty<X<\infty)=1 \qquad (3.1.6)$$
$$P(a<X<b)=P(a<X\leq b)=P(a\leq X<b)=P(a\leq X\leq b)=\int_a^b f(x)\,dx \qquad (3.1.7)$$
すなわち，端点 a, b が含まれても含まれなくても同じ確率である．

確率変数 X のとる値が x 以下である確率を表す関数
$$F(x)=P(X\leq x)$$
$$=\int_{-\infty}^x f(t)\,dt \qquad (3.1.8)$$
を，確率変数 X の**分布関数**という．連続型のときには，分布関数は連続な曲線になる[図 3.4]．離散型のときと同様に，$F(x)$ は次の性質をもつ．

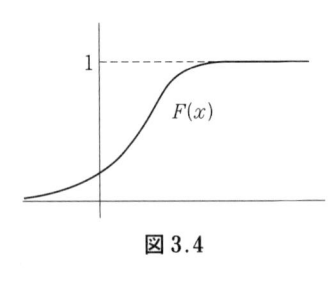

図 3.4

（1） $F(x)$ は増加関数である．すなわち，
$$x_1\leq x_2 \text{ のとき } F(x_1)\leq F(x_2)$$
（2） $0\leq F(x)\leq 1$, $F(-\infty)=0$, $F(\infty)=1$
（3） $P(a<X\leq b)=F(b)-F(a)$ $\qquad(3.1.9)$

また，微分積分学の理論より $f(x)$ が連続な点 x では
$$F'(x)=f(x) \qquad (3.1.10)$$
が成り立つ．

―― 例題 3.1.2 ――

確率変数 X の確率密度関数 $f(x)$ が
$$f(x)=\begin{cases} 0.5 & (0<x<2) \\ 0 & (x\leq 0,\ x\geq 2) \end{cases}$$
のとき，この分布を**一様分布**という．
（1） そのグラフをかき，$P(-\infty<X<\infty)=1$ を確かめよ．
（2） X の分布関数を求め，そのグラフをかけ．
（3） $P(1<X\leq 2)$ を求めよ．
（4） $P(X\leq a)=0.5$ を満たす a を求めよ．

[解] （1） $x \leq 0$ のとき， $f(x)=0$
  $0<x<2$ のとき， $f(x)=0.5$
  $x \geq 2$ のとき， $f(x)=0$

であるから，図 3.5 のようになる．
また，定義 (3.1.5) より

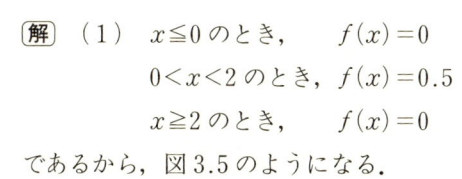

$$P(-\infty < X < \infty) = \int_{-\infty}^{\infty} f(x)\,dx$$
$$= \int_0^2 (0.5)\,dx = [0.5x]_0^2 = 1$$

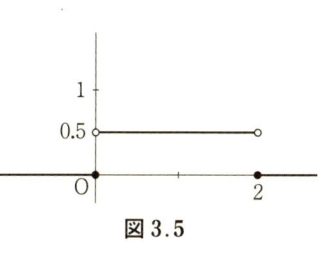

図 3.5

[参考] 積分の計算が苦手な人は，関数 $f(x)$ のグラフと x 軸および $x=a$, $x=b$ で囲まれた部分の面積が $\int_a^b f(x)\,dx$ を表すから，① $a=-\infty$, $b=0$, ② $a=0$, $b=2$, ③ $a=2$, $b=\infty$ の 3 つの場合に分けて面積を考えればよい．

（2） 分布関数 $F(x)$ は (3.1.8) から $F(x) = P(X \leq x) = \int_{-\infty}^x f(t)\,dt$

$f(x)$ が x の範囲によって異なるから次のように場合分けをする．

① $x \leq 0$ の場合： $f(t)=0$ $(t \leq 0)$ より $F(x)=0$

② $0<x<2$ の場合：

$t \leq 0$ のとき，$f(t)=0$， $0<t<2$ のとき，$f(t)=0.5$

であるから，積分区間を次のように分けて

$$F(x) = \int_{-\infty}^x f(t)\,dt = \int_{-\infty}^0 0\,dt + \int_0^x (0.5)\,dt = [0.5t]_0^x = 0.5x$$

③ $x \geq 2$ の場合： 積分区間を次のように分けて

$$F(x) = \int_{-\infty}^0 0\,dt + \int_0^2 (0.5)\,dt + \int_2^x 0\,dt = 1$$

すなわち， $F(x) = \begin{cases} 0 & (x \leq 0) \\ 0.5x & (0 < x < 2) \\ 1 & (x \geq 2) \end{cases}$

分布関数 $F(x)$ のグラフは図 3.6 のようになる．

（3） (3.1.9) を用いて，
$P(1 < X \leq 2) = F(2) - F(1) = 1 - 0.5 = 0.5$

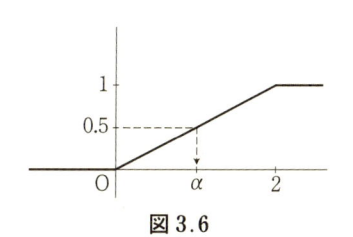

図 3.6

（4） (3.1.8)から $F(a)=P(X\leq a)=0.5$
（2）より $0.5a=0.5$ したがって $a=1$ （終）

問 3.1.2 確率変数 X の確率密度関数 $f(x)$ が次式で与えられている．
$$f(x)=\begin{cases} 1 & (1<x<2) \\ 0 & (x\leq 1,\ x\geq 2) \end{cases}$$
（1） $f(x)$ のグラフをかけ．
（2） X の分布関数 $F(x)$ を求め，そのグラフをかけ．
（3） $P(1.5\leq X\leq 1.8)$ を求めよ．

―――――――――― 問題 3.1 ――――――――――

[1] 硬貨を2枚投げたとき，表が出たら+1，裏が出たら-1の数字を対応させる．それぞれの硬貨の対応する数字を j と k とし，確率変数 X をその和
$$X=j+k$$
とする．
（1） X の確率分布を求めよ．
（2） X の分布関数 $F(x)$ を求め，そのグラフをかけ．

[2] 袋の中に同じ大きさの球が，赤4，白3，青2個入っている．無作為に2個取り出すとき，赤が出たら-1，白が出たら+1，青が出たら+2を対応させる．2個の球それぞれに対応する数字を j と k とし，確率変数 X をその和
$$X=j+k$$
とする．
（1） X の確率分布を求めよ．
（2） X の分布関数 $F(x)$ を求め，そのグラフをかけ．
（3） $P(X\geq 1)$ を求めよ．

[3] 確率変数 X の確率密度関数 $f(x)$ が次式で与えられている．
$$f(x)=\begin{cases} 2x & (0<x<1) \\ 0 & (x\leq 0,\ x\geq 1) \end{cases}$$
（1） $f(x)$ のグラフをかけ．
（2） X の分布関数 $F(x)$ を求め，そのグラフをかけ．

（3） $P(X \geq 0.3)$ を求めよ．

4 確率変数 X の確率密度関数 $f(x)$ が

$$f(x) = \begin{cases} \dfrac{1}{b-a} & (a \leq x \leq b) \\ 0 & (x < a, \ x > b) \end{cases}$$

のとき，この分布を**一様分布**という．

（1） $f(x)$ のグラフをかき，$P(-\infty < X < \infty) = 1$ を確かめよ．

（2） X の分布関数 $F(x)$ を求め，そのグラフをかけ．

§3.2 平　均（期待値）

○ 平均（期待値）

離散型確率変数 X は，無限可算個の場合も有限個の場合と同様に定義できるので，ここでは，説明を簡単にするため有限個の場合を考える．

確率分布の特徴を表す値として最もよく使われる**平均**または**期待値**について説明する．平均は確率変数 X の期待値という意味で $E(X)$ とかき，その値を μ で表す．

● 平均（期待値）$E(X)$ の定義

① X が離散型確率変数で確率分布 $f(x)$ に従うとき
$$E(X) = \sum_{k=1}^{n} x_k f(x_k) = x_1 f(x_1) + x_2 f(x_2) + \cdots + x_n f(x_n) \tag{3.2.1}$$

② X が連続型確率変数で確率密度関数が $f(x)$ のとき
$$E(X) = \int_{-\infty}^{\infty} x f(x)\, dx \tag{3.2.2}$$

確率変数 X の実数値関数である確率変数 $\phi(X)$ の平均 $E[\phi(X)]$ は，

① X が離散型確率変数で確率分布 $f(x)$ に従うとき
$$\begin{aligned}E[\phi(X)] &= \sum_{k=1}^{n} \phi(x_k) f(x_k) \\ &= \phi(x_1) f(x_1) + \phi(x_2) f(x_2) + \cdots + \phi(x_n) f(x_n)\end{aligned} \tag{3.2.3}$$

② X が連続型確率変数で確率密度関数が $f(x)$ のとき
$$E[\phi(X)] = \int_{-\infty}^{\infty} \phi(x) f(x)\, dx \tag{3.2.4}$$

である．とくに $\phi(X) = aX^2 + bX + c$ のとき，次式が成り立つ．

● 確率変数 $aX^2 + bX + c$ の平均

$$E(aX^2 + bX + c) = aE(X^2) + bE(X) + c \tag{3.2.5}$$

証明　① X が離散型確率変数で確率分布 $f(x)$ に従うとき

$$E(aX^2 + bX + c) = \sum_{k=1}^{n} (ax_k^2 + bx_k + c) f(x_k)$$

$$= a\sum_{k=1}^{n} x_k^2 f(x_k) + b\sum_{k=1}^{n} x_k f(x_k) + c\sum_{k=1}^{n} f(x_k)$$

$$= aE(X^2) + bE(X) + c \quad \left[\sum_{k=1}^{n} f(x_k) = 1 \quad (3.1.2)\right]$$

② X が連続型確率変数で確率密度関数が $f(x)$ のときは，$\sum$ と $f(x_k)$ の代わりに $\int$ と $f(x)$ を用いて同様に証明できる [問題 3.2 **5**]．　　　　　　（終）

例題 3.2.1

例題 3.1.1 の確率分布の平均を求めよ．

[解] 例題 3.1.1 の確率分布は

$$P(X=x) = {}_3\mathrm{C}_x (0.5)^3$$

であるから，平均 $E(X)$ は

$$E(X) = \sum_{x=0}^{3} x \, {}_3\mathrm{C}_x (0.5)^3$$

$$= 0\cdot(0.5)^3 + 1\cdot 3\cdot(0.5)^3 + 2\cdot 3\cdot(0.5)^3 + 3\cdot 1\cdot(0.5)^3 = 1.5 \quad (終)$$

問 3.2.1 問 3.1.1 の確率分布の平均を求めよ．

例題 3.2.2

例題 3.1.2 の確率分布の平均を求めよ．

[解] 確率密度関数 $f(x)$ が次式を満たすから

$$f(x) = \begin{cases} 0.5 & (0 < x < 2) \\ 0 & (x \leq 0, \ x \geq 2) \end{cases}$$

$$E(X) = \int_{-\infty}^{\infty} x f(x)\,dx = \int_{0}^{2} (0.5)\,x\,dx = \left[(0.25)\,x^2\right]_0^2 = 1 \quad (終)$$

問 3.2.2 問 3.1.2 の確率分布の平均を求めよ．

○ 同時確率分布

2つの離散型確率変数 X, Y を組 (X, Y) にして考えることがある．X のとる値を $x_1, x_2, \cdots x_n$，Y のとる値を $y_1, y_2, \cdots, y_m$ とする．$X = x_i$ かつ $Y = y_j$ である事象の確率を $P(X = x_i, Y = y_j)$，または，p_{ij} で表す．この確率は x_i,

表 3.3 同時確率分布表

X \ Y	y_1	y_2	$\cdots$	y_m	計
x_1	p_{11}	p_{12}	$\cdots$	p_{1m}	$p_{1\cdot}$
x_2	p_{21}	p_{22}	$\cdots$	p_{2m}	$p_{2\cdot}$
$\cdots$			$\cdots$		$\cdots$
x_n	p_{n1}	p_{n2}	$\cdots$	p_{nm}	$p_{n\cdot}$
計	$p_{\cdot 1}$	$p_{\cdot 2}$	$\cdots$	$p_{\cdot m}$	1

y_j の関数であるから,$X=x$ かつ $Y=y$ に対応する確率を

$$P(X=x, Y=y) = p(x, y) \quad (3.2.6)$$

と表し,(X, Y) の**同時確率分布**という.これを数表の形にしたものを同時確率分布表[表3.3]という.明らかに

$$p(x_i, y_j) \geqq 0, \quad \sum_{i=1}^{n}\sum_{j=1}^{m} p(x_i, y_j) = 1 \quad (3.2.7)$$

また,$P(X=x_i)$,$P(Y=y_j)$ の表す確率分布を**周辺確率分布**といい

$$\left.\begin{array}{l} P(X=x_i) = \sum_{j=1}^{m} P(X=x_i, Y=y_j) = \sum_{j=1}^{m} p_{ij} = p_{i\cdot} \\ P(Y=y_j) = \sum_{i=1}^{n} P(X=x_i, Y=y_j) = \sum_{i=1}^{n} p_{ij} = p_{\cdot j} \end{array}\right\} \quad (3.2.8)$$

が成り立ち,$P(X=x_i)$,$P(Y=y_j)$ はそれぞれ X, Y の確率分布になる.

連続型確率変数 X, Y についても同様に

$$\left.\begin{array}{l} f(x, y) \geqq 0, \quad \int_{-\infty}^{\infty}\int_{-\infty}^{\infty} f(x, y)\, dy dx = 1 \\ P(a<X\leqq b, c<Y\leqq d) = \int_{a}^{b}\int_{c}^{d} f(x, y)\, dy dx \end{array}\right\} \quad (3.2.9)$$

を満たす関数 $f(x, y)$ を**同時確率密度関数**といい

$$f_X(x) = \int_{-\infty}^{\infty} f(x, y)\, dy, \quad f_Y(y) = \int_{-\infty}^{\infty} f(x, y)\, dx \quad (3.2.10)$$

を**周辺分布の確率密度関数**という.$f_X(x)$ と $f_Y(y)$ は,それぞれ X, Y の確率密度関数である.すべての x, y について

$$f(x, y) = f_X(x) \cdot f_Y(y) \quad (3.2.11)$$

が成り立つとき,確率変数 X と Y は**独立**であるという.

2つの離散型確率変数 X, Y について

$$P(X=x_i, Y=y_j) = P(X=x_i) \cdot P(Y=y_j) \quad (3.2.12)$$

が成り立つとき,確率変数 X と Y は**独立**であるという.離散型でも連続型でも X と Y が独立のときは,一方の確率変数の分布が他方の確率変数のと

る値にお互いに影響されない．また，独立でないときは，**従属**であるという．

例題 3.2.3

2個のさいころを投げるとき，出る目の数をそれぞれ X, Y とする．
（1） X, Y の同時確率分布 $P(X=x_i, Y=y_j)$ を求めよ．
（2） (3.2.8)を用いて X, Y の周辺分布を求めよ．
（3） X と Y が独立であることを確かめよ．

[解] （1） $X=i, Y=j$ $(i,j=1,2,3,4,5,6)$ である確率は

$$P(X=i, Y=j) = \frac{1}{36} (=c)$$

（2） $P(X=i)$

$$= \sum_{j=1}^{6} P(X=i, Y=j) = \frac{1}{6}$$

$$P(Y=j) = \frac{1}{6} (=d)$$

表 3.4 は同時確率分布表である．

表 3.4

$X \backslash Y$	1	2	3	4	5	6	計
1	c	c	c	c	c	c	d
2	c	c	c	c	c	c	d
3	c	c	c	c	c	c	d
4	c	c	c	c	c	c	d
5	c	c	c	c	c	c	d
6	c	c	c	c	c	c	d
計	d	d	d	d	d	d	1

ただし，$c = \frac{1}{36}, d = \frac{1}{6}$

（3） （1），（2）より

$$P(X=i, Y=j) = P(X=i) \cdot P(Y=j)$$

が成り立つから，確率変数 X と Y は独立である． (終)

問 3.2.3 2枚の硬貨を投げるとき，各硬貨の表の出る枚数を確率変数 X, Y とする．
（1） X, Y の同時確率分布 $P(X=x_i, Y=y_j)$ を求めよ．
（2） (3.2.8)を用いて X, Y の周辺分布を求めよ．
（3） X と Y が独立であることを確かめよ．

◯ 確率変数の和と積の平均（期待値）

確率変数 X, Y の和 $X+Y$ と積 XY も確率変数である．$X+Y$ と XY の平均（期待値）を求める．

---- **定理 3.2** ［確率変数の和と積の平均］ ----

確率変数 X, Y について和 $X+Y$ の平均は
$$E(X+Y) = E(X) + E(Y) \qquad (3.2.13)$$
同様に，n 個の確率変数 $X_1, X_2, \cdots, X_n$ の和 $X_1+X_2+\cdots+X_n$ についても次式が成り立つ．
$$E(X_1+X_2+\cdots+X_n) = E(X_1) + E(X_2) + \cdots + E(X_n) \qquad (3.2.14)$$
積 XY の平均は，X と Y が独立のとき
$$E(XY) = E(X)E(Y) \qquad (3.2.15)$$

〔証明〕 X, Y が離散型確率変数のときに成り立つことを示す．

$p(x_i, y_j) = p_{ij}$, $P(X=x_i) = p_X(x_i)$, $P(Y=y_j) = p_Y(y_j)$ とおくと

$$E(X+Y) = \sum_{i=1}^{n}\sum_{j=1}^{m}(x_i+y_j)p_{ij} = \sum_{i=1}^{m}\sum_{j=1}^{n}x_i p_{ij} + \sum_{i=1}^{m}\sum_{j=1}^{n}y_j p_{ij}$$
$$= \sum_{i=1}^{n}x_i\left(\sum_{j=1}^{m}p_{ij}\right) + \sum_{j=1}^{m}y_j\left(\sum_{i=1}^{n}p_{ij}\right) = \sum_{i=1}^{n}x_i p_X(x_i) + \sum_{j=1}^{m}y_j p_Y(y_j)$$
$$= E(X) + E(Y)$$

n 個の確率変数 $X_1, X_2, \cdots, X_n$ の和 $X_1+X_2+\cdots+X_n$ についてもこれをくり返して

$$E(X_1+X_2+\cdots+X_n) = E(X_1) + E(X_2) + \cdots + E(X_n)$$

確率変数 X, Y が独立のとき (3.2.12) より

$$p_{ij} = p_X(x_i) \cdot p_Y(y_j)$$

積 XY の平均は

$$E(XY) = \sum_{i=1}^{n}\sum_{j=1}^{m}x_i \cdot y_j p_{ij} = \sum_{i=1}^{n}\sum_{j=1}^{m}x_i \cdot y_j p_X(x_i) \cdot p_Y(y_j)$$
$$= \left\{\sum_{i=1}^{n}x_i p_X(x_i)\right\} \cdot \left\{\sum_{j=1}^{m}y_j p_Y(y_j)\right\} = E(X)E(Y)$$

X, Y が連続型確率変数のときは，$\sum$，p_{ij}，$p_X(x_i)$，$p_Y(y_j)$，(3.2.12) の代わりに $\int$，$f(x, y)$，$f_X(x)$，$f_Y(y)$，(3.2.11) を用いて同様に証明できる［問題 3.2 **6**］． (終)

─── 例題 3.2.4 ───
4枚の硬貨を投げて表の出る枚数を確率変数 X とする．平均 $E(X)$ を求めよ．

[解] X_k を k 番目 ($k=1, 2, 3, 4$) の硬貨の表の出る枚数を表す確率変数とする．X_k のとる値はいずれも 0 と 1 でその確率はどちらも 0.5 だから，その平均は
$$E(X_k) = 0 \cdot 0.5 + 1 \cdot 0.5 = 0.5$$
X は X_k ($k=1, 2, 3, 4$) の和だから
$$\begin{aligned} E(X) &= E(X_1 + X_2 + X_3 + X_4) \\ &= E(X_1) + E(X_2) + E(X_3) + E(X_4) \quad [(3.2.14)] \\ &= 0.5 + 0.5 + 0.5 + 0.5 = 2 \end{aligned}$$
(終)

問 3.2.4 2個のさいころを投げるとき，出る目の数の和を確率変数 X とする．平均 $E(X)$ を (3.2.14) を用いて求めよ．

─── 問題 3.2 ───

[1] 問題 3.1 **[1]** の確率分布の平均 $E(X)$ を求めよ．

[2] 問題 3.1 **[2]** の確率分布の平均 $E(X)$ を求めよ．

[3] 確率変数 X の確率密度関数 $f(x)$ が次式で与えられている．
$$f(x) = \begin{cases} a(1-x) & (0 < x < 1) \\ 0 & (x \leq 0, \ x \geq 1) \end{cases}$$

(1) 定数 a の値を求め，$f(x)$ のグラフをかけ．

(2) 分布関数 $F(x)$ を求め，そのグラフをかけ．

(3) 平均 $E(X)$ を求めよ．

[4] 問題 3.1 **[4]** の確率分布の平均 $E(X)$ を求めよ．

[5] X が連続型確率変数のとき，(3.2.5) が成り立つことを示せ．

[6] X, Y が連続型確率変数で同時確率密度関数が $f(x, y)$，周辺分布の確率密度関数が $f_X(x), f_Y(y)$ のとき，(3.2.13)〜(3.2.15) が成り立つことを示せ．

§3.3 分散

○ 分散

確率変数 X の平均 $E(X)$ を μ とする．$X-\mu$ の平均は，(3.2.5) より

$$E(X-\mu)=E(X)-\mu=0 \tag{3.3.1}$$

すなわち，X と μ との差の平均は常に 0 であり，平均からの散らばりの度合いを表す量としては使えない．そこで，X と μ との差の 2 乗 $(X-\mu)^2$ を 1 つの確率変数と考え，その平均（期待値）$E[(X-\mu)^2]$ を考える．これを X の**分散**といい，$V(X)$ とかき，その値を σ^2 で表す．X が平均 μ から離れていればいるほど，$(X-\mu)^2$ の値は大きくなるので，散らばりの度合いが大きいほど $V(X)$ は大きくなる[図 3.7]．

分散は X と単位が異なるので，単位をそろえて比較しやすいように，分散の正の平方根を考える．それを X の**標準偏差**といい，$\sigma(X)$ とかき，その値を σ で表す．後述する §3.4 のチェビシェフの不等式から，どんな確率分布でも，$X \pm 3\sigma$ の範囲内に入る確率は 0.88 以上であることがわかる．

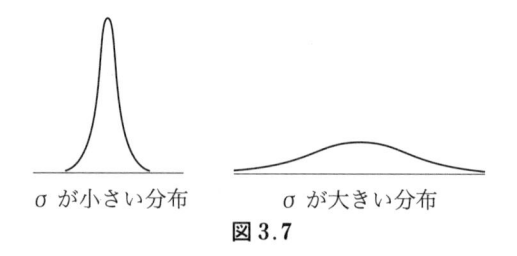

σ が小さい分布　　σ が大きい分布

図 3.7

● 分散 $V(X)$・標準偏差 $\sigma(X)$ の定義

① X が離散型確率変数で確率分布 $f(x)$ に従うとき

$$V(X)=E[(X-\mu)^2]=\sum_k (x_k-\mu)^2 f(x_k) \tag{3.3.2}$$

② X が連続型確率変数で確率分布関数が $f(x)$ のとき

$$V(X)=E[(X-\mu)^2]=\int_{-\infty}^{\infty}(x-\mu)^2 f(x)\,dx \tag{3.3.3}$$

$$\sigma(X)=\sqrt{V(X)} \tag{3.3.4}$$

分散 $V(X)$ は $E(X^2)$ と $E(X)$ によって，次のように表される．

定理 3.3.1 [分散の性質]

$$V(X) = E(X^2) - E(X)^2 \quad (3.3.5)$$
$$V(aX+b) = a^2 V(X) \quad (3.3.6)$$

証明 $V(X) = E[(X-\mu)^2] = E(X^2 - 2\mu X + \mu^2)$
$\qquad\qquad = E(X^2) - 2\mu E(X) + \mu^2 = E(X^2) - E(X)^2$
$\qquad\qquad\qquad [(3.2.5),\ E(X) = \mu]$

(3.2.5) より $\quad E(aX+b) = aE(X) + b = a\mu + b$
$\quad V(aX+b) = E[\{(aX+b) - (a\mu+b)\}^2]$
$\qquad\qquad = E[a^2(X-\mu)^2] = a^2 E[(X-\mu)^2] = a^2 V(X)$ （終）

例題 3.3.1

例題 3.1.1 の確率分布の分散と標準偏差を求めよ．

[解] 例題 3.1.1 の確率分布は $\quad P(X=x) = {}_3C_x (0.5)^3$
$\quad E(X^2) = \sum_{x=0}^{3} x^2 \, {}_3C_x (0.5)^3$
$\qquad\quad = 0^2 \cdot (0.5)^3 + 1^2 \cdot 3 \cdot (0.5)^3 + 2^2 \cdot 3 \cdot (0.5)^3 + 3^2 \cdot 1 \cdot (0.5)^3 = 3$

例題 3.2.1 より $E(X) = 1.5$，これらを (3.3.5), (3.3.4) に代入して
$\quad V(X) = 3 - (1.5)^2 = 0.75, \qquad \sigma(X) = 0.866$ （終）

問 3.3.1 問 3.1.1 の確率分布の分散と標準偏差を求めよ．

例題 3.3.2

例題 3.1.2 の確率分布の分散と標準偏差を求めよ．

[解] 確率密度関数 $f(x)$ が次式を満たすから

$$f(x) = \begin{cases} 0.5 & (0 < x < 2) \\ 0 & (x \leq 0,\ x \geq 2) \end{cases}$$

$\quad E(X^2) = \int_{-\infty}^{\infty} x^2 f(x)\, dx = \int_0^2 0.5 x^2\, dx = \left[\dfrac{x^3}{6}\right]_0^2 = \dfrac{4}{3}$

$\quad E(X) = 1 \quad$ [例題 3.2.2]

(3.3.5), (3.3.4)に代入して

$$V(X) = \frac{4}{3} - 1 = \frac{1}{3}, \quad \sigma(X) = \sqrt{\frac{1}{3}} = 0.577 \qquad (終)$$

問 3.3.2 問3.1.2の確率分布の分散と標準偏差を求めよ．

○ 共分散

2つの確率変数 X, Y の平均を μ_x, μ_y とする．$X-\mu_x$ と $Y-\mu_y$ の積を確率変数とする確率分布の平均を $\mathrm{Cov}(X, Y)$ とかき，X と Y の**共分散**という．$X=Y$ のとき，共分散は分散である．

$$\left. \begin{array}{l} \mathrm{Cov}(X, Y) = E[(X-\mu_x)(Y-\mu_y)] \\ \mathrm{Cov}(X, X) = E[(X-\mu_x)^2] = V(X) \end{array} \right\} \qquad (3.3.7)$$

さらに共分散を標準偏差の積 $\sigma(X)\sigma(Y)$ で割った値を $\rho(X, Y)$ とかき，X と Y の**相関係数**という．

$$\rho(X, Y) = \frac{\mathrm{Cov}(X, Y)}{\sigma(X)\sigma(Y)} \qquad (3.3.8)$$

定理 3.3.2 ［共分散の性質］

2つの確率変数 X, Y の平均を μ_x, μ_y とするとき

(1) $\qquad \mathrm{Cov}(X, Y) = E(XY) - \mu_x\mu_y \qquad (3.3.9)$

(2) X, Y が独立ならば $\quad \mathrm{Cov}(X, Y) = 0 \qquad (3.3.10)$

証明 (1) $\mathrm{Cov}(X, Y) = E[(X-\mu_x)(Y-\mu_y)]$
$\qquad\qquad\qquad = E(XY - \mu_y X - \mu_x Y + \mu_x\mu_y)$
$\qquad\qquad\qquad = E(XY) - \mu_y E(X) - \mu_x E(Y) + \mu_x\mu_y \quad [(3.2.5)]$
$\qquad\qquad\qquad = E(XY) - \mu_x\mu_y \qquad [E(X) = \mu_x, \ E(Y) = \mu_y]$

(2) X, Y が独立ならば(3.2.15)より

$$E(XY) = E(X)E(Y) = \mu_x\mu_y$$

したがって

$$\mathrm{Cov}(X, Y) = 0 \qquad\qquad (終)$$

○ 確率変数の和の分散

─── 定理 3.3.3 ［確率変数の和の分散］ ───
2つの確率変数 X, Y について
$$V(X+Y) = V(X) + V(Y) + 2\operatorname{Cov}(X, Y) \qquad (3.3.11)$$
X と Y が独立ならば，$\quad V(X+Y) = V(X) + V(Y) \qquad (3.3.12)$
同様に，n 個の確率変数 $X_1, X_2, \cdots, X_n$ が互いに独立のとき，和 $X_1 + X_2 + \cdots + X_n$ についても次式が成り立つ．
$$V(X_1 + X_2 + \cdots + X_n) = V(X_1) + V(X_2) + \cdots + V(X_n) \qquad (3.3.13)$$

[証明] (3.3.5)を用いて
$$\begin{aligned}
V(X+Y) &= E[(X+Y)^2] - \{E(X+Y)\}^2 \\
&= E(X^2 + 2XY + Y^2) - \{E(X) + E(Y)\}^2 \quad [(3.2.13)] \\
&= E(X^2) + 2E(XY) + E(Y^2) - \{E(X)^2 + 2E(X)E(Y) + E(Y)^2\} \\
&= V(X) + V(Y) + 2\operatorname{Cov}(X, Y) \quad [(3.3.9)]
\end{aligned}$$
X と Y が独立ならば(3.3.10)より $\quad \operatorname{Cov}(X, Y) = 0$
すなわち $\quad V(X+Y) = V(X) + V(Y)$

これをくり返すと(3.3.13)が成り立つ． (終)

─── 例題 3.3.3 ───
4枚の硬貨を投げて表の出る枚数を確率変数 X とする．分散 $V(X)$ と標準偏差 $\sigma(X)$ を求めよ．

[解] X_k を k 番目$(k=1, 2, 3, 4)$の硬貨の表の出る枚数を表す確率変数とする．例題 3.2.4 より $E(X_k) = 0.5$ なので，その分散は
$$V(X_k) = 0^2 \cdot 0.5 + 1^2 \cdot 0.5 - (0.5)^2 = 0.25$$
X は，互いに独立な X_k $(k=1, 2, 3, 4)$ の和だから(3.3.13)より
$$\begin{aligned}
V(X) &= V(X_1 + X_2 + X_3 + X_4) = V(X_1) + V(X_2) + V(X_3) + V(X_4) \\
&= 0.25 + 0.25 + 0.25 + 0.25 = 1
\end{aligned}$$
$$\sigma(X) = \sqrt{V(X)} = 1 \qquad \text{(終)}$$

問 3.3.3 2個のさいころを投げるとき，出る目の数の和を確率変数 X とする．分散 $V(X)$ と標準偏差 $\sigma(X)$ を(3.3.13)を用いて求めよ．

────────── 問題 3.3 ──────────

(1) 問題 3.1 **(1)** の確率分布の分散 $V(X)$ を求めよ.

(2) 問題 3.1 **(2)** の確率分布の分散 $V(X)$ を求めよ.

(3) 問題 3.1 **(3)** の確率分布の平均 $E(X)$ と分散 $V(X)$ を求めよ.

(4) 問題 3.1 **(4)** の確率分布の分散 $V(X)$ を求めよ.

(5) 確率変数 X の平均を μ, 分散を σ^2 とするとき,$E[X(X-1)]$ を μ と σ^2 で表せ.

(6) 確率変数 $X_1, X_2, \cdots, X_n$ が互いに独立で,平均 μ, 分散 σ^2 をもつ同じ確率分布に従うとき,$\bar{X} = \dfrac{1}{n}(X_1 + X_2 + \cdots + X_n)$ の平均と分散を求めよ.

§3.4 チェビシェフの不等式

❍ チェビシェフの不等式

──── 定理 3.4.1 ［チェビシェフの不等式］ ────

確率変数 X の平均を μ，標準偏差を σ とするとき，任意の正の数 k に対して，次の不等式が成り立つ．
$$P(|X-\mu|<k\sigma) \geq 1-\frac{1}{k^2} \tag{3.4.1}$$

［証明］ 余事象を考えることによって，チェビシェフの不等式は
$$P(|X-\mu|\geq k\sigma) \leq \frac{1}{k^2}$$

と同値だから，この不等式を X が離散型確率変数の場合について証明する．

確率分布表において，$|X-\mu|\geq k\sigma$ を満たす X のすべての値を，必要ならば順序をいれかえることによって，$x_1, x_2, \cdots, x_j$ としてよい．

$P(X=x_m)=p_m$ とおいて
$$P(|X-\mu|\geq k\sigma) = p_1+p_2+\cdots+p_j \tag{3.4.2}$$
$$\begin{aligned}\sigma^2 = V(X) &= (x_1-\mu)^2 p_1+\cdots+(x_j-\mu)^2 p_j \\ &\quad +(x_{j+1}-\mu)^2 p_{j+1}+\cdots+(x_n-\mu)^2 p_n \\ &\geq (x_1-\mu)^2 p_1+\cdots+(x_j-\mu)^2 p_j \end{aligned} \tag{3.4.3}$$

$|x_i-\mu|\geq k\sigma \ (i=1,2,\cdots,j)$ であるから，(3.4.3) に代入して
$$\sigma^2 \geq k^2\sigma^2 p_1+\cdots+k^2\sigma^2 p_j = k^2\sigma^2(p_1+\cdots+p_j)$$

両辺を $k^2\sigma^2$ で割って
$$p_1+\cdots+p_j \leq \frac{1}{k^2}$$

(3.4.2) より
$$P(|X-\mu|\geq k\sigma) \leq \frac{1}{k^2}$$

X が連続型確率変数の場合も同様に証明できる［問題 **1**］．　　　　（終）

チェビシェフの不等式で，$k=2$ とおけば
$$P(|X-\mu|<2\sigma) \geq 0.75 \tag{3.4.4}$$

これは，どんな確率分布に対しても，確率変数 X が

を満たす確率は 0.75 以上であるということを示している．$k=3$ のとき

$$P(|X-\mu|<3\sigma)\geqq \frac{8}{9}=0.888\cdots \tag{3.4.5}$$

すなわち，$\qquad P(\mu-3\sigma<X<\mu+3\sigma)>0.888$

どんな確率分布でもほとんどの確率変数 X が，$\mu\pm3\sigma$ の範囲内に入ることがわかる．σ が小さいときには，X のばらつきが少なく，μ の近くに集まっていることを示している．

分布の型がわかっているときには，もっとよい評価式が得られる．たとえば X が正規分布に従うときは，(3.4.4) の確率は 0.95 以上になる．分布の型がわからないが平均と分散がわかっているときは，次の例題のように，チェビシェフの不等式から確率の見当をつけることができる．

── 例題 3.4.1 ──

ある学生が受けた A，B 2 科目の試験の平均，標準偏差，その学生の点数は以下の通りである．このとき，チェビシェフの不等式から少なくとも 75％ の学生が含まれる点数の範囲を求め，この学生の科目 B の得点は，その試験を受けた学生の中で，非常に上位であることを示せ．

科目 A：平均 57.5 点，標準偏差 19.5 点，学生の点数　95 点
科目 B：平均 45.5 点，標準偏差 10.5 点，学生の点数　80 点

[解]　75％ の学生が含まれるのは (3.4.4) を満たす範囲である．科目 A では
$$P(|X-57.5|<2\cdot 19.5)\geqq 0.75$$
よって　　　　　　$P(18.5<X<96.5)\geqq 0.75$
学生の点数は 95 点だから，この範囲内に入る．

一方，科目 B では　$P(24.5<X<66.5)\geqq 0.75$
学生の点数は 80 点だから，この範囲の外で，その試験を受けた学生の中では，非常に上位であることがわかる．　　　　　　　　　　　　　　　　　(終)

問 3.4.1　$E(X)=2$，$V(X)=2$ である確率分布について，確率変数 X が $0<X<4$ を満たす確率は何％以上になるか，チェビシェフの不等式を用いて求めよ．

◯ 確率変数の変換

確率変数 X の1次式 $aX+b$ の平均，分散については，(3.2.5)，(3.3.6) より次式が成り立つ．

定理 3.4.2 ［確率変数 X の1次式 $aX+b$ の平均・分散・標準偏差］

$$E(aX+b) = aE(X) + b \quad (3.4.6)$$
$$V(aX+b) = a^2 V(X)$$
$$\sigma(aX+b) = |a|\sigma(X) \quad (3.4.7)$$

証明 (3.4.7)が成り立つことを示す．$V(aX+b) = a^2 V(X)$ の両辺の平方根は，$\sqrt{a^2} = |a|$ を用いて

$$\sigma(aX+b) = |a|\sigma(X) \qquad \text{(終)}$$

例題 3.4.2

500円硬貨を4枚投げて，表が出た枚数だけその500円硬貨を賞金としてもらうのと，2個のさいころを投げて出た目の数の3倍の100円硬貨をもらうのと，どちらが得かを求めよ．

解 硬貨を4枚投げたとき，表の出る枚数を X_1，賞金を Y_1，2個のさいころを投げたとき，出る目の数の和を X_2，賞金を Y_2 とするとき

$$Y_1 = 500 X_1, \qquad Y_2 = 300 X_2$$

例題 3.2.4 と問 3.2.4 より

$$E(X_1) = 2, \qquad E(X_2) = 7$$

これらを (3.4.6) に代入して

$$E(Y_1) = 500 E(X_1) = 1000 \text{ (円)}$$
$$E(Y_2) = 300 E(X_2) = 2100 \text{ (円)}$$

したがって，2個のさいころを投げたほうが得である． (終)

問 3.4.2 3個のさいころを投げて出た目の数の和の500円硬貨を賞金としてもらうのと，8枚の硬貨を投げて出た表の枚数の1000円札をもらうのとどちらが得かを求めよ．

定理 3.4.3 [標準化変換]

確率変数 X に対して

$$Z = \frac{X - E(X)}{\sigma(X)} = \frac{1}{\sigma(X)} X - \frac{E(X)}{\sigma(X)} \quad (3.4.8)$$

を，X を**標準化**した確率変数といい，この変換を**標準化変換**という．Z の平均と標準偏差は

$$E(Z) = 0, \quad \sigma(Z) = 1 \quad (3.4.9)$$

証明 (3.4.6), (3.4.7) に

$$a = \frac{1}{\sigma(X)}, \quad b = -\frac{E(X)}{\sigma(X)}$$

を代入すると，$Z = aX + b$ であるから

$$E(Z) = aE(X) + b = \frac{E(X)}{\sigma(X)} - \frac{E(X)}{\sigma(X)} = 0, \quad \sigma(Z) = |a|\sigma(X) = 1 \quad (終)$$

例題 3.4.3

標準化変換を用いて，平均が 50，標準偏差が 10 になるように変換する式を求めよ．

解 X を標準化した確率変数 Z に対して $Y = aZ + b$ とおき，$E(Y) = 50$，$\sigma(Y) = 10$ を満たす a, b を求める．(3.4.6), (3.4.7) を用いて (3.4.9) を代入すると

$$E(Y) = aE(Z) + b = b$$
$$\sigma(Y) = \sigma(aZ + b) = |a|\sigma(Z) = |a|$$

したがって，$a = 10$，$b = 50$ とおけばよいから

$$Y = \frac{10(X - E(X))}{\sigma(X)} + 50 \quad (終)$$

X を試験の点数としたとき，例題 3.4.3 の Y が**偏差値**である．

問 3.4.3 例題 3.4.1 における学生の点数の偏差値を求めよ．

※ モーメント母関数(積率母関数)

確率変数 X について，平均 $E(X) = \mu$ や分散 $E[(X - \mu)^2] = \sigma^2$ を一般化

するため，モーメントという考え方を定義する．X に対して
$$E(X^k)$$
を**原点のまわりの k 次のモーメント**または**積率**という．$k=1$ のときが X の平均である．
$$E[(X-\mu)^k]$$
を**平均のまわりの k 次のモーメント**という．$k=2$ のときが X の分散である．(3.3.5) より，平均のまわりの 2 次のモーメント（分散）は，原点のまわりの 1 次のモーメントと 2 次のモーメントで表される．同様に平均のまわりの k 次のモーメントは原点のまわりのモーメントを用いて表すことができる．

原点のまわりのモーメントを与える**モーメント母関数 $M(t)$**を次のように定義する．

$$M(t) = E(e^{tX}) = \begin{cases} \sum_i e^{tx_i} f(x_i) & (X：離散型) \\ \int_{-\infty}^{\infty} e^{tx} f(x)\,dx & (X：連続型) \end{cases} \quad (3.4.10)$$

ただし $\quad e = \lim_{n \to \infty}\left(1+\dfrac{1}{n}\right)^n = 2.71828\cdots \quad (3.4.11)$

$M(t)$ を t で k 回微分して $t=0$ の値を求めると
$$M'(0) = E(X), \quad M''(0) = E(X^2), \cdots, M^{(k)}(0) = E(X^k)$$
である [問題 **4**]．このことから，原点のまわりの k 次のモーメントが $M(t)$ の k 次導関数の原点での値ですべて決まるので，$M(t)$ をモーメント母関数という．モーメント母関数が一致するとき，確率分布も一致することが知られている．このことをモーメント母関数の一意性という．

[参考] **ネピアの数** $e = \lim_{n \to \infty}\left(1+\dfrac{1}{n}\right)^n$ の性質：

数列 $a_n = \left(1+\dfrac{1}{n}\right)^n$ $(n=1, 2, \cdots)$ は単調増加 ($a_1=2$, $a_2=2.25$, $a_3=2.37$, $a_4=2.44$, $\cdots$) で 3 より小さい [問題 **3**] から収束する．この極限値を e とかき，ネピアの数という．e は無理数である．

e^t は単調増加なグラフ [図 3.8] で $t=0$ の

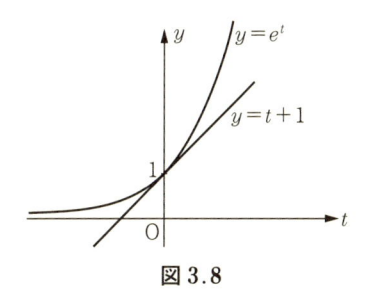

図 3.8

とき，接線の傾きは 1 である．

$$e^t \text{ の導関数：} \quad \frac{d}{dt}(e^t) = e^t$$

e^t は何回微分しても変わらないので，e^t のマクローリン展開は

$$e^t = 1 + t + \frac{t^2}{2!} + \cdots + \frac{t^n}{n!} + \cdots \tag{3.4.12}$$

(3.4.12) の t に tX を代入して

$$e^{tX} = 1 + tX + \frac{t^2}{2!}X^2 + \cdots + \frac{t^n}{n!}X^n + \cdots$$

したがって，(3.2.5)，(3.2.14) よりモーメント母関数は

$$M(t) = 1 + tE(X) + \frac{t^2}{2!}E(X^2) + \cdots + \frac{t^n}{n!}E(X^n) + \cdots \tag{3.4.13}$$

微分積分学の理論 [章末問題 8 ※] より

$$\int_{-\infty}^{\infty} e^{-t^2} dt = \sqrt{\pi} \tag{3.4.14}$$

━━━━━━━━━━━━━━ 問題 3.4 ━━━━━━━━━━━━━━

1 X が連続型確率変数の場合にチェビシェフの不等式 (3.4.1) が成り立つことを示せ．

2 ※ 数列 $a_n = \left(1 + \frac{1}{n}\right)^n$ ($n = 1, 2, \cdots$) について

(1) 単調増加であることを示せ． (2) $a_n < 3$ を示せ．

(3) $\displaystyle\lim_{n \to \infty}\left(1 - \frac{1}{n}\right)^n = e^{-1}$ を示せ． (4) $\displaystyle\lim_{n \to \infty}\left(1 + \frac{x^2}{n}\right)^n$ を求めよ．

3 ※ (3.4.10) のモーメント母関数 $M(t)$ を t で k 回微分して $t = 0$ の値を求めると，次のようになることを示せ．

$$M'(0) = E(X), \ M''(0) = E(X^2), \ \cdots, \ M^{(k)}(0) = E(X^k)$$

4 ※ 確率変数 X と $Y = aX$ のモーメント母関数について，次式が成り立つことを示せ．

$$M_Y(t) = M_X(at)$$

5 ※ 互いに独立な確率変数 X_1, X_2 の和 $Y = X_1 + X_2$ のモーメント母関数は X_1, X_2 のモーメント母関数の積であることを示せ．

$$M_Y(t) = M_{X_1}(t) \cdot M_{X_2}(t)$$

章末問題

1 確率変数 X が表3.5の確率分布に従うとき

表3.5

X	1	3	6	10
$f(x)$	0.43	0.28	0.14	0.15

（1） $f(x)$ と分布関数 $F(x)$ のグラフをかけ．

（2） 平均，分散，標準偏差を求めよ．

2 確率変数 X の確率分布が
$$f(x) = \frac{1}{n} \quad (x=1,2,3,\cdots,n\,;\,n\text{は自然数})$$
のとき，X は**離散一様分布**に従うという．

（1） $n=4$ のときの $f(x)$ と分布関数 $F(x)$ のグラフをかけ．

（2） 平均 $E(X) = \dfrac{n+1}{2}$，分散 $V(X) = \dfrac{n^2-1}{12}$ を示せ．

3 袋の中に同じ大きさの球が N 個入っている．そのうち r 個が黒，残りが白である．無作為に n 個取り出すとき，その中に含まれる黒球の数を確率変数 X とする．

（1） X の確率分布は
$$P(X=x) = \frac{{}_rC_x \cdot {}_{N-r}C_{n-x}}{{}_NC_n}$$
ただし，$\max(0, n+r-N) \leqq x \leqq \min(r, n)$

であることを示せ．この確率分布を**超幾何分布**という．

（2） $N=8$, $r=4$, $n=5$ のときの確率分布表と平均 $E(X)$ を求めよ．

（3） 確率分布であること，すなわち，次式が成り立つことを示せ．
$$\sum_x \frac{{}_rC_x \cdot {}_{N-r}C_{n-x}}{{}_NC_n} = 1$$
ただし，$\max(0, n+r-N) \leqq x \leqq \min(r, n)$

[参考] 恒等式 $(1+a)^N = (1+a)^r(1+a)^{N-r}$：両辺の a^x の係数を比較するとよい．

（4） （3），(2.4.6)，(2.4.7)を利用して平均 $E(X)$ と分散 $V(X)$ は

$$E(X) = n \cdot \frac{r}{N}, \quad V(X) = n \cdot \frac{r}{N}\left(1 - \frac{r}{N}\right)\frac{N-n}{N-1}$$

であることを示せ．

4 確率変数 X の確率密度関数 $f(x)$ $(\lambda > 0)$ が

$$f(x) = \begin{cases} \lambda e^{-\lambda x} & (x \geq 0) \\ 0 & (x < 0) \end{cases} \tag{3.4.15}$$

のとき，この分布を**指数分布**という．

(1) $P(-\infty < X < \infty) = 1$ を確かめ，$\lambda = 1$ のときの $f(x)$ のグラフをかけ．

(2) X の分布関数 $F(x)$ を求め，$\lambda = 1$ のときの $F(x)$ のグラフをかけ．

(3) 平均 $E(X) = \lambda^{-1}$，分散 $V(X) = \lambda^{-2}$ を示せ．

5 $E[(X-a)^2]$ を最小にする a の値は，確率変数 X の平均であることを示せ．

6 ある病院の外来では平均20分待たされ，その待ち時間は指数分布に従っている．外来患者が30分以上待たされる確率を求めよ．

7※ 指数分布のモーメント母関数を求め，問題 3.4 **3**※ を利用して平均，分散を求めよ．

8※ (3.4.14) $\int_{-\infty}^{\infty} e^{-t^2} dt = \sqrt{\pi}$ が成り立つことを次の手順で示せ．

(1) $I_a = \int_0^a e^{-x^2} dx$ とおいて，$(I_a)^2 = \iint_D e^{-(x^2+y^2)} dxdy$ を示せ．
ただし，$D : 0 \leq x \leq a, \ 0 \leq y \leq a$．

(2) 一般に，$x = r\cos\theta, \ y = r\sin\theta \ (r \geq 0)$ により，x, y を r, θ に変数変換する場合，$r\theta$ 平面上の D^* が xy 平面上の D に1対1に対応しているとき，次式が成り立つ．

$$\iint_D f(x,y) \, dxdy = \iint_{D^*} f(r\cos\theta, r\sin\theta) \, r \, drd\theta$$

これを用いて，

$$\iint_{D_1} e^{-(x^2+y^2)} dxdy = \int_0^{\pi/2} \int_0^a e^{-r^2} r \, drd\theta = \frac{\pi}{4}(1 - e^{-a^2})$$

を示せ．ただし，$D_1 : x^2 + y^2 \leq a^2, \ x \geq 0, \ y \geq 0$．

(3) (1), (2) より，$\int_{-\infty}^{\infty} e^{-t^2} dt = \sqrt{\pi}$ が成り立つこと示せ．

第4章

代表的な確率分布

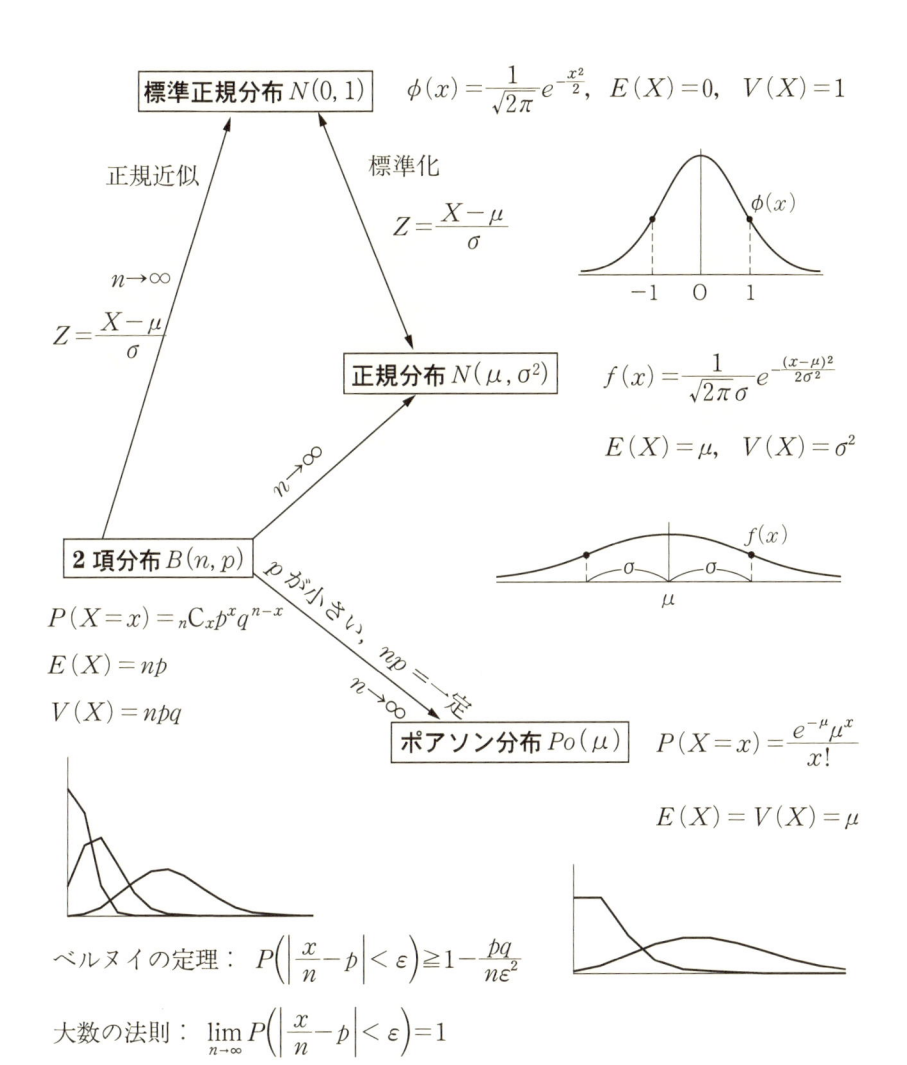

標準正規分布 $N(0,1)$ 　 $\phi(x)=\dfrac{1}{\sqrt{2\pi}}e^{-\frac{x^2}{2}}$, $E(X)=0$, $V(X)=1$

正規近似　　　標準化

$Z=\dfrac{X-\mu}{\sigma}$

$n\to\infty$

$Z=\dfrac{X-\mu}{\sigma}$

正規分布 $N(\mu,\sigma^2)$　 $f(x)=\dfrac{1}{\sqrt{2\pi}\,\sigma}e^{-\frac{(x-\mu)^2}{2\sigma^2}}$

$E(X)=\mu$, $V(X)=\sigma^2$

$n\to\infty$

2項分布 $B(n,p)$

$P(X=x)={}_n\mathrm{C}_x p^x q^{n-x}$

$E(X)=np$

$V(X)=npq$

p が小さい, $np=$ 一定

$n\to\infty$

ポアソン分布 $Po(\mu)$　 $P(X=x)=\dfrac{e^{-\mu}\mu^x}{x!}$

$E(X)=V(X)=\mu$

ベルヌイの定理： $P\!\left(\left|\dfrac{x}{n}-p\right|<\varepsilon\right)\geqq 1-\dfrac{pq}{n\varepsilon^2}$

大数の法則： $\displaystyle\lim_{n\to\infty}P\!\left(\left|\dfrac{x}{n}-p\right|<\varepsilon\right)=1$

§4.1 2 項 分 布

○ **2項分布**

●**2項分布 $B(n, p)$**

確率変数 X が $0, 1, 2, \cdots, n$ の値をとるとき,確率が
$$P(X=x) = {}_nC_x p^x (1-p)^{n-x} = {}_nC_x p^x q^{n-x} \tag{4.1.1}$$
$$(ただし,\ 0<p<1,\ q=1-p)$$
で与えられる確率分布を,**2項分布**といい,$B(n, p)$ で表す.

表 4.1

X	0	1	$\cdots$	x	$\cdots$	n
$P(X=x)$	q^n	npq^{n-1}	$\cdots$	${}_nC_x p^x q^{n-x}$	$\cdots$	p^n

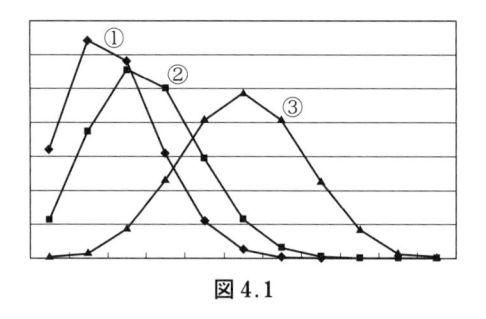

図 4.1 は $n=10$
① $p=\dfrac{1}{6}$
② $p=\dfrac{1}{4}$
③ $p=\dfrac{1}{2}$
の2項分布を表す.

図 4.1

[説明] (4.1.1)の右辺はベルヌイ試行の法則の(2.4.9)であるから,2項分布は次のような確率分布を表していると考えられる.

1回の試行で起こる確率が p であるような事象 A があって,これを n 回くり返して行うときそれがベルヌイ試行であれば,その事象 A の起こる回数 X に関する確率分布が2項分布である.確率変数 X はその事象の起こる回数であるから,$0, 1, 2, \cdots, n$ の $(n+1)$ 通り,それに対応する確率の和は
$$q^n + npq^{n-1} + \cdots + {}_nC_x p^x q^{n-x} + \cdots + p^n = (p+q)^n = 1 \tag{4.1.2}$$
となり,(3.1.2)を満たす.左辺は2項定理の展開式(2.4.8)で,(4.1.1)の確率分布はその項からなる分布であるから,2項分布という.

表 4.2

X	0	1
$P(X)$	q	p

図 4.2

とくに, $n=1$ のときの 2 項分布 $B(1, p)$ を **0-1 分布**という[表 4.2, 図 4.2].
$$P(X=0)=q, \quad P(X=1)=p$$
0-1 分布の平均 $E(X)$ と分散 $V(X)$ は
$$E(X)=0 \cdot q+1 \cdot p=p \tag{4.1.3}$$
$$V(X)=0^2 \cdot q+1^2 \cdot p-p^2=pq \tag{4.1.4}$$

--- **例題 4.1.1** ---

8 枚の硬貨を投げるとき, 表の出る枚数を X とする. このとき, 確率分布表を求め, 確率の値を折れ線で結んだグラフ(以後, 折れ線グラフという)をかけ.

[解] 8 枚のうち x 枚表が出る場合の数は ${}_8C_x$, そのそれぞれの起こる確率は $(0.5)^x(1-0.5)^{8-x}$ であるから
$$P(X=x)={}_8C_x(0.5)^x(1-0.5)^{8-x}={}_8C_x(0.5)^8$$
確率分布表は表 4.3, 折れ線グラフは図 4.3 になる. (終)

表 4.3

X	0	1	2	3	4	5	6	7	8
$P(X)$	0.004	0.031	0.109	0.219	0.274	0.219	0.109	0.031	0.004

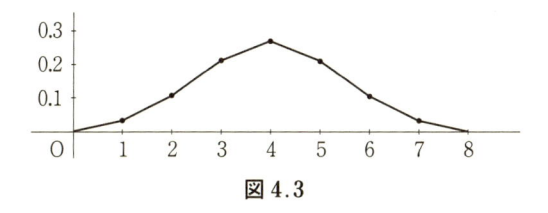

図 4.3

問 4.1.1 打率 3 割の打者が, 6 打席で安打を出す回数を確率変数 X とする. このとき, 確率分布表を求め, その折れ線グラフをかけ.

◯ 2項分布の平均・分散・標準偏差

定理 4.1.1 [2項分布 $B(n, p)$ の平均と分散]

$$E(X) = np \tag{4.1.5}$$
$$V(X) = npq \quad (q = 1-p) \tag{4.1.6}$$
$$\sigma(X) = \sqrt{npq} \tag{4.1.7}$$

[証明] 2項分布は，1回の試行で起こる確率が p であるような事象 A に対して，n 回のベルヌイ試行の中でその事象 A の起こる回数 X に関する確率分布である．$X_k\,(k=1, 2, \cdots, n)$ を k 回目の試行で事象 A の起こる回数とすると，その確率分布は $B(1, p)$，すなわち 0−1 分布である．$X_k\,(k=1, 2, \cdots, n)$ は互いに独立で

$$X = X_1 + X_2 + \cdots + X_n$$

(4.1.3) と (4.1.4) から $E(X_k) = p$, $V(X_k) = pq$ となるので，(3.2.14) と (3.3.13) より

$$E(X) = E(X_1) + E(X_2) + \cdots + E(X_n) = np$$
$$V(X) = V(X_1) + V(X_2) + \cdots + V(X_n) = npq$$

定義 (3.3.4) より，$\sigma(X) = \sqrt{npq}$ (終)

2項分布の平均 (4.1.5)，標準偏差 (4.1.7) をチェビシェフの不等式 (3.4.1) に代入することによって，独立試行を n 回くり返すとき，ある事象 A が起こる相対度数 $\dfrac{x}{n}$ を，n を大きくしていくと A の起こる確率 p にいくらでも近づけることができることを，次に示す．このことから，経験的確率と数学的確率の矛盾のないことがわかる．

定理 4.1.2 [ベルヌイの定理]

1回の独立試行である事象の起こる確率を p とする．その試行を n 回くり返すとき，その事象が起こる回数を x とすると，任意の正の数 ε に対して次の不等式が成り立つ．

$$P\left(\left|\frac{x}{n} - p\right| < \varepsilon\right) \geq 1 - \frac{pq}{n\varepsilon^2} \quad (ただし，q = 1 - p)$$

[証明] この確率分布は，2項分布 $B(n, p)$ になるから
$$\mu = np, \quad \sigma = \sqrt{npq}$$
を(3.4.1)に代入して，$X = x$, $k = \dfrac{n\varepsilon}{\sqrt{npq}}$ とおくと
$$P(|x - np| < n\varepsilon) \geqq 1 - \dfrac{npq}{(n\varepsilon)^2} = 1 - \dfrac{pq}{n\varepsilon^2} \qquad \text{(終)}$$

定理 4.1.3 [大数の法則]

独立試行を n 回くり返すとき，確率 p である事象が起こる回数を x とすると，任意の正の数 ε に対して次が成り立つ．
$$\lim_{n \to \infty} P\left(\left| \dfrac{x}{n} - p \right| < \varepsilon \right) = 1$$

[証明] ベルヌイの定理において $\dfrac{pq}{n\varepsilon^2}$ は，正の数 ε がどんなに小さくても，n さえ大きくすればいくらでも 0 に近づくので，大数の法則が成り立つ．(終)

例題 4.1.2

1個のさいころを12回投げたとき，1の目のでる回数 X の確率分布表，平均，分散，標準偏差を求めよ．

[解] $n = 12$, $p = \dfrac{1}{6}$ の2項分布であるから
$$P(X = x) = {}_{12}C_x \left(\dfrac{1}{6} \right)^x \left(\dfrac{5}{6} \right)^{12-x} \quad (x = 0, 1, 2, 3, \cdots, 12)$$
確率分布表は表 4.4 になる．定理 4.1.1 より
$$E(X) = np = 2$$
$$V(X) = npq = 12 \cdot \dfrac{1}{6} \cdot \dfrac{5}{6} = \dfrac{5}{3}, \quad \sigma(X) = \sqrt{\dfrac{5}{3}} = 1.29$$

表 4.4

X	0	1	2	3	4	5	6
$P(X)$	0.1122	0.2692	0.2961	0.1974	0.0888	0.0284	0.0066
X	7	8	9	10	11	12	
$P(X)$	0.0011	0.0001	0.0000	0.0000	0.0000	0.0000	

(終)

[参考] 図 4.4 は，$p=\dfrac{1}{6}$，① $n=4$，② $n=12$，③ $n=24$，④ $n=36$ における 2 項分布の折れ線グラフである．

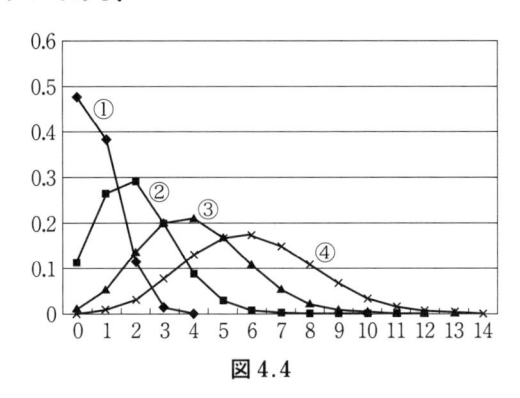

図 4.4

このグラフは，n が大きくなるとグラフの山が右に移りながら，左右対称の正規分布 [§4.2] の形に近づいていく．このことから，n が十分大きいときは，2 項分布の確率は正規分布で近似して求めることができる [§4.3]．　　　　　(終)

問 4.1.2 例題 4.1.1 と問 4.1.1 の平均，標準偏差を求めよ．

───────── 問題 4.1 ─────────

1 4 個のさいころを投げたとき，1 の目の出る個数の確率分布表，平均，分散，標準偏差を求め，図 4.4 の $n=4$ の場合であることを確かめよ．

2 A 社の薬は 7 割の人に効果があるという．8 人の患者のうち，この薬で効果のある人数を確率変数 X とするとき

(1) X の確率分布を求めよ．

(2) 2 人以下である確率を求めよ．

(3) 4 人以上である確率を求めよ．

3 降水確率が 60 % のとき，10 日間のうち雨の降る日数を確率変数 X とする．

(1) X の確率分布を求めよ．

(2) 平均 $E(X)$，標準偏差 $\sigma(X)$ を求めよ．

(3) 1 週間以上，雨の降る確率を求めよ．

4 10枚の硬貨を同時に投げるとき,表の出る枚数を確率変数 X とする.
 (1) X の確率分布表を求め(小数第4位まで),その折れ線グラフをかけ.
 (2) 平均 $E(X)$,標準偏差 $\sigma(X)$ を求めよ.
 (3) 表が3枚以上出る確率を求めよ.

5 2項分布 $B(n, p)$ と $B(n, q)$ のグラフは,$p+q=1$ のとき直線 $x=\dfrac{n}{2}$ に関して対称になる理由を示せ.

6 2項分布の平均 $E(X)$ と分散 $V(X)$ を次の手順で求めよ.
 (1) (2.4.6), (4.1.2)を用いて,次式を示せ.
$$E(X) = \sum_{x=0}^{n} x \,{}_n\mathrm{C}_x p^x q^{n-x} = np$$
 (2) (2.4.7), (4.1.2)を用いて,次式を示せ.
$$E[X(X-1)] = \sum_{x=0}^{n} x(x-1)\,{}_n\mathrm{C}_x p^x q^{n-x} = n(n-1)p^2$$
 (3) (3.3.5)に(1),(2)を代入して $V(X)$ を求めよ.

§4.2 正規分布

○ 標準正規分布

● 標準正規分布 $N(0,1)$

確率密度関数が

$$\phi(x) = \frac{1}{\sqrt{2\pi}} e^{-\frac{x^2}{2}} \quad (\text{ただし，} e \text{はネピアの数}(3.4.11)) \quad (4.2.1)$$

である連続型確率分布を，**標準正規分布**といい $N(0,1)$ で表す．この分布の平均と分散は

$$E(X) = 0, \quad V(X) = 1 \qquad [\text{章末問題} \boxed{4}]$$

密度関数 $\phi(x)$ の曲線を**標準正規分布曲線**という[図 4.5 左]．

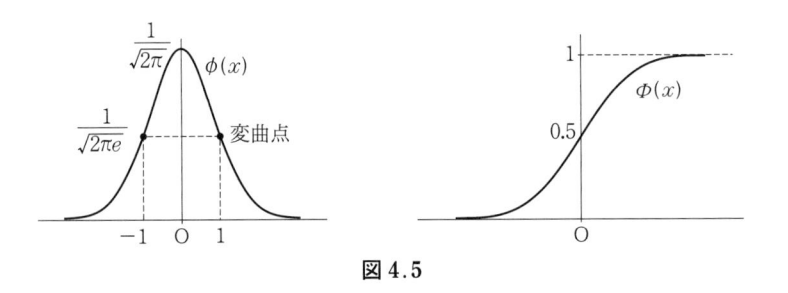

図 4.5

標準正規分布曲線には，次の性質がある．

● 標準正規分布曲線の性質

(1) y 軸に関して対称で，変曲点は $\left(\pm 1, \dfrac{1}{\sqrt{2\pi e}}\right)$ である．

(2) $x=0$ で最大値 $\dfrac{1}{\sqrt{2\pi}} \fallingdotseq 0.4$ をとり，x 軸が漸近線である．

$$x \to \pm\infty \text{ のとき } f(x) \to 0$$

(3) $\displaystyle\int_{-\infty}^{\infty} \phi(x)\,dx = 1$ [問題 $\boxed{2}$]

$$P(-\infty < X \leq 0) = P(0 \leq X < \infty) = \int_0^{\infty} \phi(x)\,dx = 0.5$$

(4)　$P(-1 \leqq X \leqq 1) = \int_{-1}^{1} \phi(x)\,dx = 0.6826$

　　　$P(-2 \leqq X \leqq 2) = \int_{-2}^{2} \phi(x)\,dx = 0.9545$

　　　$P(-3 \leqq X \leqq 3) = \int_{-3}^{3} \phi(x)\,dx = 0.9973$ 　[図 4.6]

図 4.6

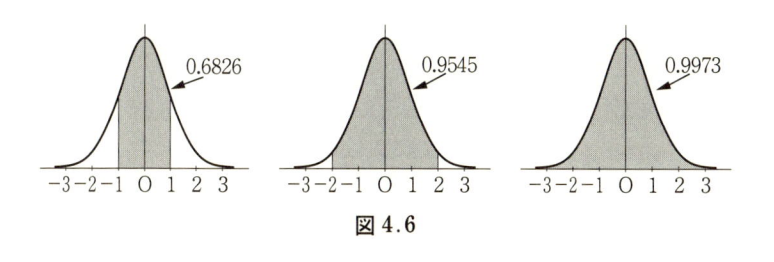

分布関数 $\Phi(z) = \int_{-\infty}^{z} \phi(x)\,dx$ [グラフは図 4.5 右]
は初等関数で表すことができないので巻末の数表を用いる．$z \geqq 0$ のとき，巻末の数表 2(1) に

$$P(0 \leqq Z \leqq z) = \int_{0}^{z} \phi(x)\,dx = I(z) \quad [図 4.7]$$

の値が与えられている．これを用いて

図 4.7

$$\Phi(z) = 0.5 + I(z), \quad \Phi(-a) = 1 - \Phi(a)$$

$$P(a \leqq Z \leqq b) = \begin{cases} I(b) - I(a) & (0 \leqq a \leqq b) \\ I(b) + I(-a) & (a \leqq 0 \leqq b) \\ I(-a) - I(-b) & (a \leqq b \leqq 0) \end{cases}$$

例題 4.2.1

確率変数 Z が標準正規分布 $N(0,1)$ に従うとき，巻末の数表 2(1) を用いて次の値を求めよ．

(1)　$P(1 < Z \leqq 2.31)$　　(2)　$P(-1.12 \leqq Z < 1.8)$

(3)　$P(Z < -2.58)$　　(4)　$P(Z > -0.83)$

(5)　$P(0 \leqq Z \leqq z) = 0.475$ となる z の値

[解] Z は連続変数だから，境界の値は含まれても含まれなくても確率は等しい．

（1） $P(1<Z\leq 2.31)$ は図 4.8 左辺の斜線部分の面積である．

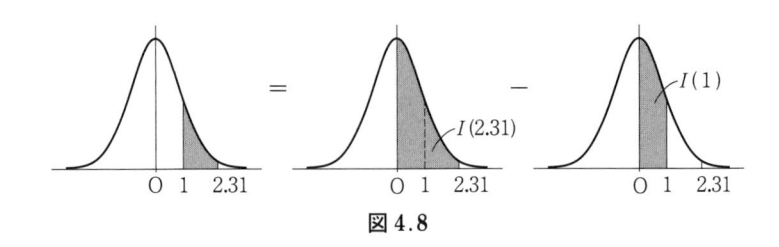

図 4.8

z	0.00	0.01	
...	...	...	
1.0	.34134	...	...
...	...	...	
2.3	...	.48956	...
...			

したがって
$$P(1<Z\leq 2.31) = I(2.31) - I(1)$$
$$= 0.48956 - 0.34134 = 0.14822$$

（2） $P(-1.12\leq Z<1.8) = I(1.8)+I(1.12)$
$\qquad = 0.46407+0.36864 = 0.83271$

（3） $P(Z<-2.58) = 0.5-I(2.58) = 0.5-0.49506 = 0.00494$

（4） $P(Z>-0.83) = 0.5+I(0.83) = 0.5+0.29673 = 0.79673$

（5） $P(0\leq Z\leq z) = 0.475$ になる z の値は，図 4.9 より斜線部分の面積が 0.475 である z の値であるから，数表を逆に読めばよい．

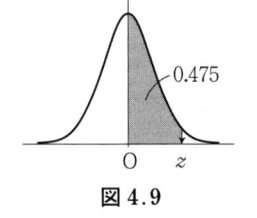

z	...	...	b	
...	...	...	↑	
a	←	...	.475	
...	...	...		...

図 4.9

したがって $z=a+b=1.96$ （数表 2 (2) では $a=0.025$ の $z(a)$） （終）

§4.2 正規分布　89

問 4.2.1　確率変数 Z が標準正規分布 $N(0,1)$ に従うとき，巻末の数表2を用いて次の値を求めよ．

(1)　$P(2 < Z \leqq 3.13)$ 　　　　(2)　$P(-0.5 \leqq Z < 1.9)$
(3)　$P(-2.76 \leqq Z \leqq -0.03)$　(4)　$P(Z \leqq 2.15)$
(5)　$P(Z \geqq -2.81)$ 　　　　 (6)　$P(Z > 0.87)$
(7)　$P(0 \leqq Z \leqq a) = 0.4495$ となる a
(8)　$P(Z \leqq b) = 0.975$ となる b

[EXCEL]　エクセルの関数には確率分布関数も用意されている．数表を引くかわりに，エクセルの関数から数値を求めることもできるのである．ここでは，数表のかわりにエクセルで数値を求める方法について述べる．

標準正規分布

確率が与えられたとき，横軸の値を求める関数として，NORMSINV(確率) がある．例えば図4.10では，

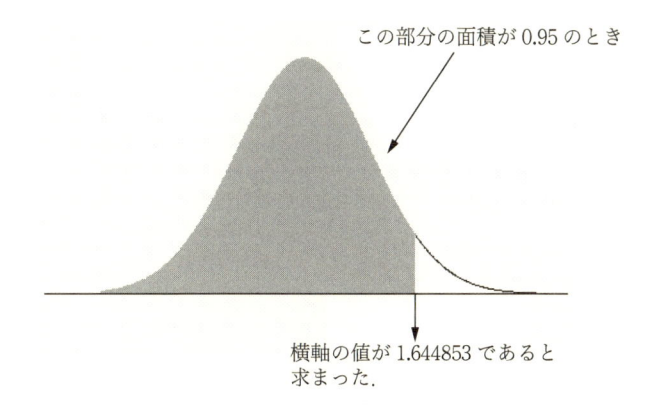

図 4.10

したがって,
$$P(Z \leq c) = 0.95, \qquad P(0 \leq Z \leq c) = 0.45$$
となる横軸の値 c は,
$$c = 1.644853$$
であることがわかる.

逆に,横軸の値から確率を求める関数としては,NORMSDIST(横軸の値) がある.たとえば図 4.11 では,横軸の値 $z = 1.65$ までの面積(つまり確率)
$$P(Z \leq 1.65) = 0.950529$$
であることがわかる.すなわち,
$$I(1.65) = 0.450529 \qquad\qquad\text{(終)}$$

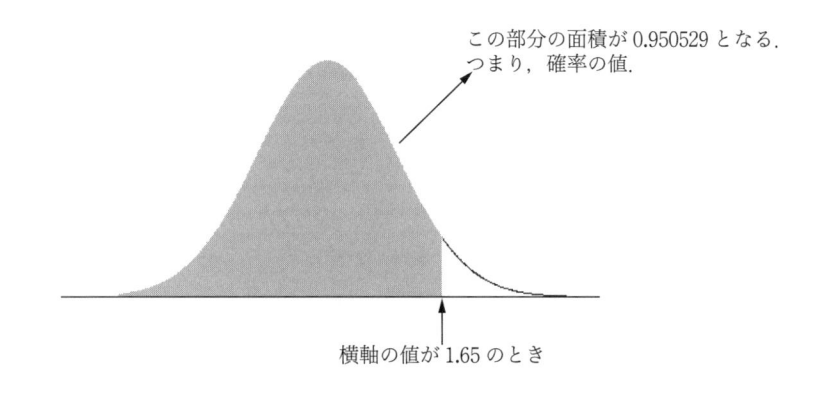

図 4.11

○ 正規分布

―― ● 正規分布 $N(\mu, \sigma^2)$ ――

確率密度関数が

$$f(x) = \frac{1}{\sqrt{2\pi}\,\sigma} e^{-\frac{(x-\mu)^2}{2\sigma^2}} \quad (4.2.2)$$

である連続型確率分布を，**正規分布**といい，$N(\mu, \sigma^2)$ で表す．この分布の平均 $E(X)$ と分散 $V(X)$ は

$$E(X) = \mu, \quad V(X) = \sigma^2 \quad \text{［章末問題 5］}$$

密度関数 $f(x)$ の曲線を**正規曲線**またはガウス曲線［図 4.12］という．

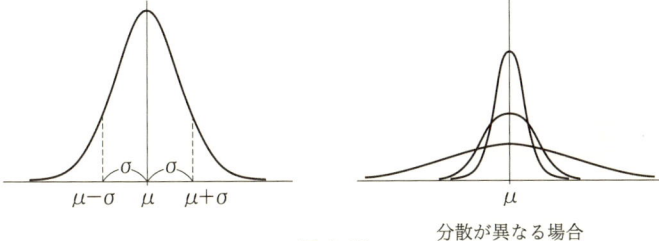

図 4.12

標準正規分布は，平均が 0，分散が 1 の正規分布 $N(0, 1)$ である．中心極限定理［§4.3］の理論から，正規分布は，推定や検定のよりどころとなる，とても重要な分布であることがわかる．大多数の母集団の分布は，正規分布とみなせる．この本では，主に正規分布をしている母集団(**正規母集団**という)を考える．また，推定や検定に使われる重要な分布(χ^2 分布，t 分布など)も，この分布から導かれる［§6.2］．

正規曲線 $f(x)$ には，次の性質がある．

―― ● 正規曲線 $f(x)$ の性質 ――

(1) $x = \mu$ に関して対称で，変曲点は $\left(\mu \pm \sigma, \dfrac{1}{\sqrt{2\pi e}\,\sigma}\right)$ である．

(2) $x = \mu$ で最大値をとり，$x > \mu$ では単調減少で x 軸が漸近線である．

$$x \to \pm\infty \text{ のとき } f(x) \to 0$$

(3) $\displaystyle\int_{-\infty}^{\infty} f(x)\,dx = 1$ ［問題 2］

正規分布は標準化変換をすることによって，標準正規分布に変換できる．

定理 4.2.1

確率変数 X が正規分布 $N(\mu, \sigma^2)$ に従うとき，$Z = \dfrac{X-\mu}{\sigma}$ は標準正規分布 $N(0,1)$ に従う．

証明 X は $N(\mu, \sigma^2)$ に従うから，確率密度関数を $f(x)$，分布関数を $F(x)$ とすると，(4.2.2) と (3.1.10) より

$$f(x) = \frac{1}{\sqrt{2\pi}\,\sigma} e^{-\frac{(x-\mu)^2}{2\sigma^2}}, \quad F'(x) = f(x) \quad \cdots\cdots ①$$

$Z = \dfrac{X-\mu}{\sigma}$ の確率密度関数，分布関数をそれぞれ $g(z)$，$G(z)$ とすると

$$G(z) = P(Z \leq z) = P\left(\frac{X-\mu}{\sigma} \leq z\right) = P(X \leq \sigma z + \mu) = F(\sigma z + \mu)$$

(3.1.10)，合成関数の導関数の性質と①から

$$g(z) = G'(z) = \sigma F'(\sigma z + \mu) = \sigma f(\sigma z + \mu) = \frac{1}{\sqrt{2\pi}} e^{-\frac{z^2}{2}}$$

すなわち，Z は $N(0,1)$ に従う． (終)

このことから，確率変数 X が正規分布 $N(\mu, \sigma^2)$ に従うとき，標準化変換を行うことによって，$P(a \leq X \leq b)$ の値を巻末の数表 2 を用いて求めることができる．

$$P(a \leq X \leq b) = P\left(\frac{a-\mu}{\sigma} \leq Z \leq \frac{b-\mu}{\sigma}\right) \qquad (4.2.3)$$

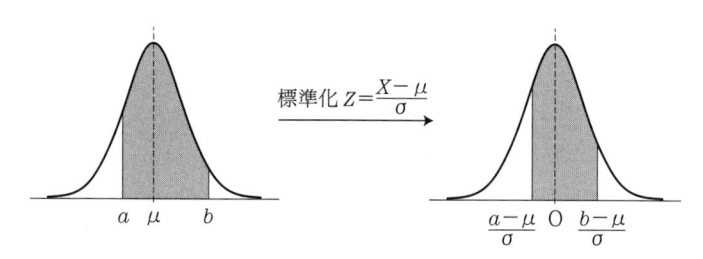

図 4.13

$$P(X \geqq a) = P\left(Z \geqq \frac{a-\mu}{\sigma}\right), \quad P(X \leqq b) = P\left(Z \leqq \frac{b-\mu}{\sigma}\right) \qquad (4.2.4)$$

例題 4.2.2

確率変数 X が正規分布 $N(8, 2^2)$ に従うとき，次の値を求めよ．
(1) $P(X \leqq 5)$ (2) $P(6 < X \leqq 9)$ (3) $P(X > 10)$
(4) $P(X \leqq a) = 0.95$ となる a
(5) $P(|X-8| \leqq b) = 0.99$ となる b
(6) $P(X > c) = 0.01$ となる c

[解] $\mu = 8$, $\sigma = 2$ を (4.2.3), (4.2.4) に代入して

(1) $P(X \leqq 5) = P\left(Z \leqq \frac{5-8}{2}\right) = P(Z \leqq -1.5)$
$\qquad = 0.5 - I(1.5) = 0.5 - 0.43319 = 0.06681$

(2) $P(6 < X \leqq 9) = P\left(\frac{6-8}{2} < Z \leqq \frac{9-8}{2}\right) = P(-1 < Z \leqq 0.5)$
$\qquad = I(1) + I(0.5) = 0.34134 + 0.19146 = 0.5328$

(3) $P(X > 10) = P(Z > 1) = 0.5 - I(1) = 0.15866$

(4) $P(X \leqq a) = P\left(Z \leqq \frac{a-8}{2}\right) = 0.95 = 0.5 + 0.45$ より，$I\left(\frac{a-8}{2}\right) = 0.45$

巻末の数表 2(1) から $I(z) = 0.45$ となる z は 1.64 と 1.65 の間にあるが，よく見ると $I(1.64) = 0.44950$ のほうが $I(1.65) = 0.45053$ より 0.45 に近いので，ここでは 1.64 にする（数表 2(2) を用いると $z = 1.6449$ ($a = 0.05$)）．

$\qquad a - 8 = 2 \cdot 1.64 \qquad$ したがって $\quad a = 11.28$

(5) $X - 8 = 2Z$ を代入して $\quad P(|2Z| \leqq b) = P\left(|Z| < \frac{b}{2}\right) = 0.99$

$$I\left(\frac{b}{2}\right) = 0.495$$

数表から $I(z) = 0.495$ となる z は 2.58 (数表 2(2) の $z(0.005)$) だから $b = 5.16$

(6) $P(X > c) = P\left(Z > \frac{c-8}{2}\right) = 0.01 = 0.5 - 0.49$

$\qquad I\left(\frac{c-8}{2}\right) = 0.49 \quad$ より $\quad c = 8 + 2 \cdot 2.33 = 12.66 \qquad$ (終)

問 4.2.2 確率変数 X が正規分布 $N(5, 4^2)$ に従うとき，巻末の数表 2 を用いて次の値を求めよ．

（1） $P(2 < X \leq 9)$ （2） $P(6 \leq X < 10)$ （3） $P(0 \leq X \leq 3)$
（4） $P(X \leq 7)$ （5） $P(X \geq 1)$ （6） $P(X > 8)$
（7） $P(5 < X \leq a) = 0.4495$ となる a
（8） $P(X > b) = 0.975$ となる b

――――――――― 問題 4.2 ―――――――――

[1] A 大学の女子大生 200 人の身長は平均が 157 cm，標準偏差が 5 cm の正規分布に従っているという．

（1） 150 cm～160 cm の人は，全体の何 % で何人いるか．
（2） 165 cm 以下の人は，全体の何 % で何人いるか．
（3） 170 cm 以上の人は，全体の何 % で何人いるか．

[2] $\int_{-\infty}^{\infty} e^{-t^2} dt = \sqrt{\pi}$ を用いて，次の式が成り立つことを示せ．

（1） $\int_{-\infty}^{\infty} e^{-\frac{x^2}{2}} dx = \sqrt{2\pi}$ （2） $\int_{-\infty}^{\infty} e^{-\frac{(x-\mu)^2}{2\sigma^2}} dx = \sqrt{2\pi}\,\sigma$

[3] 規定の内容総量が 220 g の美容クリームの生産ラインにおける容器の内容量の標準偏差は 1.5 g であることがわかっている．

（1） 内容総量が 221 g になるようにラインを調節したとき，規定の内容総量よりも少なくとも 1 g 不足する容器は全体の何 % か．
（2） 規定の内容総量よりも 1 g 以上不足する容器を 5 % 以下におさえたい．ラインの平均を何 g にするように調節すればよいか．

§4.3 2項分布の正規近似

◯ 正規分布の再生性

定理 4.3.1

確率変数 X が正規分布 $N(\mu, \sigma^2)$ に従うとき，$aX+b$ は正規分布 $N(a\mu+b, a^2\sigma^2)$ に従う．

[説明] 定理 4.2.1 の証明と同様にして，(4.2.2), (3.1.10) と合成関数の導関数の性質より成り立つことが証明できる [問題 3]．　　　(終)

互いに独立な2つの確率変数 X_1, X_2 が同じ種類の分布に従っているとき，確率変数 X_1+X_2 も，再び同じ種類の分布に従うならば，その確率分布は**再生性**があるという．2項分布，正規分布，ポアソン分布には再生性がある．次の2つの定理で正規分布の再生性について述べる．

定理 4.3.2 [正規分布の再生性]

確率変数 X_1, X_2 が互いに独立で，それぞれ正規分布 $N(\mu_1, \sigma_1^2)$，$N(\mu_2, \sigma_2^2)$ に従うとき，X_1+X_2 は正規分布 $N(\mu_1+\mu_2, \sigma_1^2+\sigma_2^2)$ に従う．

[説明] モーメント母関数を用いて証明できる [章末問題 9 ※]．　　　(終)

次の定理は，推定や検定をするときの基礎となる．

定理 4.3.3

確率変数 $X_1, X_2, \cdots, X_n$ が互いに独立で，同じ正規分布 $N(\mu, \sigma^2)$ に従うとき，次が成り立つ．

(1) $X_1+X_2+\cdots+X_n$ は正規分布 $N(n\mu, n\sigma^2)$ に従う．

(2) $\overline{X} = \dfrac{1}{n}(X_1+X_2+\cdots+X_n)$ は正規分布 $N\left(\mu, \dfrac{\sigma^2}{n}\right)$ に従う．

(3) $Z = \dfrac{\overline{X}-\mu}{\dfrac{\sigma}{\sqrt{n}}}$ は標準正規分布 $N(0, 1)$ に従う．

[証明] (1) 定理 4.3.2 をくり返すとよい．

（2） 定理4.3.1で $X = X_1 + X_2 + \cdots + X_n$, $a = \dfrac{1}{n}$, $b = 0$ とおけばよい．

（3） 定理4.2.1で（2）より X を $\bar{X}$ に，σ を $\dfrac{\sigma}{\sqrt{n}}$ におきかえればよい．

(終)

○ 中心極限定理

確率変数 $X_1, X_2, \cdots, X_n$ が，正規分布に従っていなくても，同一の確率分布に従っているときは，定理4.3.3と同様のことが成り立つ．この定理を**中心極限定理**といい，もとの分布がどのような分布であっても成り立つから，推定や検定のときの理論的な裏づけになっている．

定理 4.3.4 ［中心極限定理］

確率変数 $X_1, X_2, \cdots, X_n$ が互いに独立で，平均 μ，分散 σ^2 をもつ同一の確率分布に従うとき，確率変数

$$Z = \frac{\bar{X} - \mu}{\dfrac{\sigma}{\sqrt{n}}} \quad \left(\text{ただし，} \bar{X} = \frac{1}{n}(X_1 + X_2 + \cdots + X_n) \right)$$

は $n \to \infty$ のとき標準正規分布 $N(0, 1)$ に従う．

したがって，n が十分大きいとき

（1） $X_1 + X_2 + \cdots + X_n$ は正規分布 $N(n\mu, n\sigma^2)$ で近似される．

（2） $\bar{X}$ は正規分布 $N\left(\mu, \dfrac{\sigma^2}{n}\right)$ で近似される．

説明 $\bar{X} = \dfrac{1}{n}(X_1 + X_2 + \cdots + X_n)$ であるから，Z を次のように書き換える．

$$Z = \frac{X_1 + X_2 + \cdots + X_n - n\mu}{\sqrt{n}\,\sigma} = \frac{1}{\sqrt{n}} \sum_{i=1}^{n} \left(\frac{X_i - \mu}{\sigma} \right)$$

$Z_i = \dfrac{X_i - \mu}{\sigma}$ とおくと，Z_i は X_i を標準化した確率変数である．

(3.4.9), (3.3.5)を用いて(3.4.13)より Z_i のモーメント母関数を求める．Z のモーメント母関数を Z_i のモーメント母関数から導き，$n \to \infty$ のときの極限のモーメント母関数が標準正規分布 $N(0, 1)$ のモーメント母関数に等しいことを示すとよい［章末問題 **10**※］．

(終)

○ 2項分布の正規近似

p があまり小さくなく，n が十分大きい場合（$np>5$ かつ $nq>5$）には，2項分布が正規分布に近づいていくことは，図 4.4 のグラフからも直感的にわかる．そこで，$p=0.4$，$n=10$ の 2 項分布のヒストグラム（高さは確率の値，底辺の長さは 1 にとる）と，同じ平均と分散をもつ正規分布 $N(4, 2.4)$ の正規曲線を重ねてかき [図 4.14]，比較してみる．

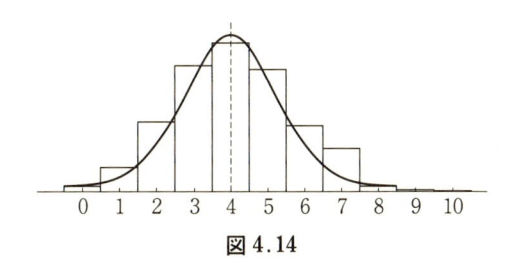

図 4.14

ヒストグラムのどの柱も底辺の長さは 1 であるから，$X=k$ におけるそれぞれの柱の面積は確率 $P(X=k)$ に等しい．また，2項分布のヒストグラムの形と正規曲線を比較して，2項分布の $P(X=k)$ の値が正規分布の $P(k-0.5\leqq X<k+0.5)$ で近似されることがわかる．このことから，たとえば 2 項分布の $P(X\leqq 4)$ は，正規分布の $P(X<4+0.5)$ で近似される．このような補正を**半整数補正**または**連続補正**といい，離散型を連続型で近似するときには同様に考えて補正をする必要がある．より正確には，中心極限定理を利用して，2項分布の正規近似についての次の定理が成り立つことがわかる．

―― 定理 4.3.5 ［2項分布の正規近似］――――

確率変数 X が 2 項分布 $B(n,p)$ に従っているとき，X を標準化変換した

$$Z=\frac{X-np}{\sqrt{npq}}$$

の分布は，$n\to\infty$ のとき標準正規分布 $N(0,1)$ に従う．よって，n が十分大きいとき 2 項分布は，等しい平均と分散をもつ正規分布で近似される．

[説明] X_k ($k=1, 2, \cdots, n$) を互いに独立な $B(1, p)$,すなわち $0-1$ 分布に従う確率変数とする.

$$X = X_1 + X_2 + \cdots + X_n$$

と考え,中心極限定理を適用すればよい[問題 **4**]. (終)

例題 4.3.1

硬貨を 25 枚投げるとき,表が 10 枚以上出る確率を求めよ.

[解] 表の出る枚数を確率変数 X とすると,X は $n=25$,$p=0.5$ の 2 項分布に従うから,正確には

$$P(X \geq 10) = \sum_{x=10}^{25} {}_{25}C_x (0.5)^x (0.5)^{25-x}$$

を求めなければならないが,計算が大変なので正規近似で求める.平均 μ と標準偏差 σ は (4.1.5) と (4.1.7) より

$$\mu = 12.5, \quad \sigma = 2.5$$

半整数補正をして

$$P(X \geq 10 - 0.5) = P\left(Z \geq \frac{9.5 - 12.5}{2.5}\right) = P(Z \geq -1.2)$$
$$= 0.5 + I(1.2) = 0.50 + 0.38493 = 0.88493$$
$$= 0.885 \quad \text{(終)}$$

問 4.3.1 1 個のさいころを 200 回投げたとき,1 の目の出る回数が 30 回以上 35 回以下である確率を正規近似で求めよ.

問題 4.3
---

① 2 個のさいころを同時に投げる試行を 800 回くり返したとき,2 個とも 1 の目の出る回数 x が $15 \leq x \leq 20$ である確率を求めよ.

② 300 人の生徒がある塾の模擬テストを受けた.このとき,このテストの点数の分布は平均が 60.5,標準偏差が 15.5 の正規分布にほぼ従っているという.

(1) 70 点の人は,全体の何 % で何人いるか.

(2) 65 点の人の順位を求めよ.

（3） 55点～65点の人は，全体の何％で何人いるか．

③ 確率変数 X が正規分布 $N(\mu, \sigma^2)$ に従うとき，$aX+b$ は正規分布 $N(a\mu+b, a^2\sigma^2)$ に従うことを示せ．

④ 確率変数 X が2項分布 $B(n, p)$ に従っているとき，X を標準化変換した
$$Z = \frac{X-np}{\sqrt{npq}}$$
の分布は，$n \to \infty$ のとき標準正規分布 $N(0, 1)$ に従うことを示せ．

§4.4 ポアソン分布

⭕ ポアソン分布

試行回数が非常に多い(nが大きい)にもかかわらず，1回の試行では極めてまれにしか起こらない(pが小さい)事象についてあてはまる分布を考える．

● ポアソン分布 $Po(\mu)$

確率変数 X が $0, 1, 2, 3, \cdots$ の値をとるとき，確率が

$$P(X=x)=\frac{e^{-\mu}\mu^x}{x!} \quad (\mu>0) \tag{4.4.1}$$

で与えられる確率分布を，**ポアソン分布**といい，$Po(\mu)$で表す．

表 4.5

X	0	1	2	$\cdots$	x	$\cdots$
$P(X)$	$e^{-\mu}$	$e^{-\mu}\mu$	$\dfrac{e^{-\mu}\mu^2}{2!}$	$\cdots$	$\dfrac{e^{-\mu}\mu^x}{x!}$	$\cdots$

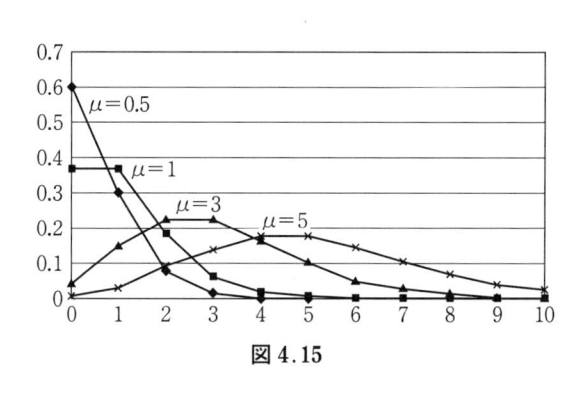

図 4.15

[説明] (3.4.12)に $t=\mu$ を代入すると

$$e^{\mu}=1+\mu+\frac{\mu^2}{2!}+\cdots+\frac{\mu^x}{x!}+\cdots=\sum_{x=0}^{\infty}\frac{\mu^x}{x!}$$

ポアソン分布の確率の和は

$$\sum_{x=0}^{\infty} \frac{e^{-\mu}\mu^x}{x!} = e^{-\mu}\sum_{x=0}^{\infty}\frac{\mu^x}{x!} = e^{-\mu}e^{\mu} = e^{-\mu+\mu} = e^0 = 1$$

ゆえに，(4.4.1)は確率分布である．試行回数が非常に多い（n が大きい）にもかかわらず，1回の試行ではめったに起こらないか，たまにしか起こらない（p が小さい）事象に対して，このポアソン分布がよくあてはまることが知られている．

これは，次の定理4.4.1からもわかる．ポアソン分布があてはまる例としては，一定時間内の来客数，タイプミスの数，不良品の個数，交通事故の件数，救急患者の数などがある．図4.15は，$\mu=0.5, 1, 3, 5$ のポアソン分布のグラフである． (終)

定理 4.4.1 [ポアソン分布と2項分布の関係]

2項分布で，平均 $\mu=np$ を一定に保ちながら $n\to\infty$（このとき $p\to 0$）にしたとき，2項分布はポアソン分布になる．

$$_nC_x p^x(1-p)^{n-x} \xrightarrow{np=\mu(一定),\ n\to\infty} \frac{e^{-\mu}\mu^x}{x!} \quad (4.4.2)$$

[説明] $_nC_x p^x(1-p)^{n-x}$ に (2.4.3) と $p=\dfrac{\mu}{n}$ を代入して，問題3.4 **2** ※(3)より $\left(1-\dfrac{\mu}{n}\right)^n \to e^{-\mu}$ $(n\to\infty)$ であることを用いて証明する [問題 **2**]．

$np=\mu$ が一定で $n\to\infty$ のとき，2項分布はポアソン分布になるから，p が小さく n が大きい（$p<0.1$, $n>50$ かつ $np<10$）とき，2項分布はポアソン分布で近似できる． (終)

○ 平均と分散

定理 4.4.2 [ポアソン分布の平均と分散]

ポアソン分布の平均と分散は等しく
$$E(X)=\mu, \quad V(X)=\mu$$

[証明] 2項分布では (4.1.5), (4.1.6) より
$$E(X)=np, \quad V(X)=np(1-p)$$

$np=\mu$（一定）で $n\to\infty$ にすると，$p\to 0$ なので，ポアソン分布では
$$E(X)=\mu, \quad V(X)=\mu \qquad \text{(終)}$$
ポアソン分布の定義(4.4.1)を(3.2.1)や(3.3.5)に代入して計算で確かめることもできる[問題3].

例題 4.4.1

ある救急病院では，救急患者のための空きベッドを3床確保している．この病院には，1日平均2人の救急患者が運ばれてくる．1日に運ばれてくる救急患者の人数 X がポアソン分布に従っているとするとき
 (1) X の確率分布と分布関数を求め，そのグラフをかけ．
 (2) ベッドが不足し，他の救急病院にまわす確率を求めよ．
 (3) 空きベッドを何床増せば，90％以上の患者を受け入れられるか．

[解] （1） $\mu=2$ のポアソン分布 $Po(2)$ なので，(4.4.1)に $\mu=2$ を代入して
$$P(X=x)=\frac{e^{-2}2^x}{x!} \quad (x=0,1,2,3,\cdots)$$
$$F(x)=\sum_{k=0}^{x}\frac{e^{-2}2^k}{k!} \quad (k\leq x)$$
巻末の数表3より確率分布表は表4.6になる．

表 4.6

x	0	1	2	3	4	5
$P(X=x)$	0.13534	0.27067	0.27067	0.18045	0.09022	0.03609
$F(x)$	0.13534	0.40601	0.67668	0.85713	0.94735	0.98344

図 4.16 がこのグラフである．

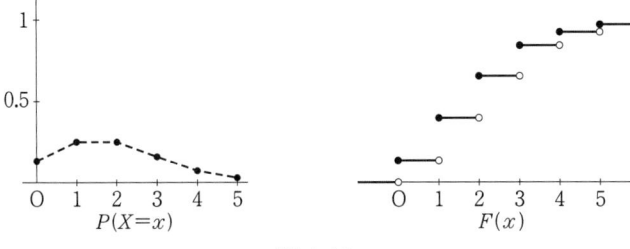

図 4.16

（2） ベッドは3床なので，$P(X>3)$ を求めればよい．余事象の確率を考えると
$$P(X>3)=1-P(X\leq 3)=1-F(3)=1-0.85713=0.14287$$
したがって，他の救急病院にまわす確率は 0.14 である．

（3） 90%以上の救急患者を受け入れるために S 床のベッドが必要だとすると
$$P(X\leq S)\geq 0.9 \quad \text{すなわち} \quad F(S)\geq 0.9$$
これを満たす最小の S は表 4.6 より，$S=4$

したがって，あと1床増せばよい． (終)

問 4.4.1 A 海水浴場では 1 日平均 2.5 人の急病人が出るという．1 日の急病人の数 X がポアソン分布に従っているとき，

（1） X の確率分布と分布関数を求め，5 までの値を数表で表せ．

（2） 急病人が 5 人以上出る確率を求めよ．

（3） 急病人が 2 人以下の日が 2 日続く確率を求めよ．

━━━━━━━━━━ 問題 4.4 ━━━━━━━━━━

[1] 表 4.7 は，19 世紀プロシアの陸軍の 10 軍団について，1 年間に馬にけられて死んだ兵士の数 X を 20 年間調べたデータである．この表から，1 年間に馬にけられて死んだ兵士の数 X の平均を求め，それと同じ平均をもつポアソン分布によって，よく近似されることを示せ．（ポーランドの統計家ボルトキービッチによってポアソン分布があてはまることがはじめて示された例である．）

表 4.7

死亡兵士数 X	0	1	2	3	4	5以上	合計
軍 団 数	109	65	22	3	1	0	200
相 対 度 数	0.545	0.325	0.110	0.015	0.005	0.000	1

[2] 2 項分布で，平均 $\mu=np$ を一定に保ちながら $n\to\infty$（このとき $p\to 0$）にしたとき，2 項分布はポアソン分布になることを示せ．

3 ポアソン分布において
$$p(x) = \frac{e^{-\mu}\mu^x}{x!} \quad (x=0, 1, 2, 3, \cdots)$$
とおくと

(1) $p(x) = \dfrac{\mu}{x} p(x-1)$ $(x=1, 2, 3, \cdots)$ が成り立つことを示せ.

(2) $E(X) = \sum_{x=0}^{\infty} x \cdot p(x) = \mu$, $E(X^2) = \sum_{x=0}^{\infty} x^2 \cdot p(x) = \mu(\mu+1)$ が成り立つことを(1)を用いて示せ.

(3) (3.3.5)より $V(X) = \mu$ が成り立つことを示せ.

4 A市では,1日平均0.8人が交通事故で死亡している.1日の交通事故による死亡者数 X がポアソン分布に従っているとき

(1) X の確率分布と分布関数を求めよ.

(2) 死亡事故ゼロの日が3日続く確率を求めよ.

(3) 1日に2人以上が交通事故で死亡するのは,1年間で何日ぐらいあると予想されるか.

5 ある製品には,500個に1個の割合で不良品が出るという.1箱に100個その製品を詰めるとき,

(1) 1個も不良品が含まれない確率を求めよ.

(2) 2個以上不良品が含まれる確率を求めよ.

6 Aドラックストアには,一定時間内に平日平均3人のお客が入る.店では,商品の説明などで1人のお客様にかかる接客サービスは,その一定時間内に済むことが過去の経験からわかっている.

(1) その一定時間内に接客サービスに応じられない確率を0.1以下におさえたい.何人の店員を配置すればよいか求めよ.

(2) この店では,週末には平日の2倍のお客様が入るという.平日同様の接客サービスをするためには,何人の臨時店員を頼めばよいか.

章末問題

1 1個のさいころを180回投げるとき，1の目の出る回数 X と平均 μ との差が高々2回である確率 $P(|X-\mu|\leqq 2)$ を求めよ．

2 確率変数 X が $N(\mu, \sigma^2)$ に従うとき，
$$P(X\geqq 14)=0.0668, \qquad P(X\leqq 5)=0.2266$$
を満たす μ, σ^2 を求めよ．

3 10枚の硬貨を同時に投げるとき，表の出る枚数を確率変数 X とする．正規分布で近似した確率分布を求め，問題4.1 **4** の結果と比較せよ．

4 標準正規分布の平均 $E(X)$ と分散 $V(X)$ は
$$E(X)=0, \qquad V(X)=1$$
であることを示せ．

5 正規分布の平均 $E(X)$ と分散 $V(X)$ は
$$E(X)=\mu, \qquad V(X)=\sigma^2$$
であることを示せ．

6 超幾何分布
$$P(X=x)=\frac{{}_r C_x \cdot {}_{N-r}C_{n-x}}{{}_N C_n} \quad (\text{ただし，} \max(0, n+r-N)\leqq x \leqq \min(r, n))$$
は N が十分大きいとき2項分布 $B\left(n, \dfrac{r}{N}\right)$ で近似できることを示せ．

7※ 標準正規分布のモーメント母関数が $e^{\frac{t^2}{2}}$ であることを示し，問題3.4 **3** ※を用いて平均，分散を求めよ．

8※ 正規分布 $N(\mu, \sigma^2)$ のモーメント母関数が $e^{\mu t + \frac{\sigma^2 t^2}{2}}$ であることを示せ．

9※ 確率変数 X_1, X_2 が互いに独立で，それぞれ正規分布 $N(\mu_1, \sigma_1^2)$，$N(\mu_2, \sigma_2^2)$ に従うとき，X_1+X_2 は正規分布 $N(\mu_1+\mu_2, \sigma_1^2+\sigma_2^2)$ に従うことを示せ．

10※ 確率変数 $X_1, X_2, \cdots, X_n$ が互いに独立で，平均 μ，分散 σ^2 をもつ同一の確率分布に従うとき，確率変数
$$Z=\frac{\overline{X}-\mu}{\sigma/\sqrt{n}} \quad \left(\text{ただし，} \overline{X}=\frac{1}{n}(X_1+X_2+\cdots+X_n)\right)$$

は $n \to \infty$ のとき標準正規分布 $N(0,1)$ に従う(**中心極限定理**).このことを,モーメント母関数の連続性と一意性を用いて次の手順で示せ.

(1) $Z_i = \dfrac{X_i - \mu}{\sigma}$ のモーメント母関数を(3.4.13)の2次の項まで求めよ.

(2) $Y = Z_1 + Z_2 + \cdots + Z_n$ のモーメント母関数が
$$M_Y(t) = \left(1 + \frac{1}{2}t^2 + \cdots\right)^n$$
であることを示せ.

(3) Z のモーメント母関数を求め,$n \to \infty$ のときの極限のモーメント母関数が標準正規分布 $N(0,1)$ のモーメント母関数に等しいことを示せ.

11 ※ 2項分布のモーメント母関数を求め,問題3.4③※を用いて平均,分散を求めよ.

12 ※ ポアソン分布のモーメント母関数を求め,問題3.4③※を用いて平均,分散を求めよ.

第5章

相　　　関

◯ 散布図

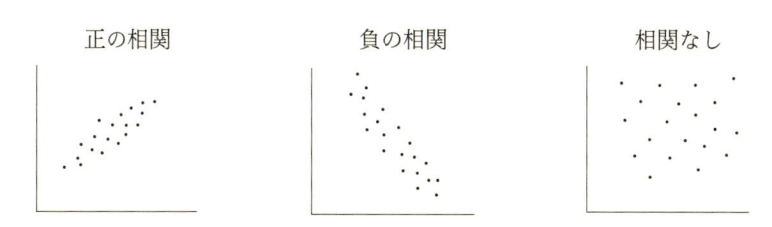

　　　　正の相関　　　　　　　負の相関　　　　　　　相関なし

x, y の平均をそれぞれ μ_x, μ_y, 標準偏差を σ_x, σ_y とするとき

共分散： $C_{xy} = \dfrac{1}{n}\sum_{k=1}^{n}(x_k - \mu_x)(y_k - \mu_y) = \dfrac{1}{n}\sum_{k=1}^{n}x_k y_k - \mu_x \mu_y$

相関係数： $r_{xy} = \dfrac{C_{xy}}{\sigma_x \sigma_y}$　　$(-1 \leq r_{xy} \leq 1)$

◯ 回帰曲線

x に対する y の回帰直線は　　$y - \mu_y = \dfrac{r_{xy}\sigma_y}{\sigma_x}(x - \mu_x)$

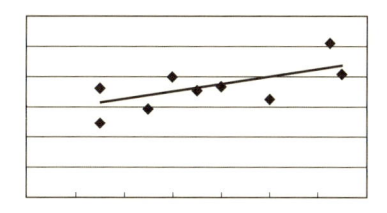

§5.1 共分散と相関係数

○ 散布図(相関図)

第1章では,統計資料(データ)として単一の変量について主に考えてきたが,この章では2種類の変量についてその間の関係を調べる方法を述べる.

2種類の変量,たとえば身長と体重とか,入学試験の点数と入学後の定期試験の点数とかについて調べた n 組のデータを $(x_1, y_1), (x_2, y_2), \cdots, (x_n, y_n)$ とする.これを xy 平面に n 個の点として図示したものを,**散布図**(**相関図**)という.散布図は次の3つの場合に大きく分けられる.

---

(1) 正の相関がある …… 一方が増加するとき,他方も増加する傾向にあるとき
(2) 負の相関がある …… 一方が増加するとき,他方が減少する傾向にあるとき
(3) 相関がない ………… 一方の増減が他方にまったく関係ないとき

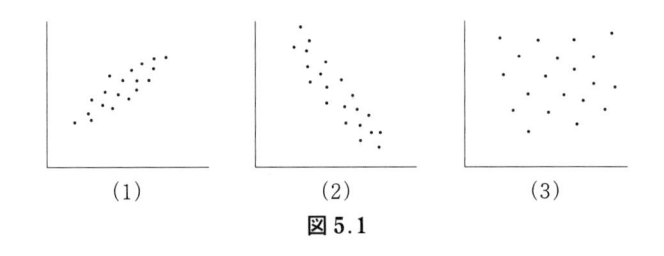

図 5.1

○ 共分散

2種類の変量 x, y について調べた n 組のデータを
$$(x_1, y_1), (x_2, y_2), \cdots, (x_n, y_n)$$
とする.このとき,x と y の間の分散と相関の度合いを表す**共分散** C_{xy} と**相関係数** r_{xy} を次のように定義する.

定義 5.1.1 ［共分散と相関係数］

x, y の平均をそれぞれ μ_x, μ_y, 標準偏差を σ_x, σ_y とするとき

$$C_{xy} = \frac{1}{n} \sum_{k=1}^{n} (x_k - \mu_x)(y_k - \mu_y) \tag{5.1.1}$$

$$r_{xy} = \frac{C_{xy}}{\sigma_x \sigma_y} \tag{5.1.2}$$

［参考］ 相対度数を確率と考えると，(5.1.1) と (5.1.2) は，それぞれ2つの確率変数 X, Y に対する共分散 (3.3.7) と相関係数 (3.3.8) になる．共分散は，$x=y$ のときは，分散 (3.3.2) になる．明らかに

$$r_{xy} = r_{yx}$$

x と y が独立のとき，$C_{xy} = 0$ だから $r_{xy} = 0$ （終）

また，(3.3.9) より共分散は次の形に表される．

● 共分散の計算式

$$C_{xy} = \frac{1}{n} \sum_{k=1}^{n} x_k y_k - \mu_x \mu_y \tag{5.1.3}$$

変量 x, y がそれぞれ変量 u, v の1次式

$$x = au + b, \quad y = cv + d \quad (a > 0, \ c > 0)$$

で表されているときの C_{xy} と C_{uv}, r_{xy} と r_{uv} の関係を求める．

定理 5.1.1

$x = au + b$, $y = cv + d$ $(a > 0, \ c > 0)$ のとき

$$C_{xy} = ac\, C_{uv} \tag{5.1.4}$$

$$r_{xy} = r_{uv} \tag{5.1.5}$$

［証明］ u, v の平均と標準偏差をそれぞれ μ_u, μ_v, σ_u, σ_v とすると

$$\mu_x = a\mu_u + b, \quad \mu_y = c\mu_v + d \tag{5.1.6}$$

$a > 0$, $c > 0$ より，

$$\sigma_x = a\sigma_u, \quad \sigma_y = c\sigma_v \tag{5.1.7}$$

$$\sum_{i=1}^{n} (x_i - \mu_x)(y_i - \mu_y) = \sum_{i=1}^{n} (au_i + b - a\mu_u - b)(cv_i + d - c\mu_v - d)$$

$$= ac \sum_{i=1}^{n} (u_i - \mu_u)(v_i - \mu_v)$$

両辺を n で割ると $\qquad C_{xy} = ac\, C_{uv}$

(5.1.4), (5.1.7) を (5.1.2) に代入して

$$r_{xy} = \frac{C_{xy}}{\sigma_x \sigma_y} = \frac{ac\, C_{uv}}{a\sigma_u c\sigma_v} = r_{uv} \qquad (5)$$

このことから，相関係数は，原点の選び方や座標軸の目盛の大きさには無関係であることがわかる．

定理 5.1.2 ［相関係数の性質］

相関係数の最大値は 1，最小値は -1 である．
$$-1 \leq r_{xy} \leq 1 \qquad (5.1.8)$$
$$r_{xy} = \pm 1 \iff y = ax + b \quad (a, b \text{ は定数})$$

証明 $\left(\dfrac{x_k - \mu_x}{\sigma_x}\right) \pm \left(\dfrac{y_k - \mu_y}{\sigma_y}\right)$ $(k = 1, 2, \cdots, n)$ は実数であるから，2 乗した平均は 0 以上である．すなわち

$$\frac{1}{n} \sum_{k=1}^{n} \left\{ \left(\frac{x_k - \mu_x}{\sigma_x}\right) \pm \left(\frac{y_k - \mu_y}{\sigma_y}\right) \right\}^2 \geq 0 \qquad (5.1.9)$$

左辺を展開して

$$\frac{1}{n} \sum_{k=1}^{n} \frac{(x_k - \mu_x)^2}{\sigma_x^2} \pm \frac{2}{n} \sum_{k=1}^{n} \frac{(x_k - \mu_x)(y_k - \mu_y)}{\sigma_x \sigma_y} + \frac{1}{n} \sum_{k=1}^{n} \frac{(y_k - \mu_y)^2}{\sigma_y^2} \geq 0$$

σ_x^2, σ_y^2, r_{xy} の定義 (1.2.6), (5.1.2) より

$$1 \pm 2 r_{xy} + 1 \geq 0 \qquad \left[\sigma_x^2 = \frac{1}{n} \sum_{k=1}^{n} (x_k - \mu_x)^2 \right]$$

すなわち $\qquad -1 \leq r_{xy} \leq 1$

ここで，等号が成り立つのは (5.1.9) で等号が成り立つときのみだから

$$r_{xy} = \pm 1 \iff \left(\frac{x_k - \mu_x}{\sigma_x}\right) \mp \left(\frac{y_k - \mu_y}{\sigma_y}\right) = 0 \quad (\text{複号同順})$$

したがって

$$r_{xy} = \pm 1 \iff y = ax + b \quad \left(a = \pm \frac{\sigma_y}{\sigma_x},\ b = \mp \frac{\sigma_y \mu_x}{\sigma_x} + \mu_y\right)$$

よって，r_{xy} と a の符号は等しい． （終）

相関係数 r_{xy} の絶対値は散布図の直線的関係の強さを表す．また

x が増加するとき，y も増加する傾向にあるとき，$r_{xy}>0$

x が増加するとき，y は減少する傾向にあるとき，$r_{xy}<0$

この定理から，絶対値が 1 に近いほど直線的傾向が強いことがわかる．

例題 5.1.1

下の表は，鳩の体重 x (g) とくちばしの長さ y (mm) のデータである．散布図をかき，相関係数 r_{xy} を求めよ．

x (g)	460	525	430	530	500	430	450	430	480	470
y (mm)	23.0	25.2	20.0	23.2	21.5	22.2	20.9	22.4	22.4	22.1

[**解**] 散布図はエクセルを用いて，図 5.7 のようになる．共分散は 30.355 [図 5.2]，相関係数は $r_{xy}=0.635$ [図 5.3] である．

[**EXCEL**] ここで，相関関係の計算をエクセルで行う例として，この例題を取り上げることにする．エクセルには，共分散を計算する関数として，COVAR(変量その 1，変量その 2) がある．相関係数を計算する関数は，CORREL(変量その 1，変量その 2) がある．

いま，与えられた表の体重を，A2 から A11 のセルに，くちばしの長さを B2 から B11 のセルに入れると，共分散は図 5.2 のようになる．

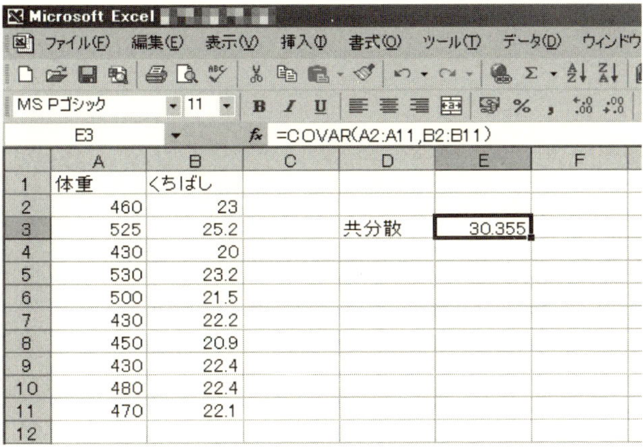

図 5.2

同様にして，相関係数は図5.3のようになる．また，それぞれの平均，標準偏差を図1.4，図1.5と同様にして求めて，(5.1.3)，(5.1.2)から共分散や相関係数を求めることもできる．$\mu_x=470.5$，$\mu_y=22.29$，$\sigma_x=35.94788$，$\sigma_y=1.329248$になる．

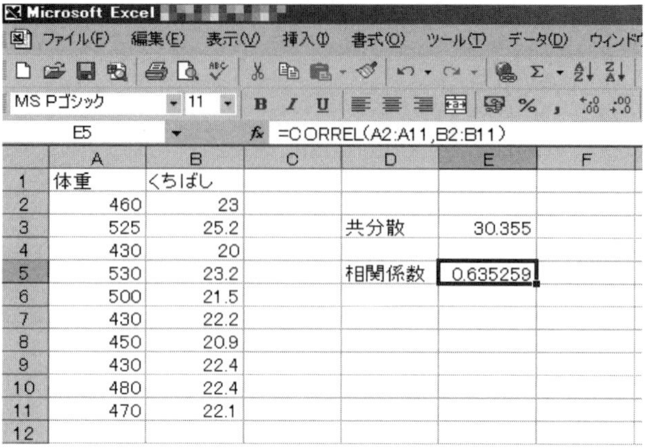

	A	B	C	D	E	F
1	体重	くちばし				
2	460	23				
3	525	25.2		共分散	30.355	
4	430	20				
5	530	23.2		相関係数	0.635259	
6	500	21.5				
7	430	22.2				
8	450	20.9				
9	430	22.4				
10	480	22.4				
11	470	22.1				
12						

図5.3

エクセルで散布図を描くこともできる．エクセルでグラフを描く方法は前に述べたが，グラフの種類の所で，図5.4のように散布図を選べばよいのである．

これで[次へ]をクリックすると，図5.5のようなウィンドウが表示される．

この[データ範囲]の所で，グラフにしたい範囲を指定すればよい．

いまの場合は，体重がA2からA11まで，くちばしがB2からB11までであるから，A2：B11と指定する(カーソルで指定すれば，絶対座標を示す＄がつく)と図5.6のように表示される．

後は，前に述べたようにして形を整えればよい．目盛の変更は，カーソルを横軸の上に移動し，右クリックすると，メニューが開くので，[軸の書式設定]を選択し，目盛の最小値を400，目盛間隔を20にするとよい．縦軸も同様にして，カーソルを縦軸の上に移動して，右クリックして開いたメニューの[軸の書式設定]を選択し，目盛の最小値を15にすると，図5.7のようなグラフを得ることができる．　　　　　　　　　　　　　　　　　　　　　　　　　　　(終)

§5.1 共分散と相関係数 113

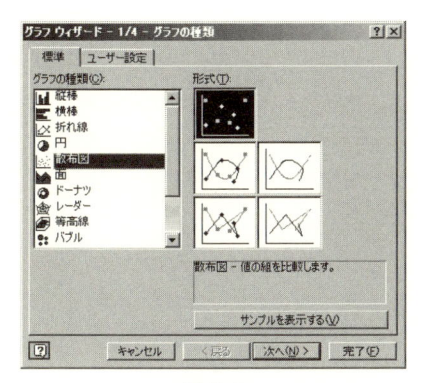

図 5.4

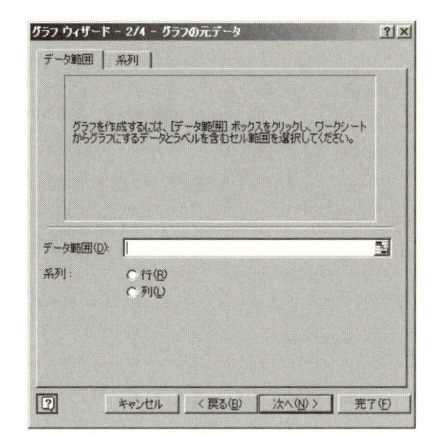

図 5.5

$A$2:$B$11
を指定する．

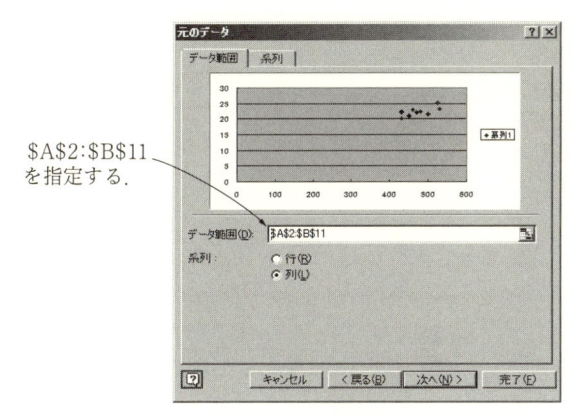

図 5.6

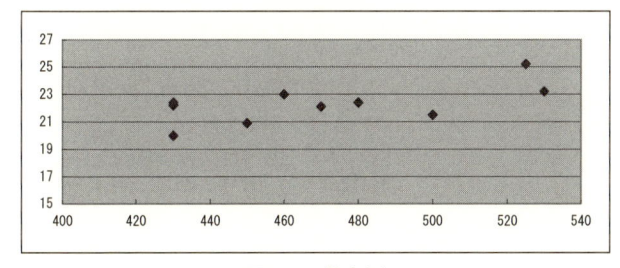

図 5.7 散布図

問 5.1.1 ある治療法において，温度 (x) とその効果 (y) を求めたところ，次の結果を得た．散布図をかき，相関係数 r_{xy} を求めよ．

x	56	65	73	55	77	59	63	57	51	85
y	41.0	42.8	44.5	41.5	44.8	42.4	43.2	41.4	40.5	46.0
x	61	75	53	58	59	79	83	69	71	81
y	42.2	43.9	40.8	41.9	42.5	45.1	44.6	44.5	43.9	45.5

◯ 相 関 表

2種類のデータが表5.1のような度数分布の形で与えられているとき，この表を**相関表**といい，a_{ij} を (x_i, y_j) の**共度数**という．

表 5.1

x \ y	y_1	y_2	……	y_j	…	y_m	横計
x_1	a_{11}	a_{12}	……	a_{1j}	…	a_{1m}	f_1
x_2	a_{21}	a_{22}	……	a_{2j}	…	a_{2m}	f_2
…			…………				…
x_i	a_{i1}	a_{i2}	……	a_{ij}	…	a_{im}	f_i
…			…………				…
x_k	a_{k1}	a_{k2}	……	a_{kj}	…	a_{km}	f_k
縦計	g_1	g_2	……	g_j	…	g_m	n

ただし，
$$f_i = \sum_{j=1}^{m} a_{ij}, \quad g_j = \sum_{i=1}^{k} a_{ij}, \quad n = \sum_{i=1}^{k} f_i = \sum_{j=1}^{m} g_j$$

このとき，共分散 C_{xy} は次式で与えられる．

$$C_{xy} = \frac{1}{n} \sum_{i=1}^{k} \sum_{j=1}^{m} x_i y_j a_{ij} - \mu_x \mu_y$$

問題 5.1

1 A病院の22人の患者について年齢 x と最高血圧 y を調べてみたところ，次の結果を得た．散布図をかき，相関係数 r_{xy} を求めよ．

x	52	48	25	43	28	50	33	35	37	44	55
y	111	128	107	124	123	112	137	128	131	134	140
x	20	30	47	51	27	41	34	38	39	45	23
y	111	117	129	137	120	125	129	147	109	139	126

2 ある作物の収量と肥料の関係を調べたところ次の結果を得た．散布図をかき，相関係数 r_{xy} を求めよ．

肥料 (x)	30	31	32	33	34	35	36
収量 (y)	38.2	40.3	43.4	48.5	52.9	56.5	55.1

3 X と Y について次の相関表が得られたとき，相関係数 r_{xy} を求めよ．

x \ y	6	9	12	15	計
15	4	1	3	0	8
30	5	8	6	1	20
45	1	3	9	5	18
60	0	0	3	1	4
計	10	12	21	7	50

4 下の表は，メスの鳩10羽の体重 x (g) と頭部全体の長さ y (mm) のデータである．散布図をかき，相関係数 r_{xy} を求めよ．

x (g)	430	420	430	520	445	370	560	430	415	470
y (mm)	61.5	57.7	56.2	61.1	60.8	56.1	63.8	57.0	54.1	59.3

§5.2 回帰直線

◯ 最小2乗法

正または負の相関があるとき，散布図の点はある直線の周囲に集まっている．この直線を，次のような方法で求める．計算を簡単にするため，ここでは直線は x, y の平均 (μ_x, μ_y) を通ることを仮定する．

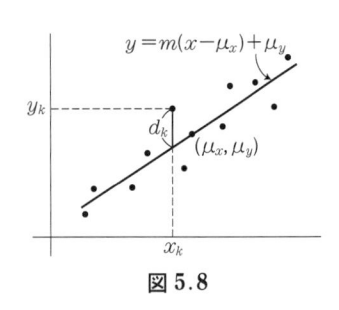

図 5.8

定理 5.2.1

x, y の平均 (μ_x, μ_y) を通り，傾き m の直線
$$y - \mu_y = m(x - \mu_x)$$
がある．散布図の各点 (x_k, y_k) から，この直線までの y 軸に平行な直線に沿っての距離 d_k [図 5.8]の2乗の和
$$D^2 = \sum_{k=1}^{n} \{y_k - m(x_k - \mu_x) - \mu_y\}^2$$
を最小にする m は
$$m = \frac{C_{xy}}{\sigma_x^2} = \frac{r_{xy}\sigma_y}{\sigma_x} \tag{5.2.1}$$
である．

証明 $D^2 = \sum_{k=1}^{n} \{(y_k - \mu_y) - m(x_k - \mu_x)\}^2$

$= \sum_{k=1}^{n} \{(y_k - \mu_y)^2 - 2m(x_k - \mu_x)(y_k - \mu_y) + m^2(x_k - \mu_x)^2\}$

(5.1.1), (1.2.6)を代入して，n でくくると

$$D^2 = n(\sigma_y^2 - 2mC_{xy} + m^2\sigma_x^2)$$
$$= n\left\{\sigma_x^2\left(m - \frac{C_{xy}}{\sigma_x^2}\right)^2 + \sigma_y^2 - \frac{C_{xy}^2}{\sigma_x^2}\right\}$$

したがって，
$$m = \frac{C_{xy}}{\sigma_x^2} = \frac{r_{xy}\sigma_y}{\sigma_x}$$
のとき，最小値をとる． (終)

x, y の平均 (μ_x, μ_y) を通ることを仮定しなくても各点から直線 $y = mx + b$ までの y 軸に平行な直線に沿っての距離 d_k [図 5.8] の 2 乗の和 D^2 を最小にする直線は，点 (μ_x, μ_y) を通り傾きが (5.2.1) になる．この方法を**最小 2 乗法**という．

○ 回 帰 直 線

最小 2 乗法によって得られた直線を x に対する y の**回帰直線**という．

定義 5.2.1

x に対する y の回帰直線は
$$y - \mu_y = \frac{r_{xy}\sigma_y}{\sigma_x}(x - \mu_x) \tag{5.2.2}$$
である．

y に対する x の回帰直線は
$$x - \mu_x = \frac{r_{xy}\sigma_x}{\sigma_y}(y - \mu_y) \tag{5.2.3}$$
である．

例題 5.2.1

例題 5.1.1 の x に対する y の回帰直線を求めよ．

[解] 例題 5.1.1 より

$r_{xy} = 0.635, \quad \mu_x = 470.5, \quad \mu_y = 22.29, \quad \sigma_x = 35.948, \quad \sigma_y = 1.329$

これらを (5.2.2) に代入して
$$y = 0.023x + 11.24 \tag{終}$$

EXCEL エクセルで散布図上に近似直線を描く方法： 散布図の点を右クリックして，開いたメニューから［近似曲線の追加］を選択し，開いたウィンドウの［線形近似］をクリックすると，図 5.9 のような直線を得ることができる．（終）

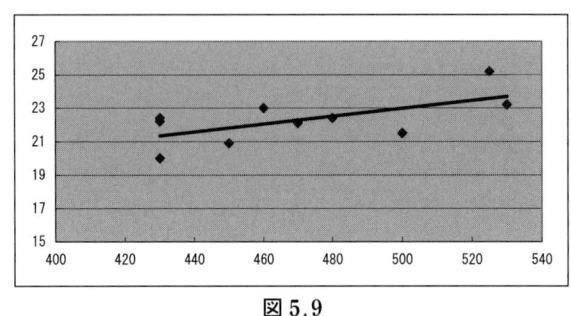

図 5.9

問 5.2.1 問 5.1.1 の x に対する y の回帰直線を求めよ．

─────────────── 問題 5.2 ───────────────

1 問題 5.1 **1** の x に対する y の回帰直線を求めよ．

2 問題 5.1 **2** の x に対する y の回帰直線と，$x=25$ のとき，y の値を求めよ．

3 問題 5.1 **3** の x に対する y の回帰直線を求めよ．

章末問題

1 あるグループ40人の胸囲 x と肺活量 y の関係を調べたら次の相関表が得られた。相関係数 r_{xy} と x に対する y の回帰直線を求めよ。

x \ y	2000〜2300	2300〜2600	2600〜2900	2900〜3200	3200〜3500	計
74以上〜78未満	5	4				9
78 〜82	2	4	3	2		11
82 〜86	1	4	6	2	1	14
86 〜90			2	1	2	5
90 〜94				1		1
計	8	12	11	6	3	40

2 次のデータは、ある大学で使われるテキストのページ数 x と価格 y を示している。相関係数 r_{xy} と x に対する y の回帰直線を求めよ。

ページ数	185	189	167	190	229	165	307	261	214	228
価　格	2200	1900	2000	1800	2500	2230	2800	2700	2200	2400

3 (**スピアマンの順位相関係数 r_s**) A地区にある8つの病院の評判について20代と40代のグループが人気投票をした結果が、次の表である。

20代 (x_i)	5	2	8	6	1	4	7	3
40代 (y_i)	3	1	4	8	5	2	6	7

順位の間の相関を表す次式で定義されるスピアマンの順位相関係数を求めよ。

$$r_s = 1 - \frac{6}{n^3 - n} \sum_{i=1}^{n} (x_i - y_i)^2$$

4 (**ケンドールの順位相関係数 r_k**)

　　正順位：$x_i > x_j$ かつ $y_i > y_j$　または，$x_i < x_j$ かつ $y_i < y_j$
　　逆順位：$x_i > x_j$ かつ $y_i < y_j$　または，$x_i < x_j$ かつ $y_i > y_j$

正順位と逆順位の組の個数をそれぞれ G, H とするとき

$$r_k = \frac{G-H}{G+H} \quad (G+H = {}_nC_2)$$

をケンドールの順位相関係数という．**3**のケンドールの順位相関係数を求めよ．

[参考] 順位がすべて一致するとき：$r_s = r_k = 1$
　　　　すべて逆転しているとき：$r_s = r_k = -1$

第6章

標本抽出

○ **母集団**: 母平均 μ, 母分散 σ^2

無作為標本 $X_1, X_2, \cdots, X_n$ の標本平均 $\bar{X} = \dfrac{1}{n}\sum_{i=1}^{n} X_i$

標本平均の分布: $E(\bar{X}) = \mu$, $V(\bar{X}) = \dfrac{\sigma^2}{n}$

正規母集団 $N(\mu, \sigma^2)$ の大きさ n の標本の標本平均 $\bar{X}$ を標準化変換した

$$Z = \dfrac{\bar{X} - \mu}{\dfrac{\sigma}{\sqrt{n}}} = \dfrac{\sqrt{n}(\bar{X} - \mu)}{\sigma}$$ は標準正規分布 $N(0, 1)$ に従う.

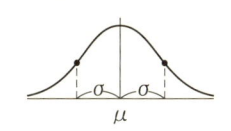

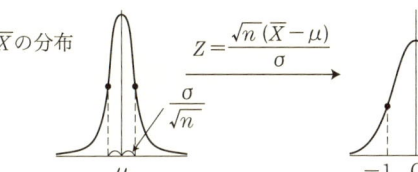

正規母集団の分布　　　　$\bar{X}$ の分布　　$Z = \dfrac{\sqrt{n}(\bar{X} - \mu)}{\sigma}$　　$N(0,1)$

○ **標本分布**

χ^2 (カイ2乗)分布: $\chi^2 = Z_1^2 + Z_2^2 + \cdots + Z_\nu^2$ (Z_i が $N(0,1)$ に従う)

χ^2 が従う確率分布を, 自由度 ν の χ^2(カイ2乗)分布といい, χ^2_ν で表す.

t 分布: $T = \dfrac{X}{\sqrt{\dfrac{Y}{\nu}}}$ (X, Y が互いに独立, X が $N(0,1)$, Y が自由度 ν の χ^2 分布に従う)

T が従う確率分布を自由度 ν の t 分布という.

F 分布: $F = \dfrac{\dfrac{X}{m}}{\dfrac{Y}{n}}$ (X, Y がそれぞれ自由度 m, n の χ^2 分布に従う)

F が従う確率分布を自由度 (m, n) の F 分布といい, F^m_n で表す.

§6.1 母集団と標本抽出

◯ 母集団

調査，観察の対象となる集団のもつ全データが**母集団**である．母集団のデータの数が有限個の場合**有限母集団**といい，無限個の場合**無限母集団**という．ここでは，有限個であってもデータの数が非常に多く，無限母集団とみなせるものを取り扱う．たとえば，選挙における有権者の動向を調べる世論調査では，母集団はその選挙の全有権者であるが，その数が非常に多い場合には無限母集団とみなしてよい．母集団の平均を**母平均**，分散を**母分散**といい，それぞれ μ, σ^2 で表す．母集団が $\{x_1, x_2, \cdots, x_N\}$ のとき

$$母平均： \mu = \frac{1}{N}\sum_{i=1}^{N} x_i$$

$$母分散： \sigma^2 = \frac{1}{N}\sum_{i=1}^{N}(x_i - \mu)^2$$

母集団が正規分布に従うとき，**正規母集団**という．

[例 6.1] 母集団の例

　　　テレビの視聴率 …… 調査地区のテレビ所有の全世帯
　　　選挙動向の世論調査 …… その選挙の有権者全員
　　　製品の品質検査 …… その製品すべて　　　　　　　　　（終）

テレビの視聴率や世論調査のように母集団に含まれる要素の数が非常に多いとき，費用や時間がかかりすぎて全数調査することが難しいことが多い．また，品質検査や耐久性の検査の中には検査したものが製品としての価値がなくなり全数調査をする意味がないものや，新薬の臨床試験のように母集団が現在の患者のみならず将来の患者も含み，副作用の危険性などを考えると全数調査そのものが無理な場合がある．このようなときに，母集団から調査のために一部のデータを取り出し，それを分析することによって母集団について調査したいことがらを推測するという方法をとる．この章以降では，このような推測統計学について述べる．

§6.1 母集団と標本抽出

○ **標本抽出**

　母集団から取り出したデータを**標本**といい，取り出した標本の数を**標本の大きさ**という．標本は等しい確率でお互いに独立に取り出される必要がある．この条件を満たす標本の選び方を，**無作為抽出**という．標本の大きさが n のとき，母集団のどの n 個の組み合わせも標本に選ばれる確率が等しく，どの標本も独立に取り出されるということである．

　その方法としては乱数さいや乱数表を使うことがよく行われる．乱数さいは正 20 面体のさいころで 0～9 までの数字が 2 回ずつ書いてあるから，さいころを振ることによって 0～9 までのどの目の出る確率も等しく，何回振ってもそれぞれが独立であるから，条件を満たす．乱数表は 0 から 9 までの数字が不規則にかつどの数字も同じ確率で現れるようにならべてある数表である．また，0 から 9 までの番号をつけた球を袋に入れよくかき混ぜて，目隠しをして 1 つ取り出して番号を控え，また戻してよくかき混ぜ次の球を取り出し番号を控えるということをくり返せば，0 から 9 までの番号を等しい確率でお互いに独立に取り出すことになるから，これも無作為抽出になる．宝くじの抽選方法も無作為抽出の一例である．

　母集団が性質の異なるいくつかのグループに分かれているとき，**層別**されているという．このときには全体からの無作為抽出ではなく，それぞれのグループの割合に比例した大きさの標本を，各グループから無作為に抽出するほうが母集団のよりよい推測ができる．この抽出を**層別抽出**という．

　標本の抽出方法には，取り出したものをもとに戻して次の標本を取り出す**復元抽出**と，取り出したものはもとに戻さないで次の標本を取り出す**非復元抽出**がある．有限母集団の場合には，復元抽出は常に元の母集団と同じであるが，非復元抽出の場合には，母集団はだんだん小さくなる．無限母集団では復元抽出でも非復元抽出でも違いはない．母集団のデータの数が非常に多く，標本の大きさが相対的に非常に小さいときは，非復元抽出でも復元抽出とみなせる．

　いずれにしても，ここでは，無限母集団とみなせる母集団を考えているから，母集団の全要素に適当な方法で番号をつけて，各桁の数字を乱数さい，乱数表，コンピュータなどを用いて選び，必要な数の標本を取り出せばよい．無作為抽出により，確率の理論を適用することの妥当性が認められる．

◯ 標本平均

母集団を表す確率変数を X とすると，母平均 $E(X)=\mu$，母分散 $V(X)=\sigma^2$．母集団から無作為抽出された n 個の標本の確率変数を $X_1, X_2, \cdots, X_n$ とするとき，$X_i\ (i=1, 2, \cdots, n)$ の関数 $T(X_1, X_2, \cdots, X_n)$ を**標本統計量**という．この統計量も確率変数になり，その確率分布を**標本分布**という．代表的な標本分布には，正規分布や §6.2 で説明する χ^2 分布，t 分布，F 分布がある．

確率変数 $X_1, X_2, \cdots, X_n$ の実際の標本の値を**実現値**または**標本値**といい，小文字 $x_1, x_2, \cdots, x_n$ で表す．n 個の標本の標本平均 $\bar{X}$ を次のように定義する．

$$\bar{X} = \frac{1}{n}\sum_{i=1}^{n} X_i, \qquad 実現値 \quad \bar{x} = \frac{1}{n}\sum_{i=1}^{n} x_i \tag{6.1.1}$$

$$\begin{array}{c}
母集団\ X \\
\begin{pmatrix} 母平均 \\ E(X)=\mu \end{pmatrix} \\
\begin{pmatrix} 母分散 \\ V(X)=\sigma^2 \end{pmatrix}
\end{array}
\xrightarrow{何度も標本を取り出す}
\begin{array}{l}
X_1,\ X_2,\ \cdots,\ X_n \longrightarrow 標本平均\ \bar{X}=\frac{1}{n}\sum_{i=1}^{n} X_i \\[4pt]
\left(\begin{array}{llll}
標本\ \boxed{1} & x_{11},\ x_{12},\ \cdots,\ x_{1n} \longrightarrow \boxed{1}\ の平均\ \bar{x}_1 \\
標本\ \boxed{2} & x_{21},\ x_{22},\ \cdots,\ x_{2n} \longrightarrow \boxed{2}\ の平均\ \bar{x}_2 \\
\cdots & \cdots \\
標本\ \boxed{m} & x_{m1},\ x_{m2},\ \cdots,\ x_{mn} \longrightarrow \boxed{m}\ の平均\ \bar{x}_m \\
\cdots & \cdots
\end{array}\right)
\end{array}$$

各 $X_i\ (i=1, 2, \cdots, n)$ は，無限母集団からの無作為標本なので，母集団の確率分布と同じ分布に従う独立な確率変数である．したがって

$$E(X_1) = E(X_2) = \cdots = E(X_n) = \mu \tag{6.1.2}$$

$$V(X_1) = V(X_2) = \cdots = V(X_n) = \sigma^2 \tag{6.1.3}$$

標本平均 $\bar{X}$ も確率変数であり，その確率分布については次が成り立つ．

定理 6.1.1 [標本平均の分布]

母平均 $E(X)=\mu$，母分散 $V(X)=\sigma^2$ の無限母集団から抽出された大きさ n の標本 $X_1, X_2, \cdots, X_n$ の標本平均 $\bar{X}$ の平均と分散は

$$E(\bar{X}) = \mu, \qquad V(\bar{X}) = \frac{\sigma^2}{n}$$

証明 各 $X_i\ (i=1, 2, \cdots, n)$ は独立であるから，$(6.1.1)\sim(6.1.3)$，$(3.2.14)$，$(3.3.13)$ より

$$E(\bar{X}) = \frac{1}{n}\sum_{i=1}^{n} E(X_i) = \mu, \qquad V(\bar{X}) = \frac{1}{n^2}\sum_{i=1}^{n} V(X_i) = \frac{\sigma^2}{n} \qquad (終)$$

これは，標本の実現値を $x_1, x_2, \cdots, x_n$ とするとき，n を十分大きく取ると，$\overline{X}$ の実現値 $\bar{x}$ が母平均 μ のまわりに集まってくることを表している．したがって，標本平均 $\overline{X}$ の実現値 $\bar{x}$ を母平均の推定値と考えることができる．

とくに正規母集団 $N(\mu, \sigma^2)$ から抽出された標本 X_i $(i=1, 2, \cdots, n)$ は，互いに独立で，母集団と同じ正規分布 $N(\mu, \sigma^2)$ に従うから，定理 4.3.3 より，次が成り立つ．

定理 6.1.2 [正規母集団の標本平均の分布]

正規母集団 $N(\mu, \sigma^2)$ から抽出された大きさ n の標本の標本平均 $\overline{X}$ は，正規分布 $N\left(\mu, \dfrac{\sigma^2}{n}\right)$ に従う [図 6.1]．また，$\overline{X}$ を標準化変換した

$$Z = \frac{\overline{X} - \mu}{\dfrac{\sigma}{\sqrt{n}}} = \frac{\sqrt{n}(\overline{X} - \mu)}{\sigma} \tag{6.1.4}$$

は標準正規分布 $N(0, 1)$ に従う．

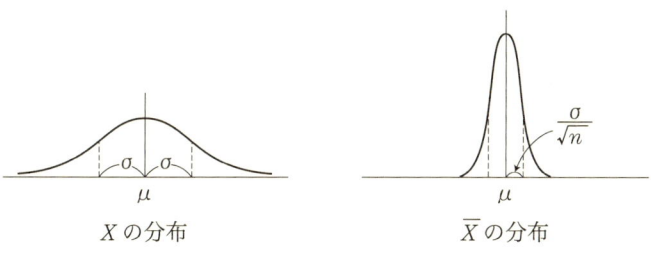

図 6.1

例題 6.1.1

A 社の電球の寿命は平均 1200 時間，標準偏差 80 時間の正規分布に従うという．このとき，無作為抽出した電球 25 個の寿命の平均が 1180 時間以下である確率を求めよ．

[解] 母集団は平均 1200 時間，標準偏差 80 時間の正規母集団 $N(1200, 80^2)$ である．定理 6.1.2 より，電球 25 個の寿命の標本平均 $\overline{X}$ は，正規分布 $N(1200, 80^2/25)$ に従う．$\overline{X}$ を標準化変換した Z は標準正規分布 $N(0, 1)$ に従うので

$$P(\overline{X} \leq 1180) = P\left(Z \leq \frac{1180-1200}{80/5}\right) = P(Z \leq -1.25)$$
$$= 0.5 - 0.39435 = 0.10565 \qquad (終)$$

問 6.1.1 平均 40，標準偏差 5 の正規母集団から大きさ 64 の標本を無作為抽出したとき，標本平均 $\overline{X}$ が次の条件を満たす確率を求めよ．

（1） $\overline{X} \geq 41$ （2） $\overline{X} > 39.5$ （3） $39 \leq \overline{X} < 40.5$

（4） $\overline{X} \leq 38.8$

――――――――――― 問題 6.1 ―――――――――――

1 次の調査の母集団をいえ．

（1） N 県知事選の候補者の支持率を調べる世論調査

（2） うつ病治療のための新薬の臨床試験

2 次の標本のとり方は無作為抽出といえるかどうか，理由を述べて答えよ．

「A 大学の学生の通学時間がどれくらいかかるのかを調べるために，門の前で適当に 20 人に聞いてそれを標本にした．」

3 母集団を，乱数さいを投げたときに出る目の数を確率変数 X とする無限母集団とする．乱数さいを n 回投げたときに出る目の数 $X_1, X_2, \cdots, X_n$ を n 個の標本と考えたとき，標本平均 $\overline{X}$ の平均と分散を求めよ．

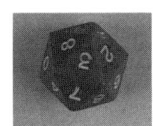

乱数さい

4 同一の母集団から取り出した大きさ n_1, n_2 の標本の平均が $\bar{x}_1, \bar{x}_2$ のとき，これを 1 組にまとめたときの平均 $\bar{x}$ を求めよ．

5 女子大生の身長が，平均 158.0 (cm)，標準偏差 4.8 の正規分布に従っているとする．この中から無作為抽出で選んだ 64 人の身長の平均が次の条件を満たす確率を求めよ．

（1） 158.0 cm より 1.2 cm 以上離れている

（2） 157.5 cm 未満である

6 正規母集団 $N(50, 16)$ から無作為抽出した 100 個の標本の標本平均 $\overline{X}$ について，次の条件を満たす a, b の値を求めよ．

（1） $P(|\overline{X}-50| \leq a) = 0.95$ （2） $P(49.6 \leq \overline{X} \leq b) = 0.84$

§6.2 標本分布

○ χ^2（カイ2乗）分布

この節では，正規母集団から無作為に抽出した標本の標本分布の中で，第7章「推定」や第8章「検定」で使われる χ^2 分布，t 分布，F 分布について説明する．

> **● χ^2（カイ2乗）分布**
>
> 確率変数 $Z_1, Z_2, \cdots, Z_\nu$ が互いに独立で，それぞれ標準正規分布 $N(0,1)$ に従うとき
> $$\chi^2 = Z_1^2 + Z_2^2 + \cdots + Z_\nu^2 \tag{6.2.1}$$
> とおく．この確率変数 χ^2 が従う確率分布を，自由度 ν の **χ^2（カイ2乗）分布**といい，χ_ν^2 で表す．

[説明] χ^2 分布は，正規母集団における分散の区間推定や検定，適合性および分割表の独立性の検定などに使われる．自由度 ν の **χ^2 分布** χ_ν^2 の確率密度関数は

$$f(x) = \frac{1}{2^{\frac{\nu}{2}} \Gamma\left(\frac{\nu}{2}\right)} x^{\frac{\nu-2}{2}} e^{-\frac{x}{2}} \quad (x>0, \ \nu=1,2,3,\cdots) \tag{6.2.2}$$

平均 $E(X)$ と分散 $V(X)$ は

$$E(X) = \nu, \qquad V(X) = 2\nu \qquad \text{[章末問題 6※]} \tag{6.2.3}$$

である．ここで，$\Gamma(\nu)$ は $\nu>0$ のときに

$$\Gamma(\nu) = \int_0^\infty x^{\nu-1} e^{-x} dx \tag{6.2.4}$$

で定義される関数で，**ガンマ関数**という．

[参考] ガンマ関数 $\Gamma(\nu)$ の性質： $\nu>0$，自然数 n に対して

$$\Gamma(\nu+1) = \nu \Gamma(\nu), \quad \Gamma(1) = 1, \quad \Gamma\left(\frac{1}{2}\right) = \sqrt{\pi}, \quad \Gamma(n+1) = n! \tag{6.2.5}$$

自由度1の χ^2 分布の確率密度関数は

$$f(x) = \frac{1}{\sqrt{2\pi}} x^{-\frac{1}{2}} e^{-\frac{x}{2}} \quad (x>0) \tag{6.2.6}$$

である[章末問題**2**]．自由度 ν の χ^2 分布 χ_ν^2 の確率密度関数が(6.2.2)で与えられることは，帰納法を用いて証明できる．

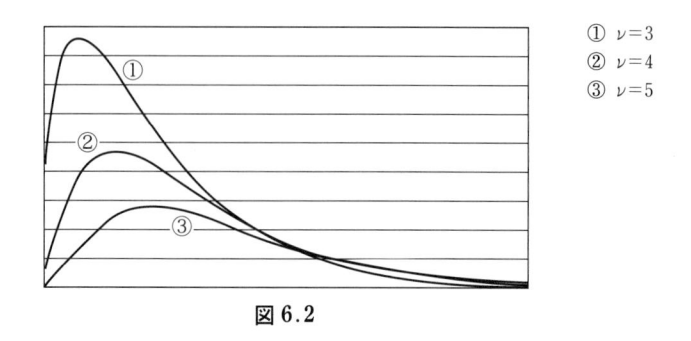

① $\nu=3$
② $\nu=4$
③ $\nu=5$

図 6.2

図 6.2 は $\nu=3,4,5$ のときの $f(x)$ のグラフである．χ^2 分布のグラフは ν の値によって変化する．自由度 ν の χ^2 分布について

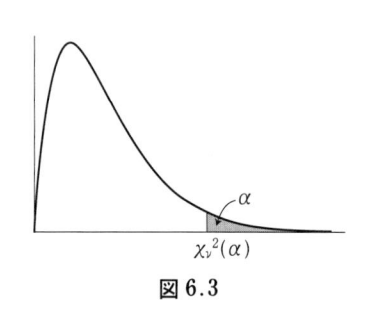

$$P(\chi_\nu^2 > a) = \alpha$$

をみたす a の値を $\chi_\nu^2(\alpha)$ で表し[図 6.3]，巻末の数表 5 はいろいろな自由度 ν と α に対する $\chi_\nu^2(\alpha)$ である． (終)

図 6.3

[EXCEL] χ^2 分布についても，数表を引くかわりに，エクセルの関数から数値を求めることもできるので，エクセルで数値を求める方法について述べる．

確率 α が与えられたとき，横軸の値 $\chi_\nu^2(\alpha)$ を求める関数として，CHIINV(確率 α，自由度 ν)がある．たとえば，図 6.4 では，自由度 5 の χ^2 分布において，面積(つまり確率)が 0.05 となるような横軸の値 $\chi_5^2(0.05)$ は 11.07048 であることがわかる．$\chi_5^2(0.05) = 11.07048$．

逆に，横軸の値から確率を求める関数としては，CHIDIST(横軸の値，自由度)がある．たとえば図 6.5 では，横軸 11 までの面積(つまり確率)が 0.05138 であることがわかる．すなわち $\chi_5^2(\alpha) = 11$ のとき，$\alpha = 0.05138$．

§6.2 標本分布 129

```
A1    =CHIINV(0.05,5)
     A
1  11.07048
```

自由度 5 のカイ 2 乗分布

ここの面積が 0.05 のとき

横軸の値が 11.07048 となる

図 6.4

```
A1    fx =CHIDIST(11,5)
     A
1   0.05138
```

自由度 5 のカイ 2 乗分布

ここの面積が 0.05138 なのである

横軸の値が 11 のとき

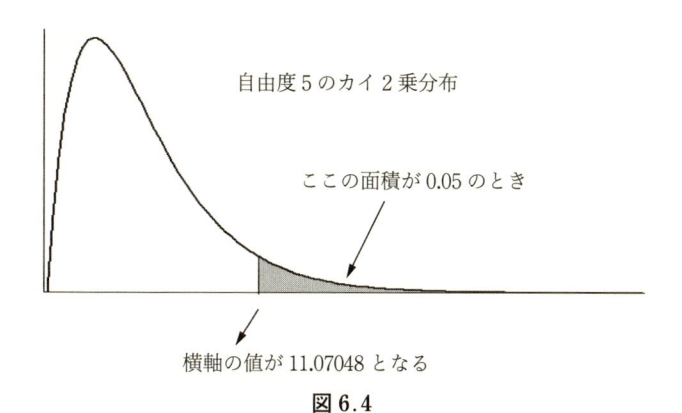

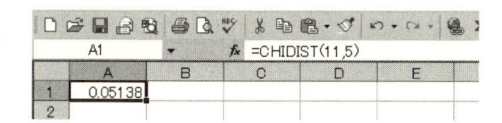

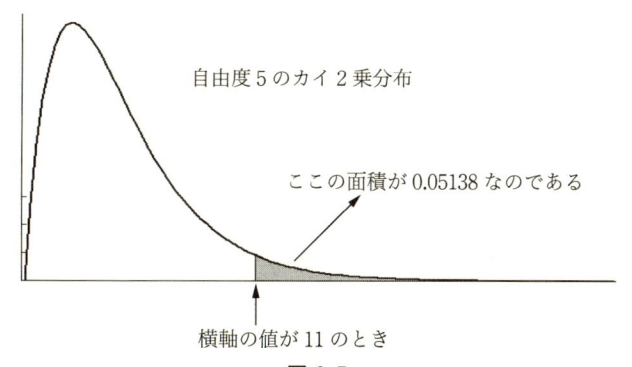

図 6.5

―― 定理 6.2.1 ―――
確率変数 $X_1, X_2, \cdots, X_n$ が互いに独立で,すべて正規分布 $N(\mu, \sigma^2)$ に従うとき,
$$\chi_n{}^2 = \sum_{k=1}^{n} \left(\frac{X_k - \mu}{\sigma} \right)^2 \tag{6.2.7}$$
は自由度 n の χ^2 分布に従う.

(証明) 確率変数 X_k $(k=1, 2, \cdots, n)$ を標準化した確率変数
$$Z_k = \frac{X_k - \mu}{\sigma}$$
は互いに独立で $N(0, 1)$ に従うから,(6.2.1) より成り立つ. (終)

―― 定理 6.2.2 [χ^2 分布の再生性] ―――
確率変数 X_1, X_2 が互いに独立で,それぞれ自由度 m, n の χ^2 分布に従うとき,$X_1 + X_2$ は自由度 $(m+n)$ の χ^2 分布に従う.

(説明) 確率変数 X_1, X_2 は,それぞれ自由度 m と n の χ^2 分布に従うので,(6.2.1) より標準正規分布 $N(0, 1)$ に従う互いに独立な確率変数 $Z_1, Z_2, \cdots, Z_m$ と $Z_{m+1}, Z_{m+2}, \cdots, Z_{m+n}$ を用いて,それぞれ
$$X_1 = Z_1^2 + Z_2^2 + \cdots + Z_m^2$$
$$X_2 = Z_{m+1}^2 + Z_{m+2}^2 + \cdots + Z_{m+n}^2$$
とかけるから,和の確率分布は
$$X_1 + X_2 = Z_1^2 + Z_2^2 + \cdots + Z_m^2 + Z_{m+1}^2 + Z_{m+2}^2 + \cdots + Z_{m+n}^2$$
したがって,自由度 $(m+n)$ の χ^2 分布に従う.
すなわち,χ^2 分布には再生性がある. (終)

○ t 分布

―― ● t 分布 ―――
確率変数 X, Y が互いに独立で,X が標準正規分布 $N(0, 1)$ に従い,Y が自由度 ν の χ^2 分布に従うとき

$$T = \frac{X}{\sqrt{\dfrac{Y}{\nu}}} \qquad (6.2.8)$$

とおく．この確率変数 T が従う確率分布を自由度 ν の **t 分布**という．

[説明] t 分布は，正規母集団の母分散が未知のとき，母平均の区間推定や検定に使われる．また，2 つの正規母集団の母分散が未知の場合でも，母分散が等しいことがわかっているとき，その母平均の差の検定などに使われる．

自由度 ν の t 分布の確率密度関数は

$$f(x) = \frac{\Gamma\left(\dfrac{\nu+1}{2}\right)}{\sqrt{\nu\pi}\,\Gamma\left(\dfrac{\nu}{2}\right)} \left(1 + \frac{x^2}{\nu}\right)^{-\frac{\nu+1}{2}} \quad (\nu \geq 1,\ -\infty < x < \infty)$$

平均 $E(X)$ と分散 $V(X)$ は，

$$E(X) = 0 \quad (\nu \geq 2), \quad V(X) = \frac{\nu}{\nu-2} \quad (\nu \geq 3)$$

t 分布のグラフ[図 6.6]は，標準正規分布によく似た左右対称のグラフであるが，両端が正規分布より厚くなっている．t 分布は自由度 ν が大きくなるほど標準正規分布に近づき，$\nu > 30$ のときは標準正規分布で近似できる．

自由度 ν の t 分布について

$$P(|T| > t) = \alpha \quad \text{すなわち} \quad P(0 \leq T \leq t) = \frac{1-\alpha}{2} \qquad (6.2.9)$$

を満たす t の値を $t_\nu\left(\dfrac{\alpha}{2}\right)$ で表し，巻末の数表 4 は，$\nu = 1 \sim 30$ の $t_\nu\left(\dfrac{\alpha}{2}\right)$ である．

[EXCEL] エクセルで数値を求める方法：

確率 α と自由度 ν が与えられたとき，横軸の値 $t_\nu\left(\dfrac{\alpha}{2}\right)$ を求める関数として，TINV(確率 α，自由度 ν) がある．たとえば，図 6.6 では自由度 10 の t 分布において，両側の面積(つまり確率)が 0.05 となるような横軸の値は $t_{10}(0.025) = 2.228139$ であることがわかる．

逆に，横軸から確率を求める関数としては，TDIST(横軸の値，自由度 ν，パラメータ) がある．このパラメータは，片側あるいは両側を指定するものである．

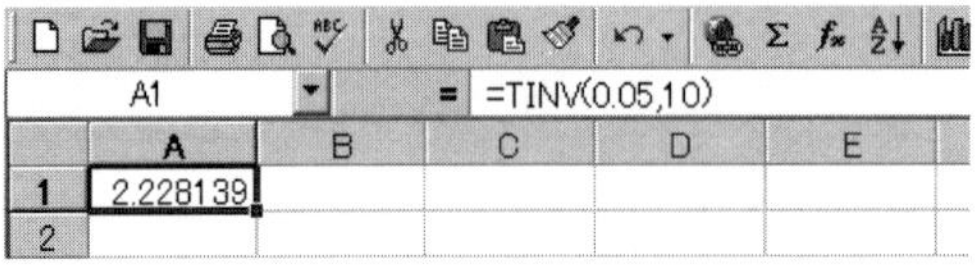

132 第6章 標本抽出

```
A1    =TINV(0.05,10)
   A        B    C    D    E
1  2.228139
2
```

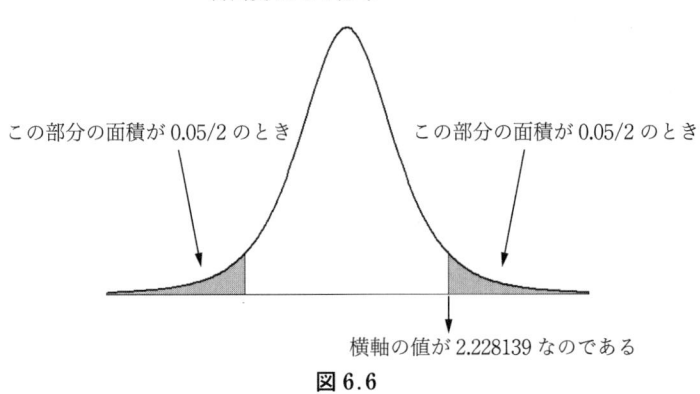

自由度 10 の t 分布

この部分の面積が 0.05/2 のとき   この部分の面積が 0.05/2 のとき

横軸の値が 2.228139 なのである

図 6.6

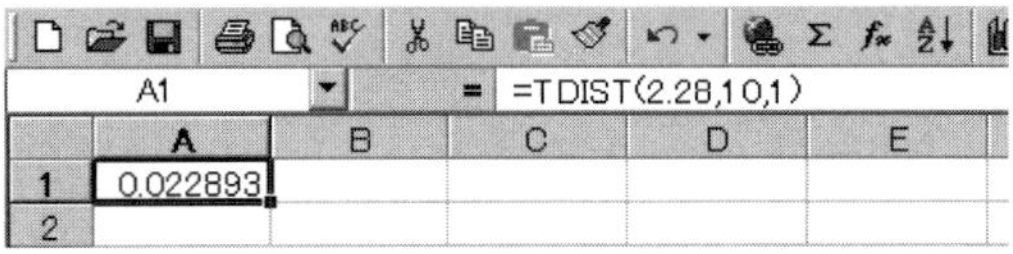

```
A1    =TDIST(2.28,10,1)
   A        B    C    D    E
1  0.022893
2
```

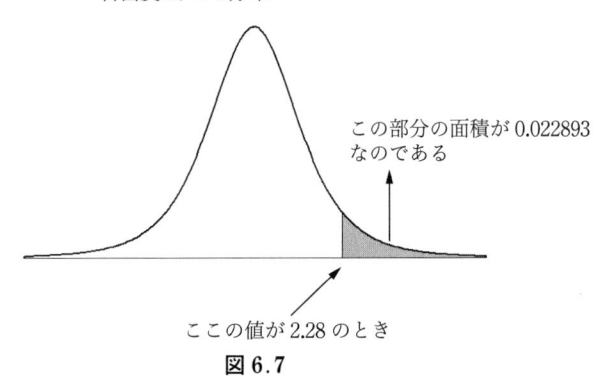

自由度 10 の t 分布

この部分の面積が 0.022893 なのである

ここの値が 2.28 のとき

図 6.7

パラメータを 1 とすると片側，2 とすると両側の確率が求まる．たとえば図 6.7 では，自由度 10 の t 分布において，(右側から) 横軸 2.28 までの面積 (つまり確率) が 0.022893 であることがわかる．

なお，図 6.7 では，パラメータを 1 としたので，片側の面積が求まっている．パラメータを 2 とすれば，図 6.7 の部分の面積と，(左側から) 横軸の値 -2.28 までの面積の和が求まる．t 分布は y 軸で対称であるから，図 6.7 の数値の 2 倍が得られることになる． (終)

○ F 分布

───● F 分布───

確率変数 X, Y が互いに独立で，それぞれ自由度 m, n の χ^2 分布に従うとき

$$F = \frac{\dfrac{X}{m}}{\dfrac{Y}{n}} \tag{6.2.10}$$

とおく．この確率変数 F が従う確率分布を自由度 (m, n) の **F 分布** といい，F_n^m で表す．

[説明] F 分布は，2 つの正規母集団における母分散の間に差があるかどうかを検定するときに使われる．F が自由度 (m, n) の F 分布に従うとき，$1/F$ は自由度 (n, m) の F 分布に従う．

自由度 (m, n) の F 分布 F_n^m の確率密度関数は

$$f(x) = \frac{\Gamma\left(\dfrac{m+n}{2}\right)}{\Gamma\left(\dfrac{m}{2}\right)\Gamma\left(\dfrac{n}{2}\right)} \left(\frac{m}{n}\right)^{\frac{m}{2}} x^{\frac{m-2}{2}} \left(1 + \frac{m}{n}x\right)^{-\frac{m+n}{2}} \quad (x > 0)$$

平均 $E(X)$ と分散 $V(X)$ は

$$E(X) = \frac{n}{n-2} \quad (n \geq 3)$$

$$V(X) = \frac{2n^2(m+n-2)}{m(n-2)^2(n-4)} \quad (n \geq 5)$$

F 分布のグラフは，m, n の値によって変化する．自由度 (m, n) の F 分布に

について
$$P(F_n{}^m > a) = \alpha$$
を満たす a を $F_n{}^m(\alpha)$ で表す．また，巻末数表 6 はいろいろな自由度についての $F_n{}^m(\alpha)$ である．図 6.8 は $m=10$，$n=5$ のときのグラフである．

[EXCEL] エクセルで数値を求める方法：

確率 α が与えられたとき，横軸の値 $F_n{}^m(\alpha)$ を求める関数として，FINV (確率 α，自由度 m，自由度 n) がある．たとえば図 6.8 では，自由度 $(10, 5)$ の F 分布において，面積 (つまり確率) が 0.05 となるような横軸の値は，
$$F_5{}^{10}(0.05) = 4.735057$$
であることがわかる．

逆に，横軸の値から確率を求める関数としては，FDIST (横軸の値，自由度 m，自由度 n) がある．たとえば図 6.9 では，横軸 4.7 までの面積 (つまり確率) が 0.050749 であることがわかる．すなわち
$$F_5{}^{10}(\alpha) = 4.7 \text{ のとき}, \quad \alpha = 0.050749$$

(終)

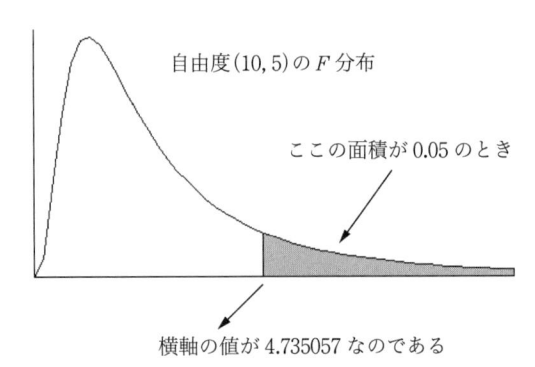

図 6.8

§6.2 標本分布　135

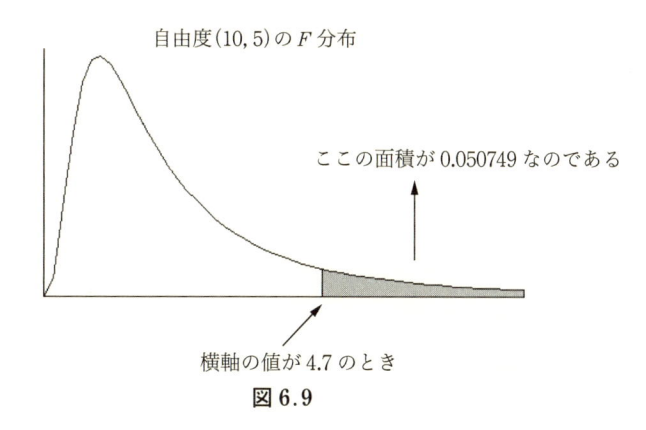

自由度(10, 5)のF分布

ここの面積が 0.050749 なのである

横軸の値が 4.7 のとき

図 6.9

―― 例題 6.2.1 ――――
　確率変数 T が自由度 ν の t 分布に従うとき，確率変数 T^2 が自由度 $(1, \nu)$ の F 分布に従うことを示せ．

[解]　確率変数 T が自由度 ν の t 分布に従うとき，(6.2.8) より X が $N(0, 1)$ に従い，Y が自由度 ν の χ^2 分布に従う互いに独立な確率変数 X, Y で

$$T = \frac{X}{\sqrt{\dfrac{Y}{\nu}}}$$

とかける．このとき確率変数 T^2 は

$$T^2 = \frac{X^2}{\dfrac{Y}{\nu}}$$

とかける．X^2 は (6.2.1) より自由度 1 の χ^2 分布に従うから，(6.2.10) より T^2 は自由度 $(1, \nu)$ の F 分布に従う．　　　　　　　　　　　　　(終)

問 6.2.1 標準正規分布, t 分布の確率変数をそれぞれ Z, T とするとき,
$$P(Z \geq 1.96) \leq P(T \geq 1.96)$$
が成り立つことを示し, t 分布のグラフの両端が標準正規分布より厚くなっていることを確かめよ (t 分布の自由度は任意).

―――――――――――――― 問題 6.2 ――――――――――――――

1 数表 5 を用いて, $P(\chi_8^2 < a) = 0.025$ となる a を求めよ.

2 数表 4 を用いて, 自由度 9 の t 分布について次の値を求めよ.
 (1) $P(|T| > a) = 0.05$ である a
 (2) $P(T > b) = 0.05$ である b
 (3) $P(|T| \leq c) = 0.99$ である c
 (4) $P(T \leq -2.262)$

3 数表 6 を用いて, 次の値を求めよ.
 (1) $P(F_{15}^{10} > a) = 0.025$ である a
 (2) $P(F_{15}^{10} < b) = 0.99$ である b

4 自由度 2 の χ^2 分布は, 平均 2 の指数分布であることを確かめよ.

❋❋❋❋❋❋❋❋❋❋❋❋ **章末問題** ❋❋❋❋❋❋❋❋❋❋❋❋

1 B社の薬ビンの重さは標準偏差は3gの正規分布に従っているという．36個の無作為標本の重さの平均と母平均との差が1g未満である確率を求めよ．

2 確率変数 Z が標準正規分布 $N(0,1)$ に従うとき，$X=Z^2$ は自由度1の χ^2 分布に従い，その確率密度関数は

$$f(x) = \frac{1}{\sqrt{2\pi}} x^{-\frac{1}{2}} e^{-\frac{x}{2}} \quad (x>0)$$

であることを示せ．

[ヒント] $X=Z^2$ の分布関数 $F(X)$ を考えて，(3.1.10)と微分積分学の性質

$$\frac{d}{dx}\int_0^{f(x)} g(t)\,dt = g(f(x))f'(x) \qquad (6.2.11)$$

を用いて，確率密度関数を求めることができる．

3 確率変数 $X_1, X_2, \cdots, X_n$ が互いに独立で，すべて正規分布 $N(\mu, \sigma^2)$ に従うとき，

$$\chi^2 = \frac{(\overline{X}-\mu)^2}{\frac{\sigma^2}{n}} \quad \left(\text{ただし，} \overline{X}=\frac{1}{n}(X_1+X_2+\cdots+X_n)\right)$$

は自由度1の χ^2 分布に従うことを示せ．

4 確率変数 X が $N(0,1)$ に従うとき，$P\left(|X|>z\left(\frac{\alpha}{2}\right)\right)=\alpha$ である $z\left(\frac{\alpha}{2}\right)$ と，$P(X^2>\chi_1^2(\alpha))=\alpha$ となる $\chi_1^2(\alpha)$ の関係を求めよ．

5 自由度 (m,n) の F 分布と自由度 (n,m) の F 分布について
 (1) $F_m^n(1-\alpha) = 1/F_n^m(\alpha)$ が成り立つことを示せ．
 (2) $P(F_{15}^{10}<b)=0.025$ である b，$P(F_{15}^{10}>c)=0.99$ である c を求めよ．

6※ 確率変数 X が自由度 ν の χ^2 分布に従うとき，
 (1) X のモーメント母関数を求めよ．
 (2) 平均 $E(X)=\nu$，分散 $V(X)=2\nu$ であることを示せ．

本書は統計の入門書なので，エクセルの使用も基本的な操作にとどめてある．ここでは，本書ではふれられなかった統計計算のソフトなどについて紹介しておく．

　まず，エクセルには，平均，分散から各種の確率分布の計算まで，統計関係の関数が豊富に用意されている．これらの関数を組み合わせ，グラフを使えば，エクセルで〈手作り〉の統計処理が可能である．さらに，〈自動的な〉統計処理としては，分析ツールというものもある．これを使えば，基本統計量，回帰分析，分散分析などなど，かなり高度な統計分析が，ほとんど自動的に可能である．分析ツールの説明は，エクセルのヘルプに入っている．

　また，統計専用のソフトも多数販売されている．メディカルやコ・メディカル関係でよく使われる統計ソフトとしては，SPSS，SAS などがある．

　SPSS は，最初，スタンフォード大学で，社会科学関係の統計分析用に開発されたものであるが，それから拡張を重ね，現在では，汎用の統計ソフトとして，いろいろな分野で普及している．

　SAS は，ノースカロライナ州立大学で開発された統計解析のソフトが原型で，その後，1976 年に，SAS Institute Inc. という会社が設立され，それ以降，多くの分野で普及している．

　いずれもプロユースのもので，統計関係の機能はすべてそろっている．そして，値段も相応に高価である．自分の属する学校，検査室などに備え付けてあるものを使えばよい．だが，本格的に統計に取り組む者ならば，(エクセルの次として)プロユースの統計ソフトを1つは購入しておくべきであろう．

第 7 章

推　　定

◯ 点推定
(a) 不偏性： $E(\hat{\theta}) = \theta$
(b) 有効性： $E(\hat{\theta}_1) = E(\hat{\theta}_2) = \theta$ かつ $V(\hat{\theta}_1) < V(\hat{\theta}_2)$ のとき
　　　　　　$\hat{\theta}_1$ は $\hat{\theta}_2$ より有効
(c) 一致性： n を大きくすれば $\hat{\theta}$ が θ に近づく確率がほぼ1になる．

不偏標本分散： $S^2 = \dfrac{1}{n-1} \sum_{i=1}^{n} (X_i - \bar{X})^2, \quad E(S^2) = \sigma^2$

◯ 区間推定

母平均の推定（母分散が既知）： $\bar{X} - z\left(\dfrac{\alpha}{2}\right)\dfrac{\sigma}{\sqrt{n}} \leq \mu \leq \bar{X} + z\left(\dfrac{\alpha}{2}\right)\dfrac{\sigma}{\sqrt{n}}$

母平均の推定（母分散が未知）： $\bar{X} - t_{n-1}\left(\dfrac{\alpha}{2}\right)\dfrac{S}{\sqrt{n}} \leq \mu \leq \bar{X} + t_{n-1}\left(\dfrac{\alpha}{2}\right)\dfrac{S}{\sqrt{n}}$

母比率 p の推定（標本数 n が十分大きいとき）：
$$\hat{p} - z\left(\dfrac{\alpha}{2}\right)\sqrt{\dfrac{\hat{p}\hat{q}}{n}} < p < \hat{p} + z\left(\dfrac{\alpha}{2}\right)\sqrt{\dfrac{\hat{p}\hat{q}}{n}}$$

推定値の誤差が ε を超えない確率を $1-\alpha$ にするための標本の大きさ n は
$$n \leq \dfrac{z(\alpha/2)^2}{4\varepsilon^2}$$

p, q をその推定値である $\hat{p}, \hat{q}$ で代用できるときには， $n = \dfrac{z(\alpha/2)^2 \hat{p}\hat{q}}{\varepsilon^2}$

母分散 σ^2 の推定（母平均 μ が未知）： $\dfrac{(n-1)S^2}{\chi_{n-1}^{2}\left(\dfrac{\alpha}{2}\right)} < \sigma^2 < \dfrac{(n-1)S^2}{\chi_{n-1}^{2}\left(1-\dfrac{\alpha}{2}\right)}$

§7.1 点推定と区間推定

○ 母　数

2項分布 $B(n, p)$ は試行回数 n と確率 p で，正規分布 $N(\mu, \sigma^2)$ は平均 μ と分散 σ^2 で特徴づけられ，ポアソン分布 $Po(\mu)$ は平均 μ で特徴づけられる．また，母平均 μ と母分散 σ^2 が正規母集団を特徴づけている．一般に，母平均や母分散のように母集団を特徴づけている値を，**母数**または**母集団パラメータ**といい，θ で表す．正規母集団では，母数 μ と σ^2 の両方の値がわかれば，母集団の確率法則はすべて決まるが，そのどちらかまたは両方がわからないことが多い．母数の値がわからないとき，**未知母数**といい，未知母数を推定するために用いられる統計量 $\hat{\theta} = \hat{\theta}(X_1, X_2, \cdots, X_n)$ を**推定量**(確率変数)という．推定量の具体的な値を**推定値**(実現値)という．標本平均 $\bar{X}$ は母平均の推定量である．

○ 点 推 定

母集団の未知母数 θ を標本の実現値 $x_1, x_2, \cdots, x_n$ から推定する方法を考える．未知母数 θ を推定するために推定量 $\hat{\theta} = \hat{\theta}(X_1, X_2, \cdots, X_n)$ の具体的な値 $\hat{\theta}(x_1, x_2, \cdots, x_n)$ で推定することを**点推定**という．また，θ が，ある確率で $\hat{\theta}_1$ と $\hat{\theta}_2$ の間にあるという推定方法を**区間推定**という．点推定については次の3つの性質を特に注意する．

●点推定

(a) **不偏性**：$\hat{\theta}$ の平均(期待値)が θ である推定量を**不偏推定量**という．
$$E(\hat{\theta}) = \theta$$

(b) **有効性**：2つの不偏推定量 $\hat{\theta}_1, \hat{\theta}_2$ の分散が小さいほうが**有効**である．
　　$E(\hat{\theta}_1) = E(\hat{\theta}_2) = \theta$ かつ $V(\hat{\theta}_1) < V(\hat{\theta}_2)$ のとき，$\hat{\theta}_1$ は $\hat{\theta}_2$ より有効．
　　分散が最小になる不偏推定量があれば，それを**有効推定量**という．

> (c) **一致性**： nを大きくすれば$\hat{\theta}$がθに近づく確率がほぼ1になる．
> どんな小さな$\varepsilon>0$に対しても
> $$P(|\hat{\theta}-\theta|<\varepsilon) \longrightarrow 1 \quad (n\to\infty)$$
> この性質をもつ推定量$\hat{\theta}$を**一致推定量**という．

説明 （a） $\hat{\theta}$の確率分布の中心的値である平均が未知母数θになるから，$\hat{\theta}$はθに対して偏(かたよ)った値をとらないという意味で不偏推定量という．定理6.1.1より標本平均$\bar{X}$は母平均μの不偏推定量である．それに対して母分散σ^2の不偏推定量は標本と標本平均の偏差の2乗の和をnで割った式$\tilde{S}^2$ではなく$(n-1)$で割った式S^2になる[定理7.1.1]．

$$\tilde{S}^2 = \frac{1}{n}\sum_{i=1}^{n}(X_i-\bar{X})^2 \qquad \tilde{s}^2 = \frac{1}{n}\sum_{i=1}^{n}(x_i-\bar{x})^2$$

$$S^2 = \frac{1}{n-1}\sum_{i=1}^{n}(X_i-\bar{X})^2 \qquad s^2 = \frac{1}{n-1}\sum_{i=1}^{n}(x_i-\bar{x})^2$$

$\tilde{S}^2$もS^2も標本の散らばり度合いを表す標本分散であるが，S^2には不偏性があるのでS^2を**不偏標本分散**，または単に**不偏分散**という．また，S^2はσ^2の不偏推定量であるが，その正の平方根

$$S = \sqrt{\frac{1}{n-1}\sum_{i=1}^{n}(X_i-\bar{X})^2} \qquad s = \sqrt{\frac{1}{n-1}\sum_{i=1}^{n}(x_i-\bar{x})^2} \qquad (7.1.1)$$

は母標準偏差σの不偏推定量ではない[章末問題 **6**]．

（b） 標本平均$\bar{X}$は最も有効な推定量であることが知られている．すなわち，$\bar{X}$は母平均μの有効推定量である．

（c） 定理6.1.1から標本平均$\bar{X}$が母平均μの一致推定量であることがわかる．これは，チェビシェフの不等式を用いて証明することもできる[章末問題 **2**]．また，S^2も$\tilde{S}^2$も母分散σ^2の一致推定量である． （終）

◯ 不偏標本分散

不偏標本分散S^2は，定理1.2.2の証明より次の形に変形できる．

$$S^2 = \frac{1}{n-1}\sum_{i=1}^{n}(X_i-\bar{X})^2 = \frac{1}{n-1}\left(\sum_{i=1}^{n}X_i^2 - n\bar{X}^2\right) \qquad (7.1.2)$$

定理 7.1.1 ［不偏標本分散］

S^2 は母分散 σ^2 の不偏推定量である．すなわち
$$E(S^2) = \sigma^2$$

証明 $E(S^2) = E\left[\dfrac{1}{n-1}\left(\sum\limits_{i=1}^{n} X_i^2 - n\overline{X}^2\right)\right] = \dfrac{1}{n-1}\left\{\sum\limits_{i=1}^{n} E(X_i^2) - nE(\overline{X}^2)\right\}$

$\sigma^2 = E(X_i^2) - E(X_i)^2$, $V(\overline{X}) = \dfrac{\sigma^2}{n} = E(\overline{X}^2) - E(\overline{X})^2$, $E(X_i) = E(\overline{X}) = \mu$

を代入して

$$E(S^2) = \dfrac{1}{n-1}\left\{n\sigma^2 + n\mu^2 - n\left(\dfrac{\sigma^2}{n} + \mu^2\right)\right\} = \sigma^2 \qquad (終)$$

$\widetilde{S}^2 = \dfrac{1}{n}\sum\limits_{i=1}^{n}(X_i - \overline{X})^2$ は σ^2 の不偏推定量ではない $\left[E(\widetilde{S}^2) = \dfrac{n-1}{n}\sigma^2\right]$.

$\widetilde{S}^2$ と S^2 はどちらも標本から計算される分散であるから，不偏標本分散 S^2 を単に標本分散としている本もあるので，<u>n で割っているか，$(n-1)$ で割っているかを確認</u>する必要がある．

○ 区間推定

母集団の未知母数 θ が，$\hat{\theta}_1$ と $\hat{\theta}_2$ の間にある確率が $1-\alpha$ のとき
$$P(\hat{\theta}_1 \leqq \theta \leqq \hat{\theta}_2) = 1-\alpha$$
とかき，この区間 $[\hat{\theta}_1, \hat{\theta}_2]$ を**信頼区間**といい，このとき θ がその区間内にある確率 $1-\alpha$ を**信頼係数**または**信頼度**という．信頼度 $100(1-\alpha)$ ％ の信頼区間ということもある．主に 95 ％ $(\alpha=0.05)$ と 99 ％ $(\alpha=0.01)$ の信頼区間を求める．この章以降では特に断らない限り，正規母集団を考える．

○ 自由度

統計における自由度は，互いに独立な変数の個数を表し，自由に動くことのできる変数の個数である．たとえば，確率変数 X_i $(i=1, 2, \cdots, n)$ は，すべて独立で，どの X_i $(i=1, 2, \cdots, n)$ も自由に動くことができ，自由度は n である．それに対し，平均 $\overline{X}$ との偏差 $(X_i - \overline{X})$ $(i=1, 2, \cdots, n)$ は，$(n-1)$ 個の変数は自由に動くことができるが，(1.2.8)より

$$(X_1-\bar{X})+(X_2-\bar{X})+\cdots+(X_n-\bar{X})=0$$

であるから，残りの 1 個は自動的に決まるので自由度は $(n-1)$ である．したがって母平均の不偏推定量は，n で割った式 $\bar{X}=\dfrac{1}{n}\sum_{i=1}^{n} X_i$ になり，母分散の不偏推定量は，n ではなく $(n-1)$ で割った式 $S^2=\dfrac{1}{n-1}\sum_{i=1}^{n}(X_i-\bar{X})^2$ になる．

例題 7.1.1

品質検査のために製品 10 個を無作為抽出して，長さを測定し，次のデータを得た．標本平均 $\bar{x}$ と不偏分散 S^2 を求めよ．

3.12　3.22　3.18　3.24　3.19　3.17　3.22　3.19　3.25　3.20

[解]　$\bar{x}=3.198$,　$s^2=0.001418$　$[(7.1.2)]$　　　　　　　　　　（終）

問 7.1.1　A 社の缶入りトマトジュース 9 個を無作為抽出して，ビタミン C の含有量を調べ，次のデータを得た．標本平均 $\bar{x}$ と不偏分散 s^2 を求めよ．

18　21　23　19　15　29　22　16　25

―――――――― **問題 7.1** ――――――――

[1]　好酸球数はアレルギー児の末梢血中に増加することが知られている．次のデータは，無作為に選んだ健康な児童 10 人と喘息の児童 10 人の好酸球数である．それぞれの標本平均 $\bar{x}$ と不偏分散 s^2 を求めよ．

健康な児童：　2.5　0.3　4.0　1.2　3.8　3.3　1.5　2.8　0.1　1.6
喘息の児童：　6.0　7.9　8.7　6.0　7.5　7.6　6.3　8.9　7.2　8.5

[2]　11 匹の実験動物を 2 週間特別な餌で飼育した結果，次のような体重増加のデータが得られた．このデータの標本平均 $\bar{x}$ と不偏分散 s^2 を求めよ．

15.2　11.8　14.3　16.9　20.4　17.1　13.8　15.0　16.3　12.5　14.9

[3]　10 人の不眠症の患者に睡眠薬を用いて，睡眠時間がどれだけ増加したか調べたら次のデータが得られた．睡眠薬 A と B の標本平均 $\bar{x}$ と不偏分散 s^2

を求めよ.

睡眠薬A： 0.7　3.4　2.0　0.8　3.7　−1.6　−0.2　−1.0　−1.2　0
睡眠薬B： 1.9　4.4　3.4　1.6　5.5　0.8　1.1　−0.1　0.1　4.6

4 母集団から大きさ m, n の2つの独立な標本をとり，その不偏分散をそれぞれ S_1^2, S_2^2 とするとき，

$$S^2 = \frac{(m-1)S_1^2 + (n-1)S_2^2}{m+n-2}$$

は母分散 σ^2 の不偏推定量であることを示せ.

§7.2　母平均の区間推定

◯ 母分散が既知の場合

　母平均は，母分散の値が知られているときは正規分布で，知られていないときは t 分布を用いて推定する．正規母集団では，定理 6.1.2 より X を標準化変換した Z は標準正規分布 $N(0,1)$ に従うから

$$P(0 \leq Z \leq z) = \frac{1-\alpha}{2} \tag{7.2.1}$$

を満たす z を $z\left(\dfrac{\alpha}{2}\right)$ [図 7.1] とかくとき，次のように区間推定できる．

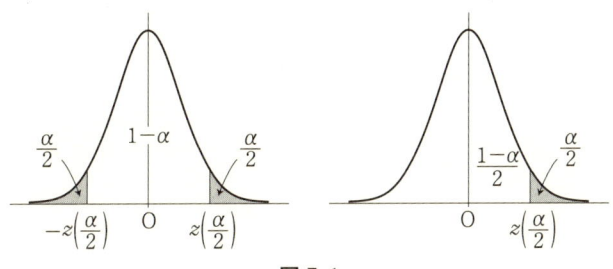

図 7.1

定理 7.2.1

　正規母集団 $N(\mu, \sigma^2)$ から抽出された大きさ n の標本の標本平均を $\bar{X}$ とすると，母平均 μ は信頼係数 $1-\alpha$ で次の区間内にある．

$$\bar{X} - z\left(\frac{\alpha}{2}\right)\frac{\sigma}{\sqrt{n}} \leq \mu \leq \bar{X} + z\left(\frac{\alpha}{2}\right)\frac{\sigma}{\sqrt{n}} \tag{7.2.2}$$

とくに，$\alpha = 0.05$ のとき　$\bar{X} - 1.96\dfrac{\sigma}{\sqrt{n}} \leq \mu \leq \bar{X} + 1.96\dfrac{\sigma}{\sqrt{n}}$ 　(7.2.3)

$\alpha = 0.01$ のとき　$\bar{X} - 2.58\dfrac{\sigma}{\sqrt{n}} \leq \mu \leq \bar{X} + 2.58\dfrac{\sigma}{\sqrt{n}}$ 　(7.2.4)

[証明]　(7.2.1) より

$$P\left(0 \leq Z \leq z\left(\frac{\alpha}{2}\right)\right) = \frac{1-\alpha}{2}$$

標準正規分布は y 軸対称なので

$$P\left(-z\left(\frac{\alpha}{2}\right) \leq Z \leq z\left(\frac{\alpha}{2}\right)\right) = 1-\alpha$$

(6.1.4)を代入して

$$P\left(-z\left(\frac{\alpha}{2}\right) \leq \frac{\sqrt{n}(\overline{X}-\mu)}{\sigma} \leq z\left(\frac{\alpha}{2}\right)\right) = 1-\alpha$$

$$P\left(-z\left(\frac{\alpha}{2}\right)\frac{\sigma}{\sqrt{n}} \leq \overline{X}-\mu \leq z\left(\frac{\alpha}{2}\right)\frac{\sigma}{\sqrt{n}}\right) = 1-\alpha$$

$$P\left(\overline{X}-z\left(\frac{\alpha}{2}\right)\frac{\sigma}{\sqrt{n}} \leq \mu \leq \overline{X}+z\left(\frac{\alpha}{2}\right)\frac{\sigma}{\sqrt{n}}\right) = 1-\alpha$$

したがって，母平均 μ は信頼係数 $1-\alpha$ で(7.2.2)の区間内にある．また，$\alpha = 0.05$ のとき $z\left(\frac{\alpha}{2}\right) = 1.96$ ［例題 4.2.1(5)］，$\alpha = 0.01$ のとき $z\left(\frac{\alpha}{2}\right) = 2.58$ なので(7.2.3)，(7.2.4)が成り立つ． (終)

―― 例題 **7.2.1** ――

内容総量が 220g の健康ドリンクを製造している A 社では，製造後製品の品質検査を行っている．過去の経験からその製造ラインの各ドリンクのナトリウム含有量は，ほぼ正規分布に従っていることと，その標準偏差は $\sigma = 35$ であることがわかっている．そのラインから 25 個の無作為標本をとって検査したら，標本の平均ナトリウム含有量は，980 mg であった．

（1） この標本から，製造ラインの各ドリンクのナトリウム含有量の平均 μ の 95％ 信頼区間を求めよ．

（2） 0.95 の確率で推定値の誤差 $(\bar{x}-\mu)$ を 10 mg 以下にするためには，標本の大きさをどれだけにすればよいかを求めよ．

[解] （1） 95％ 信頼区間を求めるから，$\alpha = 0.05$, $\bar{x} = 980$, $\sigma = 35$, $n = 25$ を(7.2.3)に代入して

$$980 - 1.96 \cdot \frac{35}{\sqrt{25}} \leq \mu \leq 980 + 1.96 \cdot \frac{35}{\sqrt{25}}$$

計算して小数第 2 位まで求めると $966.28 \leq \mu \leq 993.72$ (mg)

（2） $P(|\bar{x}-\mu| \leq 10) = 0.95$ だから $1.96 \cdot \frac{\sigma}{\sqrt{n}} \leq 10$

$\sigma=35$ なので，$\sqrt{n} \geqq 6.86$　ゆえに　$n \geqq (6.86)^2 = 47.0596$
したがって，47 個以上にすればよい． (終)

問 7.2.1 B 社で製造した内容総量 400 g の朝鮮人参入り薬用酒を製造ラインから無作為に 16 個取り出して，固形量を測定したら平均は 215 g であった．過去の経験からその製造ラインの薬用酒の固形量はほぼ正規分布に従っており，標準偏差は $\sigma = 20$ g であることがわかっている．
（1）この標本から，朝鮮人参入り薬用酒の固形量の平均 μ の 95％信頼区間を求めよ．
（2）0.95 の確率で推定値の誤差を 6 g 以下にするためには，標本の大きさをどれだけにすればよいかを求めよ．

○ 母分散が未知の場合

母分散が未知のときは，σ を含む(7.2.2)は母平均の推定に使えないから，t 分布を使う．定理 6.2.1 の μ を $\bar{X}$ にすると，次の定理が成り立つ．

定理 7.2.2

正規母集団 $N(\mu, \sigma^2)$ の n 個の標本を $X_1, X_2, \cdots, X_n$ とするとき
$$\sum_{i=1}^{n}\left(\frac{X_k - \bar{X}}{\sigma}\right)^2 = \frac{(n-1)S^2}{\sigma^2} \quad (7.2.5)$$
は自由度 $n-1$ の χ^2 分布に従う．

(説明) 証明は難しいので省略する．定理 6.2.1 の μ が $\bar{X}$ に代わった式であるが，不偏分散のときと同様に，$(X_k - \bar{X})$ $(k=1, 2, \cdots, n)$ の自由度が $n-1$ であるから，χ^2 分布の自由度も $n-1$ になる． (終)

$Z = \dfrac{\bar{X} - \mu}{\sigma/\sqrt{n}}$ は標準正規分布 $N(0, 1)$ に従い，定理 7.2.2 より $\dfrac{(n-1)S^2}{\sigma^2}$ は自由度 $n-1$ の χ^2 分布に従うので，(6.2.8)より

$$T = \frac{\dfrac{\bar{X}-\mu}{\sigma/\sqrt{n}}}{\sqrt{\dfrac{(n-1)S^2}{\sigma^2} \bigg/ (n-1)}} = \frac{\bar{X} - \mu}{\dfrac{S}{\sqrt{n}}} \quad (7.2.6)$$

は，自由度 $n-1$ の t 分布に従う．ここで

$$P(0 \leq T \leq t) = \frac{1-\alpha}{2} \tag{7.2.7}$$

を満たす t を $t_{n-1}\left(\dfrac{\alpha}{2}\right)$ [図 6.6] とかくとき，次のように区間推定できる．

定理 7.2.3 [母分散 σ^2 が未知の場合]

正規母集団 $N(\mu, \sigma^2)$ から抽出された大きさ n の標本の標本平均を $\overline{X}$ とすると，母平均 μ は信頼係数 $1-\alpha$ で次の区間内にある．

$$\overline{X} - t_{n-1}\left(\frac{\alpha}{2}\right)\frac{S}{\sqrt{n}} \leq \mu \leq \overline{X} + t_{n-1}\left(\frac{\alpha}{2}\right)\frac{S}{\sqrt{n}} \tag{7.2.8}$$

$$\text{ただし，} S = \sqrt{\frac{1}{n-1}\sum_{i=1}^{n}(X_i - \overline{X})^2}$$

証明 (7.2.6) を (7.2.7) に代入して

$$P\left(0 \leq \frac{\overline{X}-\mu}{S/\sqrt{n}} \leq t_{n-1}\left(\frac{\alpha}{2}\right)\right) = \frac{1-\alpha}{2}$$

t 分布も y 軸対称なので

$$P\left(-t_{n-1}\left(\frac{\alpha}{2}\right) \leq \frac{\sqrt{n}(\overline{X}-\mu)}{S} \leq t_{n-1}\left(\frac{\alpha}{2}\right)\right) = 1-\alpha$$

したがって

$$P\left(\overline{X} - t_{n-1}\left(\frac{\alpha}{2}\right)\frac{S}{\sqrt{n}} \leq \mu \leq \overline{X} + t_{n-1}\left(\frac{\alpha}{2}\right)\frac{S}{\sqrt{n}}\right) = 1-\alpha \qquad \text{(終)}$$

母分散が未知でも，標本数 n が十分大きいときは，s^2 を母分散 σ^2 のかわりに用いることができる．そのときは，(7.2.2) の σ に s を代入して母平均 μ の区間推定をする．この方法を **大標本法** という．

例題 7.2.2

無作為抽出した女子 16 人の血液中の赤血球数（万）を測ったところ，次のような結果を得た．一般女子の赤血球数の平均値の 95％ 信頼区間を求めよ．

```
424  380  490  500  390  453  460  482
467  438  421  398  489  410  406  492
```

[解] $\bar{x}=443.75$, $s=40.4829$, $t_{16-1}(0.025)=t_{15}(0.025)=2.131$ を $(7.2.8)$ に代入して計算して小数第 2 位まで求めると
$$422.18 \leqq \mu \leqq 465.32 \qquad (終)$$

問 7.2.2 A 工場で製造している同一種類の包帯 20 個の無作為標本を取り出してその重さを測ったところ, 次のような結果を得た. この包帯の平均重量の 95％信頼区間を求めよ.

   200 201 200 196 201 198 200 199 201 201
   204 200 198 199 200 203 198 197 200 202

──── 問題 7.2 ────

1 ある製品の強度を調べるのに, 20 個の製品を無作為に抽出し強度試験をしたら, 平均 356.8 kg であった. この製品の強度は標準偏差 5.0 kg の正規分布に従っているとする.
 （1）平均強度の 95％信頼区間を求めよ.
 （2）0.95 の確率で, 推定値の誤差を 1.5 kg 以下にするために必要な標本の大きさを求めよ.

2 例題 7.1.1 の製品の長さの平均値の 95％信頼区間を求めよ.

3 問 7.1.1 の缶入りトマトジュースのビタミン C の含有量の平均 μ の 95％信頼区間を求めよ.

4 問題 7.1 **2** のデータが無作為標本のとき, 平均 μ の 95％信頼区間を求めよ.

5 問題 7.1 **3** の睡眠薬 A, B による睡眠増加時間の平均 μ の 95％信頼区間を求めよ.

6 私立 A 校で, 学生の基礎学力を調べるために, 無作為に 100 人選びテストを行ったところ, $\bar{x}=76.3$, $s=5.6$ が得られた. このデータをもとに, この学校における基礎学力テストの平均点の 95％信頼区間を求めよ.

§7.3 母比率と母分散の推定

○ 母比率の推定

2項分布において，n 回の試行を行ったときに，ある事象が起こる回数 X $(=x)$ よりもその事象の起こる比率(割合) $\hat{p}\left(=\dfrac{x}{n}\right)$ を考えたほうがよいときがある．たとえば視聴率，合格率，支持率，事故や不良品の発生率なども，2項分布をする母集団(**2項母集団**という)における比率と考えられる．このとき，2項母集団におけるその事象の確率 p (母集団における比率)を**母比率**という．2項分布は n が十分大きいとき，定理 4.3.5 より，X を標準化した

$$Z = \dfrac{X-np}{\sqrt{npq}} \quad (\text{ただし，} q=1-p)$$

は標準正規分布 $N(0,1)$ に従っているとみなせる．この分母，分子を n で割り，その事象の起こる比率を $\hat{p}$ (**標本比率**という)とおくと

$$Z = \dfrac{\hat{p}-p}{\sqrt{\dfrac{pq}{n}}} \tag{7.3.1}$$

すなわち，n が十分大きいならば，この Z も $N(0,1)$ に従っているとみなせるので，母比率 p の推定を次のようにすることができる．

定理 7.3.1 [母比率の推定]

標本数 n が十分大きいとき，母比率 p は信頼係数 $1-\alpha$ で次の区間内にある．

$$\hat{p} - z\left(\dfrac{\alpha}{2}\right)\sqrt{\dfrac{\hat{p}\hat{q}}{n}} < p < \hat{p} + z\left(\dfrac{\alpha}{2}\right)\sqrt{\dfrac{\hat{p}\hat{q}}{n}} \tag{7.3.2}$$

推定値の誤差が ε を超えない確率を $1-\alpha$ にするための標本の大きさ n は

$$n \leqq \dfrac{z(\alpha/2)^2}{4\varepsilon^2} \tag{7.3.3}$$

p, q をその推定値である $\hat{p}, \hat{q}$ で代用できるときには

$$n = \dfrac{z(\alpha/2)^2 \hat{p}\hat{q}}{\varepsilon^2} \tag{7.3.4}$$

[証明] (7.3.1) より
$$P\left(-z\left(\frac{\alpha}{2}\right)<\frac{\hat{p}-p}{\sqrt{pq/n}}<z\left(\frac{\alpha}{2}\right)\right)=1-\alpha$$
$$P\left(\hat{p}-z\left(\frac{\alpha}{2}\right)\sqrt{\frac{pq}{n}}<p<\hat{p}+z\left(\frac{\alpha}{2}\right)\sqrt{\frac{pq}{n}}\right)=1-\alpha$$

n が十分大きいので $\sqrt{\frac{pq}{n}}$ の p, q をその推定値である $\hat{p}, \hat{q}$ で代用してよいから，母比率 p は信頼係数 $1-\alpha$ で次の区間内にある．

$$\hat{p}-z\left(\frac{\alpha}{2}\right)\sqrt{\frac{\hat{p}\hat{q}}{n}}<p<\hat{p}+z\left(\frac{\alpha}{2}\right)\sqrt{\frac{\hat{p}\hat{q}}{n}}$$

推定値の誤差が ε を超えない確率を $1-\alpha$ にするための標本の大きさ n は
$$z\left(\frac{\alpha}{2}\right)\sqrt{\frac{pq}{n}}=\varepsilon \tag{7.3.5}$$

一方，$pq=p(1-p)=\frac{1}{4}-\left(p-\frac{1}{2}\right)^2\leqq\frac{1}{4}$ であるから，(7.3.5)に代入して
$$\varepsilon=z\left(\frac{\alpha}{2}\right)\sqrt{\frac{pq}{n}}\leqq\frac{z(\alpha/2)}{2\sqrt{n}}$$

したがって
$$n\leqq\frac{z(\alpha/2)^2}{4\varepsilon^2}$$

とくに，(7.3.5) の p, q をその推定値である $\hat{p}, \hat{q}$ で代用できるときには
$$n=\frac{z(\alpha/2)^2\hat{p}\hat{q}}{\varepsilon^2} \qquad\qquad (終)$$

例題 7.3.1

ある都市で成人男子の喫煙率 p の推定をしたいので 300 人を無作為抽出し調査した．1 日平均 1 箱以上タバコを吸う喫煙者はそのうち 27 人いた．
（1） 喫煙率 p の 95 ％ の信頼区間を求めよ．
（2） 推定値の誤差が 0.01 以下である確率を 0.95 にするために必要な標本の大きさを求めよ．

[解] （1） $n=300$ は十分大きいので(7.3.2)が使える．$x=27$ より
$$\hat{p}=0.09, \qquad \hat{q}=1-0.09=0.91$$

95％の信頼区間は $\alpha=0.05$ のときだから，$z\left(\dfrac{\alpha}{2}\right)=1.96$

$$0.09-1.96\sqrt{\dfrac{0.09\times 0.91}{300}}<p<0.09+1.96\sqrt{\dfrac{0.09\times 0.91}{300}}$$

これを計算して小数第3位まで求めると

$$0.058<p<0.122$$

（2） p, q をその推定値である $\hat{p}, \hat{q}$ で代用できるので(7.3.4)より

$$n=\dfrac{1.96^2\times 0.09\times 0.91}{0.01^2}=3146.3$$

したがって，3146人の標本が必要である．　　　　　　　　　　（終）

問 7.3.1 あるテレビの視聴率調査では，無作為に選んだ1500の家庭を採用している．

（1）　A番組を，264世帯が視聴しているとき，視聴率の95％信頼区間を求めよ．

（2）　視聴率が20％以下であることが予想されるとき，推定値の誤差が 0.01 以下である確率を 0.95 にするために必要な標本の大きさを求めよ．

❍ 母分散の推定

母平均 μ が未知の場合，定理7.2.2の(7.2.5)より $\dfrac{(n-1)S^2}{\sigma^2}$ は自由度 $n-1$ の χ^2 分布に従うから，図7.2 より

$$P\left(\chi_{n-1}^{2}\left(1-\dfrac{\alpha}{2}\right)<\dfrac{(n-1)S^2}{\sigma^2}<\chi_{n-1}^{2}\left(\dfrac{\alpha}{2}\right)\right)=1-\alpha$$

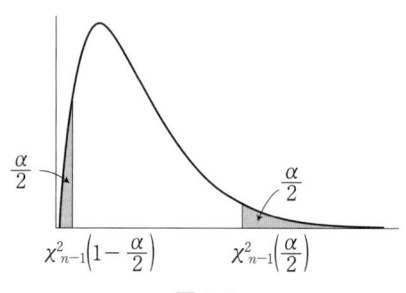

図 7.2

$$P\left(\frac{(n-1)S^2}{\chi_{n-1}^2(\alpha/2)} < \sigma^2 < \frac{(n-1)S^2}{\chi_{n-1}^2(1-\alpha/2)}\right) = 1-\alpha$$

したがって，次の定理が成り立つ．

定理 7.3.2

母平均 μ が未知の場合，母分散 σ^2 は信頼係数 $1-\alpha$ で次の区間内にある．

$$\frac{(n-1)S^2}{\chi_{n-1}^2(\alpha/2)} < \sigma^2 < \frac{(n-1)S^2}{\chi_{n-1}^2(1-\alpha/2)} \tag{7.3.6}$$

例題 7.3.2

ある溶液の pH を 6 回測定して次の結果を得た．

$$3.88 \quad 4.07 \quad 3.95 \quad 4.11 \quad 4.02 \quad 4.09$$

pH の測定値が正規分布に従っているものとして，この溶液の pH の値 μ と，測定値の母分散 σ^2 の 95 % 信頼区間を求めよ．

(解) $\bar{x}=4.02$, $s=0.08944$, $t_5(0.025)=2.571$ を (7.2.8) に代入して計算して小数第 4 位まで求めると $\quad 3.9261 \leqq \mu \leqq 4.1139$

$$s^2=0.008, \quad \chi_5^2(0.025)=12.832, \quad \chi_5^2(0.975)=0.831$$

よって，$\quad\quad\quad\quad\quad\quad 0.00312 \leqq \sigma^2 \leqq 0.0481 \quad\quad\quad\quad$ （終）

問 7.3.2 例題 7.2.2 と問 7.2.2 の母分散 σ^2 の 95 % 信頼区間を求めよ．

問題 7.3
---

[1] ある製品を 250 個無作為抽出して不良品の数を調べたら，10 個含まれていた．この製品の不良品率を 95 % で区間推定せよ．

[2] ある手術をした患者 125 人を無作為抽出し，1 年以内に亡くなった人を調べたら，36 人いた．この手術による 1 年生存率を 95 % で区間推定せよ．

[3] 例題 7.1.1 の母分散 σ^2 の 95 % 信頼区間を求めよ．

[4] 問 7.1.1 の母分散 σ^2 の 95 % 信頼区間を求めよ．

[5] 問題 7.1 のデータを用いて，健康な児童と喘息の児童の好酸球数の平均と母分散 σ^2 の 95 % 信頼区間を，それぞれ求めよ．

章末問題

1 母平均 μ, 母分散 σ^2 である母集団から抽出された大きさ n の標本 $X_1, X_2, \cdots, X_n$ について

$$\frac{1}{n}\sum_{i=1}^{n}(X_i-\mu)^2$$

は σ^2 の不偏推定量であることを示せ.

2 標本平均 $\overline{X}$ は母平均 μ の一致推定量であることを, チェビシェフの不等式を用いて示せ.

3 確率変数 X が $N(\mu, \sigma^2)$ に従うとき, S^2 も $\widetilde{S}^2$ も母分散 σ^2 の一致推定量であることを示せ.

4 母平均 μ が既知の場合, 母分散 σ^2 は信頼係数 $1-\alpha$ で次の区間内にあることを示せ.

$$\frac{\sum_{i=1}^{n}(X_i-\mu)^2}{\chi_n^2\left(\frac{\alpha}{2}\right)} < \sigma^2 < \frac{\sum_{i=1}^{n}(X_i-\mu)^2}{\chi_n^2\left(1-\frac{\alpha}{2}\right)}$$

5 不偏分散 S^2 の正の平方根 S [(7.1.1)] が, 母標準偏差 σ の不偏推定量ではないことを示せ.

第8章

仮説検定

○ **仮説検定**： 仮説検定の手順（t 検定：σ^2 が未知の場合）

帰無仮説 H_0： $\mu = \mu_0$, 　対立仮説 H_1：$\begin{cases}(\text{a}) & \text{両側検定} \quad \mu \neq \mu_0 \\ (\text{b}) & \text{右側検定} \quad \mu > \mu_0 \\ (\text{c}) & \text{左側検定} \quad \mu < \mu_0 \end{cases}$

（1） 有意水準 α を定め，対立仮説 H_1 から棄却域を決める．

（2） 標本を抽出し，その平均 $\overline{X}$ から検定統計量 $T = \dfrac{\sqrt{n}(\overline{X} - \mu_0)}{S}$ を求める．

（3） T が棄却域に入るときは H_0 を棄却し，入らないときは棄却しない．

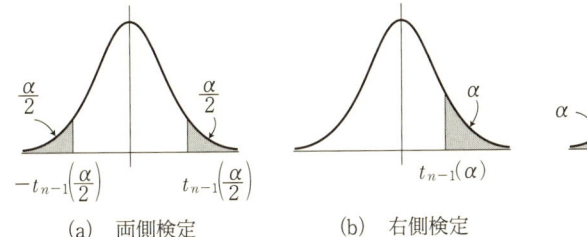

(a) 両側検定　　(b) 右側検定　　(c) 左側検定

○ **その他の検定統計量**：

（1） 母平均の検定（σ^2 が既知の場合）： T の代わりに，$Z = \dfrac{\sqrt{n}(\overline{X} - \mu_0)}{\sigma}$

（2） 標本数 n が大きい場合の母比率 p の検定　$H_0: p = p_0$

$$Z = \dfrac{\hat{p} - p_0}{\sqrt{\dfrac{p_0 q_0}{n}}} \quad (q_0 = 1 - p_0)$$

比率の差の検定　$H_0:$　$p_1 = p_2$,　$Z = (\hat{p}_1 - \hat{p}_2) \Big/ \sqrt{\left(\dfrac{1}{m} + \dfrac{1}{n}\right) pq}$

検定統計量が Z の場合の棄却域：　$\alpha = 0.05$

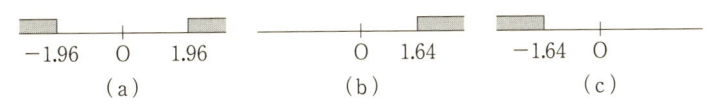

(a) -1.96, 1.96　　(b) 1.64　　(c) -1.64

§8.1 仮説検定の考え方

○ 仮説検定と2種類の過誤

　実験結果が理論と一致していると考えられるか，たばこと肺がんの間に因果関係があるのか，ある商品の2つのメーカーによる消費者の好みに違いがあるのかというような問題について，調査し判定する方法として検定を行う．

　最初に母集団についてある仮説を設定し，検定のための最も適切な統計量（**検定統計量**という）を用いて，標本の実現値にもとづいてその仮説を否定できるかどうかを判定する方法を**仮説検定**という．たとえば，実験結果が理論と一致しているかどうかを検定したいとき，実験結果が厳密に理論と一致していなくても，「それが誤差の範囲内なのか，それ以上の何か意味のある差があるのかどうか」が重要になる．この誤差の範囲とは考えられない意味のあるずれがあると判断できるとき，仮説は否定され，**有意**であるという．ここで，最初に設定した仮説を**帰無仮説**という．帰無仮説が否定されたとき，**棄却される**といい，受け入れることになる仮説を**対立仮説**という．帰無仮説を H_0，対立仮説を H_1 で表す．H_0 と H_1 が同時に成り立つとか，同時に成り立たないという結論はとらない．H_1 は，H_0 が否定されたとき採用したい仮説を，標本を抽出する前に決める．仮説検定では，H_0 が棄却されることが期待される仮説で，H_1 が主張したい仮説であることが多い．また，H_0 は棄却されないときは**採択される**ということもあるが，H_0 を否定することができないという判定をしているだけで，正しいということを積極的に証明しているわけではない．

　仮説検定では，H_0 を棄却して H_1 を採択するか，H_0 を採択して H_1 を棄却するかのどちらかであるが，いずれの場合にも，ある確率で誤った判定をする可能性が考えられる．その1つは，H_0 が正しいのに H_0 を棄却して H_1 を採択する誤りである．これを**第1種の過誤**とよび，その確率を**危険率**または**有意水準**といい，α または 100α％ で表す．これは H_0 を棄却するかどうかの判定の基準になる確率であるから，あまり大きくては検定の意味がないので，0.05（5％）または 0.01（1％）をとることが多い．また，H_0 が正しくないのに，H_0 を採択して H_1 を棄却する誤りがある．これを，**第2種の過誤**とよび，そ

の確率を β で表す．$1-\beta$ を**検出力**といい，H_1 が正しいときに H_0 を棄却する確率を表す．真実と検定結果の関係とその確率を表 8.1 に表す．この 2 種類の過誤の確率をともに小さくできればよいがそれは不可能で，一方を小さくすれば他方は大きくなるという関係がある．たとえば，$\alpha=0$ にすると，表 8.1 から検定結果は常に H_0 を採択することになり，$1-\beta=0$，すなわち，$\beta=1$ になる．そこで仮説検定では比較的求めやすい第 1 種の過誤の確率 α を一定以下におさえ，第 2 種の過誤の確率 β をできるだけ小さくするような検定を行う．

表 8.1 真実と検定結果の関係とその確率

検定結果＼真実	H_0 が正しい	H_0 が誤り (H_1 が正しい)
H_0 を採択 (H_1 を棄却) する	正しい判定 $1-\alpha$	第 2 種の過誤 β
H_0 を棄却 (H_1 を採択) する	第 1 種の過誤 α (有意水準)	正しい判定 $1-\beta$ (検出力)

仮説を検定するとき，棄却することが決定される基準になる範囲を**棄却域**という．棄却域を両側にとる検定方法を**両側検定**，左右どちらか一方だけにとる方法を，**片側検定**といい，左右それぞれに応じて，**左側検定**，**右側検定**という．

たとえば，母集団の母数 θ についての検定では

$$\text{帰無仮説 } H_0: \quad \theta = \theta_0$$

に対して，対立仮説は次の 3 通りが考えられる．

$$\text{対立仮説 } H_1: \begin{cases} (\text{a}) & \theta \neq \theta_0 \quad (\text{両側検定}) \\ (\text{b}) & \theta > \theta_0 \quad (\text{右側検定}) \\ (\text{c}) & \theta < \theta_0 \quad (\text{左側検定}) \end{cases}$$

このとき，棄却域は図 8.1 のように設定される．

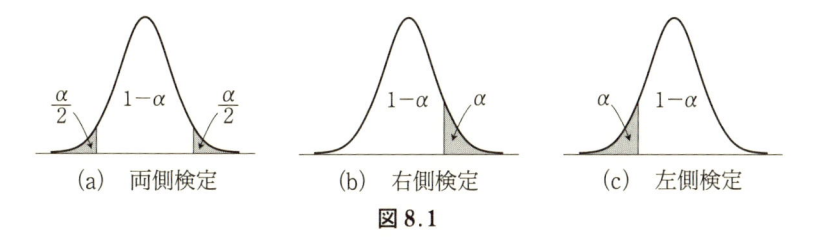

(a) 両側検定　　(b) 右側検定　　(c) 左側検定

図 8.1

母数 θ が θ_0 と違いがあるのかどうかということに関心があるときには，両側検定になる．母数 θ が θ_0 と異なっていれば確実に大きい（または小さい）ということが予測される場合には，片側検定が使われる．たとえば，食事療法である数値の改善が見られたかどうかという検定の場合には，改善されているかどうかに関心があるので片側検定になる．このように，改良または改悪の確認の検定は，片側検定である．

例題 8.1.1

1枚の硬貨を3回投げて表の出る回数を X とする．表の出る確率を p とし，H_0, H_1 を次のように定める．

$$H_0: \quad p=0.5, \qquad H_1: \quad p=0.6$$

（1） $p=0.5$ のとき，X の確率分布 $P_0(X)$ を求めよ．
（2） $p=0.6$ のとき，X の確率分布 $P_1(X)$ を求めよ．
（3） 検定の棄却域が $X=3$ の場合，2種類の過誤の確率を求めよ．
（4） 検定の棄却域が $X=0$ の場合，2種類の過誤の確率を求めよ．また，（3）と比較してどちらがよい棄却域であるかを示せ．

[解] （1） $p=0.5$，$n=3$ の2項分布であるから，

$P_0(X=x)$
$={}_3\mathrm{C}_x(0.5)^x(0.5)^{3-x}$
$={}_3\mathrm{C}_x(0.5)^3 \quad (x=0,1,2,3)$

（2） $p=0.6$，$n=3$ の2項分布であるから，

表 8.2

X	0	1	2	3
$P_0(X)$	0.125	0.375	0.375	0.125
$P_1(X)$	0.064	0.288	0.432	0.216

$$P_1(X=x) = {}_3\mathrm{C}_x(0.6)^x(0.4)^{3-x} \quad (x=0,1,2,3)$$

（3） 棄却域は $X=3$ であるから，第1種の過誤，すなわち，H_0 が正しいのに H_0 を棄却する確率 α は表 8.2 より

$$\alpha = P_0(X=3) = 0.125$$

また，H_1 が正しいとき H_0 を棄却する確率 $1-\beta$ は

$$1-\beta = P_1(X=3) = 0.216$$

したがって，第2種の過誤の確率 β は $\quad \beta = 1-0.216 = 0.784$

（4） 棄却域は $X=0$ であるから，

$$\alpha = P_0(X=0) = 0.125, \quad \beta = 1 - P_1(X=0) = 0.936$$

有意水準 α は（3），（4）のどちらも等しいから，β の確率が小さい $X=3$ の方がよりよい棄却域である． (終)

問 8.1.1 刑事裁判で起こる可能性がある誤りで，2種類の過誤に相当するものは何か．

● 仮説検定の手順

仮説検定の一般的な手順は次の通りである．
（1） 帰無仮説 H_0，対立仮説 H_1 をたて，有意水準 α を決める．
（2） 標本を抽出し，その実現値を求める．
（3） 得られた標本から検定統計量の実現値を求める．
（4） 検定統計量の実現値が棄却域に入るかどうかを判定する．
（5） 棄却域に入るときは，H_0 を棄却（H_1 を採択）し，入らないときは，H_0 を採択（H_1 を棄却）する．

例題 8.1.2

ある製品を作る機械は，その製品の重さが平均 200 g，標準偏差 4 g の正規分布に従うようにセットされている．ある日，無作為に 36 個の製品を抜き出して重さの平均を求めたら，198 g だった．機械は正常に作動しているといえるかを有意水準 1% で検定せよ．

[解] 正常に作動していなければ，製品の平均は $\mu \neq 200$ であるから

帰無仮説 H_0： $\mu = 200$，　　対立仮説 H_1： $\mu \neq 200$

の検定を行えばよい．機械が正常に作動していれば，正規分布 $N(200, 4^2)$ に母集団は従うから，定理 6.1.2 より，36 個の標本の標本平均 $\overline{X}$ は，正規分布 $N(200, 4^2/36)$ に従う．$\overline{X}$ を標準化変換した

$$Z = \frac{\overline{X} - \mu}{\sigma/\sqrt{n}} = \frac{\sqrt{n}(\overline{X} - \mu)}{\sigma} = \frac{6}{4}(\overline{X} - 200)$$

は標準正規分布 $N(0,1)$ に従うから，数表 2 より

$$P(|Z| \geq 2.58) = 0.01$$

すなわち，Z の絶対値が 2.58 以上である場合は 100 回に 1 回ぐらいしかな

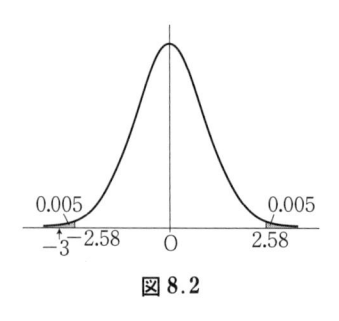

い．ここで，$\overline{X}=198$ を代入してみると，Z は

$$Z=\frac{6}{4}(198-200)=-3$$

となり，絶対値は 2.58 以上であるから，H_0 が正しいとすれば 100 回に 1 回ぐらいしか起こらないことが起きたことになる [図 8.2]．

したがって H_0 を棄却しても，第 1 種の過誤をする確率は 0.01 以下であるから，有意水準 1％ で Z は棄却域に入り，H_0 は棄却される．すなわち，機械は正常に作動しているとはいえない． （終）

問 8.1.2 ある年代におけるコレステロール値の平均は 185 mg/dl，標準偏差は 30 mg/dl であるという．ある地方で，その年代の 25 人を抽出し，コレステロール値を測定したところ，平均は 170 mg/dl であった．この地方のその年代におけるコレステロール値の平均は，一般と比べて小さいといえるかを有意水準 5％ で検定せよ．

――――――――― **問題 8.1** ―――――――――

1 品質検査をするときに起こる可能性のある誤りについて，2 種類の過誤に相当するものは何か．

2 袋の中に，赤球と黒球あわせて 3 個入っていることがわかっている．この中から 1 個取り出しては元に戻すという操作を 3 回続けて赤球の個数を推測するのに，次のような検定を行った．

  H_0： 袋の中に赤 1 個，黒 2 個入っている．
  H_1： 袋の中に赤 2 個，黒 1 個入っている．

検定の棄却域を 1 回も黒が出ない場合とするとき，2 種類の過誤を犯す確率を求めよ．

3 ある製品を作る機械はその製品の厚さが平均 1.20 mm，標準偏差 0.04 mm の正規分布に従うようにセットされている．ある日，無作為に 30 個の製品を抜き出して厚さの平均を求めたら，1.22 mm だった．機械は正常に作動しているといえるかを有意水準 1％ で検定せよ．

§8.2 平均値の検定

◯ 母平均の検定（母分散が既知の場合）

例題 8.1.2 と同様にして，正規母集団 $N(\mu, \sigma^2)$ から抽出された大きさ n の標本の標本平均 $\overline{X}$ について，仮説 $H_0: \mu = \mu_0$ が正しければ定理 6.1.2 が成り立つから，

$$Z = \frac{\overline{X} - \mu_0}{\frac{\sigma}{\sqrt{n}}} = \frac{\sqrt{n}(\overline{X} - \mu_0)}{\sigma} \tag{8.2.1}$$

は $N(0, 1)$ に従うので，これを検定統計量として次の手順で検定ができる．

● 母平均の検定（母分散が既知の場合）

正規母集団 $N(\mu, \sigma^2)$ において，母分散 σ^2 が既知の場合，μ について

帰無仮説 H_0: $\quad \mu = \mu_0$

対立仮説 H_1: （a） $\mu \neq \mu_0$ （b） $\mu > \mu_0$ （c） $\mu < \mu_0$

を検定する方法

（1） 有意水準 α を定め，対立仮説 H_1 から棄却域を決める．

（2） 標本を抽出し，その平均 $\overline{X}$ から (8.2.1) の Z の値を求める．

（3）（a） 両側検定： $|Z| > z\left(\dfrac{\alpha}{2}\right)$ のとき，H_0 を棄却する．

$\qquad\qquad\qquad\quad |Z| < z\left(\dfrac{\alpha}{2}\right)$ のとき，H_0 を棄却しない．

（b） 右側検定： $Z > z(\alpha)$ のとき，H_0 を棄却する．

$\qquad\qquad\qquad\quad Z < z(\alpha)$ のとき，H_0 を棄却しない．

（c） 左側検定： $Z < -z(\alpha)$ のとき，H_0 を棄却する．

$\qquad\qquad\qquad\quad Z > -z(\alpha)$ のとき，H_0 を棄却しない．

$\alpha = 0.05$ のとき， $z(0.025) = 1.96$, $\quad z(0.05) = 1.64$

$\alpha = 0.01$ のとき， $z(0.005) = 2.58$, $\quad z(0.01) = 2.33$

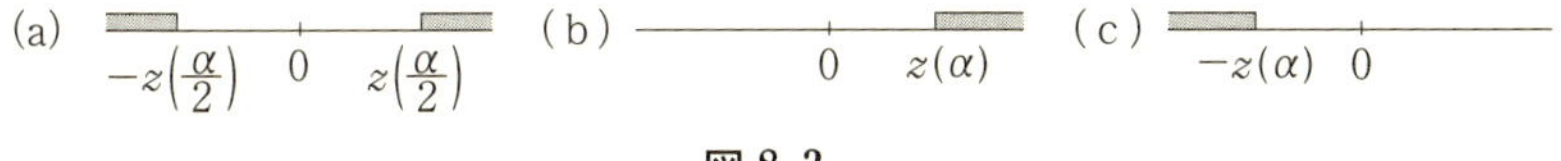

(a) ━━━ $-z\left(\dfrac{\alpha}{2}\right)$ 0 $z\left(\dfrac{\alpha}{2}\right)$ ━━━ (b) ━━━ 0 $z(\alpha)$ ━━━ (c) ━━━ $-z(\alpha)$ 0 ━━━

図 8.3

―― 例題 8.2.1 ――
　40代前半の男性の最大血圧値は，平均130 mmHg，標準偏差15 mmHgの正規分布に従っているという．心筋梗塞の患者が多いある地方で，40代前半の男性の最大血圧値が一般より高いかどうかを調べるために，50人を抽出し血圧を測定したら，平均は134 mmHgであった．有意水準5％で検定せよ．

[解] 一般より高いかどうかということを知りたいから，右側検定である．
$$H_0: \mu=130, \quad H_1: \mu>130$$
$\mu_0=130$, $\sigma=15$, $n=50$, $\bar{X}=134$ を (8.2.1) に代入して
$$Z=\frac{\sqrt{50}\cdot(134-130)}{15}=1.886>1.64$$
H_0 は棄却される．すなわち，一般より高いといえる． （終）

問 8.2.1 中学1年生の全国基礎学力検査の得点は正規分布 $N(65, 15^2)$ に従っているという．A中学の無作為に抽出した1年生25名の平均点は68.5である．この学校の1年生の基礎学力は平均的かを有意水準5％で検定せよ．

○ **母平均の検定（母分散が未知の場合：t 検定）**

　正規母集団 $N(\mu, \sigma^2)$ から抽出された大きさ n の標本の標本平均 $\bar{X}$ について，σ^2 が未知の場合には，仮説 $H_0: \mu=\mu_0$ が正しければ定理 7.2.2 より
$$T=\frac{\bar{X}-\mu_0}{\frac{S}{\sqrt{n}}}=\frac{\sqrt{n}(\bar{X}-\mu_0)}{S} \tag{8.2.2}$$
は自由度 $n-1$ の t 分布に従うから，これを検定統計量として次の手順で母平均の検定を行う．

―― ● 母平均の検定（母分散が未知の場合）――
　正規母集団 $N(\mu, \sigma^2)$ において，母分散 σ^2 が未知の場合，μ について
　　帰無仮説 $H_0: \quad \mu=\mu_0$
　　対立仮説 $H_1:$ （a） $\mu\neq\mu_0$ 　（b） $\mu>\mu_0$ 　（c） $\mu<\mu_0$
を検定する方法

（1） 有意水準 α を定め，対立仮説 H_1 から棄却域を決める．
（2） 標本を抽出し，その平均 $\overline{X}$ から(8.2.2)の T の値を求める．
（3） （a） 両側検定： $|T| > t_{n-1}\left(\dfrac{\alpha}{2}\right)$ のとき，H_0 を棄却する．

$|T| < t_{n-1}\left(\dfrac{\alpha}{2}\right)$ のとき，H_0 を棄却しない．

（b） 右側検定： $T > t_{n-1}(\alpha)$ のとき，H_0 を棄却する．
$T < t_{n-1}(\alpha)$ のとき，H_0 を棄却しない．

（c） 左側検定： $T < -t_{n-1}(\alpha)$ のとき，H_0 を棄却する．
$T > -t_{n-1}(\alpha)$ のとき，H_0 を棄却しない．

例題 8.2.2

高血圧の10人に，ある食事療法を1週間続けて，食事療法をする前と後の血圧を測定し，その差を調べたら

$$-10 \quad 2 \quad -8 \quad 0 \quad -16 \quad -12 \quad -2 \quad -5 \quad 4 \quad -7$$

であった．この食事療法は血圧を下げるのに有効かどうかを有意水準5％で検定せよ．ただし，血圧の差は正規分布に従うものとする．

[解] 血圧を下げるのに有効かどうかを知りたいから，左側検定である．

$$H_0: \quad \mu = 0, \qquad H_1: \quad \mu < 0$$

$\mu_0 = 0$, $n = 10$, $\overline{X} = -5.4$, $S = 6.415$ を(8.2.2)に代入して

$$T = \dfrac{\sqrt{10} \cdot (-5.4 - 0)}{6.415} = -2.66 < -t_9(0.05) = -1.833$$

したがって，H_0 を棄却する．血圧を下げるのに有効と思われる． （終）

問 8.2.2 産卵個数の増加が期待されるという新しい餌(えさ)を，一定期間12羽の鶏に与え，その間の産卵個数を調べたら次の結果を得た．

$$22 \quad 18 \quad 16 \quad 14 \quad 21 \quad 15 \quad 16 \quad 19 \quad 13 \quad 17 \quad 20 \quad 16$$

従来の餌では平均産卵個数は16個であるという．有意水準5％で検定せよ．

── 問題 8.2 ──

[1] 正規母集団 $N(\mu, 2^2)$ から抽出された大きさ 10 の標本

  0.1 −1.7 2.6 −1.9 1.6 −0.2 3.7 −1.0 2.8 −0.7

について，$H_0: \mu=0$ を次の(1),(2)について検定せよ．

 （1） $H_1: \mu \neq 0$ （有意水準 $\alpha=0.05$） （2） $H_1: \mu>0$ （$\alpha=0.01$）

[2] $\bar{X}=33$, $\sigma=7$, $n=100$ のとき，$H_0: \mu=35$, $H_1: \mu \neq 35$, を有意水準 5％で検定せよ．

[3] $\bar{X}=33$, $\sigma=7$, $n=10$ のとき，$H_0: \mu=35$, $H_1: \mu \neq 35$, を有意水準 5％で検定せよ．

[4] A 病院では，経費削減のため，電器製品を価格の安いメーカーに変更することを検討中である．いままで使っていた B 社の製品の寿命は，過去の経験から平均 1080 時間，標準偏差 80 時間であることがわかっている．価格の安い C 社の製品 16 個の標本についてテストをしたら，$\bar{X}=1050$（時間）であった．標準偏差には差がないと仮定して，C 社の製品の平均寿命は，B 社と変わりがないかどうかを有意水準 5％で検定せよ．

[5] 内容総量が 90 g のハンドクリームの生産ラインから，無作為に 10 個取り出して平均を調べたら 89.4 g だった．この生産ラインの標準偏差は，1.5 g であることがわかっている．このハンドクリームの重さが表示の 90 g より，軽いかどうかを有意水準 5％で検定せよ．

[6] 実験室のエアコンの温度調節機能が低下しているようなので，設定温度を 27℃ にして，1 週間の室内温度を測定したら，次のような結果になった．

  28.5 26.3 27.6 29.1 28.3 26.7 25.9

このエアコンの温度調節機能は，低下しているといえるかどうかを有意水準 5％で検定せよ．

[7] ある溶液の濃度（％）を，8 回測定して次のデータを得た．

  28.6 31.1 30.9 29.5 30.8 29.8 30.2 28.9

この溶液の濃度は 30％ であるとみなせるか．有意水準 5％ で検定せよ．

§8.3 比率(割合)の検定

○ 比率の検定

2項母集団において，母比率を p，標本比率 $\hat{p}$ とおくと，推定のときと同様にして，n が十分大きい ($np>5$ または $nq>5$) とき，

$$Z=\frac{X-np}{\sqrt{npq}}=\frac{\hat{p}-p}{\sqrt{\dfrac{pq}{n}}} \quad (\text{ただし，} q=1-p) \tag{8.3.1}$$

は標準正規分布 $N(0,1)$ に従っているとみなせる．このことから

　　　　　帰無仮説 H_0： $p=p_0$

が成り立つとき，

$$Z=\frac{\hat{p}-p_0}{\sqrt{\dfrac{p_0 q_0}{n}}} \quad (\text{ただし，} q_0=1-p_0) \tag{8.3.2}$$

を検定統計量として母比率 p が特定の値 p_0 であるかどうかの検定を行う．

● 標本数 n が大きい場合の母比率 p の検定

2項母集団において，標本数 n が十分大きい場合，p について

　　帰無仮説 H_0： $p=p_0$

　　対立仮説 H_1： （a） $p \neq p_0$ 　（b） $p>p_0$ 　（c） $p<p_0$

を検定する方法

（1） 有意水準 α を定め，対立仮説 H_1 から棄却域を決める．

（2） 標本比率 $\hat{p}$ から，(8.3.2)の Z の値を求める．

（3） （a） 両側検定： $|Z|>z\left(\dfrac{\alpha}{2}\right)$ のとき，H_0 を棄却する．

　　　　　　　　　　 $|Z|<z\left(\dfrac{\alpha}{2}\right)$ のとき，H_0 を棄却しない．

　　　（b） 右側検定： $Z>z(\alpha)$ のとき，H_0 を棄却する．

　　　　　　　　　　 $Z<z(\alpha)$ のとき，H_0 を棄却しない．

　　　（c） 左側検定： $Z<-z(\alpha)$ のとき，H_0 を棄却する．

　　　　　　　　　　 $Z>-z(\alpha)$ のとき，H_0 を棄却しない．

---- 例題 8.3.1 ----
ある病気のいままでの治療法による治癒率は 25％ であった．最近新しい治療法が導入され，患者 103 人中 35 人が治った．この新しい治療法によって，治癒率は改善されたといえるかを有意水準 5％ で検定せよ．

[解] 治癒率が改善されたかどうかということが重要であるから，

$$H_0: \quad p=0.25 \quad (\text{治癒率は変わらない})$$

に対して，対立仮説として

$$H_1: \quad p>0.25 \quad (\text{治癒率は改善されている})$$

を考える．有意水準 5％ であるから，$z(\alpha)=1.64$，また $n=103$, $x=35$ より標本比率は

$$\hat{p}=\frac{35}{103}=0.34$$

$p_0=0.25$, $q_0=0.75$ を (8.3.2) に代入して

$$Z=\frac{0.34-0.25}{\sqrt{\dfrac{0.25 \cdot 0.75}{103}}}=2.11>1.64$$

H_0 は棄却される．すなわち，治癒率が改善されたといえる． (終)

問 8.3.1 ある国家試験の全国合格率は，58％ である．その国家試験の A 予備校の受験生は 235 人で 141 人合格した．この予備校の合格率は，全国平均より高いといえるかを有意水準 5％ で検定せよ．

❍ 2 つの比率の差の検定

2 つの母集団のある性質についての母比率が異なるかどうかという判定について考える．2 つの母集団の母比率をそれぞれ p_1, p_2 とする．それぞれ大きさ m と n の標本を取り出したとき，標本比率を $\hat{p}_1 (=x/m)$, $\hat{p}_2 (=y/n)$ とすれば，m, n が十分大きいときは，(7.3.1) より

$\hat{p}_1$ は平均 p_1，標準偏差 $\sqrt{\dfrac{p_1 q_1}{m}}$: $\hat{p}_2$ は平均 p_2，標準偏差 $\sqrt{\dfrac{p_2 q_2}{n}}$

(ただし，$q_1=1-p_1$, $q_2=1-p_2$)

の正規分布にそれぞれ従っているとみなすことができる．定理 4.3.1 と定理

§8.3 比率(割合)の検定　167

4.3.2 より比率の差 $\hat{p}_1-\hat{p}_2$ は平均 p_1-p_2, 標準偏差 $\sqrt{\dfrac{p_1q_1}{m}+\dfrac{p_2q_2}{n}}$ の正規分布に近似的に従うと考えることができる．ここで p_1 と p_2 は未知であるから

$$\text{帰無仮説 } H_0: \quad p_1=p_2$$

が成り立つとき，$p_1=p_2$ の推定量を合併標本の比率

$$p=\frac{x+y}{m+n} \tag{8.3.3}$$

とすると，比率の差 $\hat{p}_1-\hat{p}_2$ は，$N\left(0,\ \left(\dfrac{1}{m}+\dfrac{1}{n}\right)pq\right)$ に近似的に従うと考えることができる．ゆえに標準化して

$$Z=(\hat{p}_1-\hat{p}_2)\Big/\sqrt{\left(\frac{1}{m}+\frac{1}{n}\right)pq} \quad (\text{ただし，}q=1-p) \tag{8.3.4}$$

は $N(0,1)$ に従うとみなせるので，これを検定統計量として，比率の差の検定を行う．

―― ●標本数 n が大きい場合の 2 つの比率の差の検定 ――

　　帰無仮説 H_0：　$p_1=p_2$
　　対立仮説 H_1：　（a）　$p_1 \neq p_2$　（b）　$p_1>p_2$　（c）　$p_1<p_2$
を検定する方法
（1）　有意水準 α を定め，対立仮説 H_1 から棄却域を決める．
（2）　標本比率 $\hat{p}_1\ (=x/m)$，$\hat{p}_2\ (=y/n)$ から，(8.3.3) の比率の推定
　　　値 p を求め，(8.3.4) の Z を求める．
（3）　（a）　両側検定：　$|Z|>z\left(\dfrac{\alpha}{2}\right)$ のとき，H_0 を棄却する．

　　　　　　　　　　　$|Z|<z\left(\dfrac{\alpha}{2}\right)$ のとき，H_0 を棄却しない．

　　　　（b）　右側検定：　$Z>z(\alpha)$ のとき，H_0 を棄却する．
　　　　　　　　　　　　$Z<z(\alpha)$ のとき，H_0 を棄却しない．
　　　　（c）　左側検定：　$Z<-z(\alpha)$ のとき，H_0 を棄却する．
　　　　　　　　　　　　$Z>-z(\alpha)$ のとき，H_0 を棄却しない．

---- 例題 8.3.2 ----
　乗り物に酔いやすい人を 200 人集め，100 人ずつ 2 つのグループに分けて，A社とB社の予防薬をそれぞれのグループに同じ条件で試したところ，薬が効いた人は，A社 83 人，B社 74 人であった．この結果から，この 2 社の薬の効果には，差があるといえるかどうかを有意水準 5％ で検定せよ．

[解]　薬の効く割合に差があるかどうかの検定だから，A社とB社の薬の効く母比率をそれぞれ p_1, p_2 とすると

$$H_0: \quad p_1 = p_2, \qquad H_1: \quad p_1 \neq p_2$$

$m = n = 100$, $x = 83$, $y = 74$ より標本比率は，　$\hat{p}_1 = 0.83$, 　$\hat{p}_2 = 0.74$
合併標本の比率は (8.3.3) より，　$p = 0.785$
これらを (8.3.4) に代入して

$$Z = 1.549 < 1.96$$

なので，H_0 は棄却されない．したがって，差があるとはいえない．　　（終）

問 8.3.2　A病院では，ある病気で入院した患者 123 人中 8 人が死亡したという．B病院では，その病気で入院した患者 357 人中 16 人が死亡したという．2 つの病院で死亡率に差があるといえるかを有意水準 5％ で検定せよ．

---- 問題 8.3 ----

[1]　ある町で昨年生まれた子供 362 人のうち，女の子が 175 人であった．女の子の生まれる割合は，0.5 より小さいといえるかを有意水準 5％ で検定せよ．

[2]　草花の種をある場所で 230 粒まいたら，102 粒発芽した．別の場所で 170 粒まいたら 71 粒発芽した．2 つの場所で，この草花の発芽率に差があるといえるかを有意水準 5％ で検定せよ．

[3]　ある県の知事の支持率は前回の調査では，63％ であった．ある事情から支持率の低下が予想されるので全有権者から無作為に 230 名を選んで調査すると，135 名が支持すると答えた．支持率は低下したといえるかを有意水準 5％ で検定せよ．

§8.4 χ^2 検 定

ここでは，観察や実験の結果が理論上の値と有意差があるかどうかとか，新薬の効果があるかどうかなどの検定をする方法を考える．前者は適合性の検定であり，後者は分割表の独立性の検定である．

○ 適合性の検定

母集団が k 個の互いに排反な階級 $C_1, C_2, \cdots, C_k$ に分かれているとする．n 個の標本を抽出したとき，各階級についての**観測度数**を $o_1, o_2, \cdots, o_k$ とする．母集団の

表 8.3

	C_1	C_2	$\cdots$	C_k	合計
観測度数	o_1	o_2	$\cdots$	o_k	n
理論確率	p_1	p_2	$\cdots$	p_k	1
期待度数	e_1	e_2	$\cdots$	e_k	n

各階級における理論確率を $p_1, p_2, \cdots, p_k$ とするとき，観測度数が，理論上の値 e_i（これを**期待度数**または**理論度数**という）

$$e_i = np_i \tag{8.4.1}$$

に適合するかどうかについて，次の手順で検定を行う．

──● 適合性の検定 ──────

帰無仮説 H_0： 観測度数は期待度数に適合している

対立仮説 H_1： 観測度数は期待度数に適合していない

を検定する方法

(1) 有意水準 α を定め，標本から表 8.3 のような度数分布表を e_i ($i = 1, 2, \cdots, k$) が十分大きな値（$\geqq 5$）になるように作る．度数が 5 以上にならないときは，隣の階級と合併して 5 以上にする．

(2) 表 8.3 から χ^2 の実測値
$$\chi_0^2 = \sum_{i=1}^{k} \frac{(o_i - e_i)^2}{e_i} \tag{8.4.2}$$
を求める．χ_0^2 は H_0 が成り立つとき，e_i ($i = 1, 2, \cdots, k$) が十分大きな値（$\geqq 5$）ならば自由度 $df = k - 1$ の χ^2 分布に従うことが知られている．

(3) 数表 5 より，限界値 $\chi_{k-1}^2(\alpha)$ を求め，

$\chi_0^2 > \chi_{k-1}^2(\alpha)$ ならば，H_0 を棄却する．
$\chi_0^2 \leqq \chi_{k-1}^2(\alpha)$ ならば，H_0 を棄却しない．

例題 8.4.1

メンデルの法則によれば，ある種の花はその交配の結果，4種類の色が 9：3：3：1 の割合になるという．実験でそれぞれの色の花が 130, 39, 46, 15 本というように得られたとき，この結果はメンデルの法則に適合していないかどうかを有意水準 5％ で検定せよ．

[解]　帰無仮説 H_0：　観測度数は 9：3：3：1 の割合に適合している．
　　　対立仮説 H_1：　観測度数は 9：3：3：1 の割合に適合していない．

観測度数 o_1, o_2, o_3, o_4 がそれぞれ，130, 39, 46, 15 であるから，$n=230$, 母集団の各階級における理論確率は，9/16, 3/16, 3/16, 1/16, 理論度数 e_i は，(8.4.1) に代入して，表 8.4 になる．

表 8.4

o_i	130	39	46	15
e_i	129.4	43.1	43.1	14.4

表 8.4 の値を (8.4.2) に代入して，χ^2 の実測値は

$$\chi_0^2 = \frac{(130-129.4)^2}{129.4} + \frac{(39-43.1)^2}{43.1} + \frac{(46-43.1)^2}{43.1} + \frac{(15-14.4)^2}{14.4} = 0.613$$

数表 5 より，自由度 $df=4-1=3$, $\alpha=0.05$ の限界値は，$\chi_3^2(0.05)=7.815$ であるから，
$$\chi_0^2 = 0.613 < \chi_3^2(0.05) = 7.815$$
したがって，H_0 は棄却されない．すなわち，有意水準 5％ で適合していないとはいえない． (終)

問 8.4.1　日本人の血液型の分布は，A 型 39％, O 型 29％, B 型 22％, AB 型 10％ である．ある職場で血液型を調べたら，A 型 47 人，O 型 53 人，B 型 23 人，AB 型 9 人であった．この職場での血液型の分布は日本人一般と異なる分布をしているとみなしてよいかを有意水準 5％ で検定せよ．

❍ 分割表の独立性の検定

母集団を 2 種類の異なった基準 A, B でそれぞれ分類できるとき，それらがそれぞれ k, m 個の階級 $A_1, A_2, \cdots, A_k : B_1, B_2, \cdots, B_m$ に分かれているとする．

母集団から n 個の標本を抽出し，表8.5のような度数表が得られたとき，行 A と列 B の分類基準の間に何らかの関連があるのかどうかについて検討する方法を考える．このような表を**分割表**という．ここで，f_{ij} は $A_i \cap B_j$ である観測度数を表す．

表 8.5

	B_1	B_2	$\cdots$	B_m	計
A_1	f_{11}	f_{12}	$\cdots$	f_{1m}	$f_{1\cdot}$
A_2	f_{21}	f_{22}	$\cdots$	f_{2m}	$f_{2\cdot}$
$\cdots$	$\cdots$	$\cdots$	$\cdots$	$\cdots$	$\cdots$
A_k	f_{k1}	f_{k2}	$\cdots$	f_{km}	$f_{k\cdot}$
計	$f_{\cdot 1}$	$f_{\cdot 2}$	$\cdots$	$f_{\cdot m}$	n

行の分類基準と列の分類基準の間にまったく関係がないとき，すなわち，確率的に独立であるときを，帰無仮説 H_0 とする．H_0 が成り立つとき

$$P(A_i \cap B_j) = P(A_i) P(B_j) \quad \text{すなわち} \quad P(A_i | B_j) = P(A_i)$$

が成り立つから，$A_i \cap B_j$ のときの期待度数を e_{ij} とすると

$$e_{ij} = n \cdot \frac{f_{i\cdot}}{n} \cdot \frac{f_{\cdot j}}{n} = \frac{f_{i\cdot} \cdot f_{\cdot j}}{n} \tag{8.4.3}$$

である．n が十分大きいとき（$e_{ij} \geq 5$），適合性の検定と同様に

$$\chi_0^2 = \sum_{i=1}^{k} \sum_{j=1}^{m} \frac{(f_{ij} - e_{ij})^2}{e_{ij}} \tag{8.4.4}$$

は自由度 $(k-1)(m-1)$ の χ^2 分布に従うことが知られているから，次の手順で独立性の検定ができる．

● **分割表の独立性の検定**

帰無仮説 H_0： 行(A)の分類基準と列(B)の分類基準は無関係である
対立仮説 H_1： 行と列の分類には関連がある

を検定する方法

（1）有意水準 α を定め，標本から表8.5の分割表を作り，H_0 を仮定した期待度数 e_{ij} ($i=1,2,\cdots,k$; $j=1,2,\cdots,m$) を (8.4.3) より求める．

（2）f_{ij} と e_{ij} を (8.4.4) に代入して，χ^2 の実測値 χ_0^2 を求める．

（3）数表5より，限界値 $\chi_{(k-1)(m-1)}^2(\alpha)$ を求め，
$\chi_0^2 > \chi_{(k-1)(m-1)}^2(\alpha)$ ならば，H_0 を棄却する．
$\chi_0^2 \leq \chi_{(k-1)(m-1)}^2(\alpha)$ ならば，H_0 を棄却しない．

例題 8.4.2

ある病気の予防接種の効果があるかどうかを調べたところ，次のような結果が得られた．この予防接種は効果があるといえるかを有意水準5％で検定せよ．

表8.6

	病気になった	病気にならない	計
予防接種を受けた人	9	35	44
予防接種を受けない人	33	43	76
計	42	78	120

[解] 予防接種が，病気の予防に関連があるかどうかについての検定であるから，

H_0: 予防接種を受けることと病気にならないことは無関係である
（予防接種には効果がない）

H_1: 予防接種の受けることと病気にならないことは関係がある
（予防接種には効果がある）

の独立性の検定になる．(8.4.3)より期待度数は

$$e_{11}=\frac{44\cdot 42}{120}=15.4, \quad e_{12}=44-15.4=28.6, \quad e_{21}=26.6, \quad e_{22}=49.4$$

(8.4.4)に代入して，χ^2の実測値は

$$\chi_0^2=\frac{(9-15.4)^2}{15.4}+\frac{(35-28.6)^2}{28.6}+\frac{(33-26.6)^2}{26.6}+\frac{(43-49.4)^2}{49.4}=6.46$$

数表5より，自由度 $df=(2-1)\cdot(2-1)=1$，$\alpha=0.05$ の限界値 $\chi_1^2(0.05)=3.84$，したがって，$\chi_0^2=6.46>\chi_1^2(0.05)=3.84$ であるから，H_0を棄却する．すなわち，予防接種には効果があると思われる． (終)

問 8.4.2 喫煙と，ある飲み物の好みとの関係を調べたら，次の表のようになった．喫煙とその飲み物の好みの間に関係があるかどうかを有意水準5％で検定せよ．

表8.7

	好む	好まない
喫煙	24	7
非喫煙	12	7

問題 8.4

1 問題 4.4 **1** 表 4.7 の度数分布がポアソン分布に適合していることを有意水準 5％ の χ^2 検定で示せ．

2 メンデルの法則によれば，ある種の花はその交配の結果，3種類の色が 9：3：4 の割合になるという．実験でそれぞれの色の花が 83, 37, 45 本というように得られたとき，この結果はメンデルの法則に適合していないかどうかを有意水準 5％ で検定せよ．

3 新たに開発された薬について，実際に効くかどうかを，偽薬を使って調べたら，次のような結果を得た．この薬は，効果があったのかを有意水準 5％ で検定せよ．

	効果あり	効果なし	計
新 薬	21	6	27
偽 薬	7	16	23
計	28	22	50

4 乱数さいころに偏りがあるかどうかを調べるために，80 回投げて次の結果を得た．偏りがあるといえるかを有意水準 5％ で検定せよ．

さいころの目	0	1	2	3	4	5	6	7	8	9
回 数	7	6	9	10	8	10	8	7	5	10

5 ある世論調査で，ある考え方について賛否を調べたら，次のような結果を得た．年代によって賛否が異なるといえるかを有意水準 5％ で検定せよ．

	20代	30代	40代	50代	60代
賛 成	31	25	35	34	50
反 対	49	50	45	44	37

§8.5 平均の差の検定

2つの正規母集団 $N(\mu_1, \sigma_1^2)$, $N(\mu_2, \sigma_2^2)$ から，それぞれ大きさ m, n の標本を抽出したとき，各母集団の母平均の間に差があるかどうかについて調べる方法を考える．

◯ 平均の差の検定（母分散が既知の場合）

定理 8.5.1

X, Y がそれぞれ独立に正規母集団 $N(\mu_1, \sigma_1^2)$, $N(\mu_2, \sigma_2^2)$ の確率変数のとき，それぞれ大きさ m, n の標本を抽出したときの標本平均の差 $\overline{X} - \overline{Y}$ は，正規分布 $N\left(\mu_1 - \mu_2, \dfrac{\sigma_1^2}{m} + \dfrac{\sigma_2^2}{n}\right)$ に従う．

証明 標本平均 $\overline{X}, \overline{Y}$ は，それぞれ独立に $N\left(\mu_1, \dfrac{\sigma_1^2}{m}\right)$, $N\left(\mu_2, \dfrac{\sigma_2^2}{n}\right)$ に従っているから，定理 4.3.1 と定理 4.3.2 より標本平均の差 $\overline{X} - \overline{Y}$ の確率分布は，正規分布 $N\left(\mu_1 - \mu_2, \dfrac{\sigma_1^2}{m} + \dfrac{\sigma_2^2}{n}\right)$ に従う． (終)

定理 8.5.1 より標本平均の差 $\overline{X} - \overline{Y}$ を標準化すると，

$$Z = \frac{(\overline{X} - \overline{Y}) - (\mu_1 - \mu_2)}{\sqrt{\dfrac{\sigma_1^2}{m} + \dfrac{\sigma_2^2}{n}}}$$

は，$N(0, 1)$ に従うので，

$$\text{帰無仮説 } H_0: \quad \mu_1 = \mu_2$$

が成り立つと仮定すれば

$$Z = \frac{\overline{X} - \overline{Y}}{\sqrt{\dfrac{\sigma_1^2}{m} + \dfrac{\sigma_2^2}{n}}} \tag{8.5.1}$$

は，$N(0, 1)$ に従う．よって，母分散 σ_1^2, σ_2^2 が既知の場合，(8.5.1) を検定統計量として平均の検定と同様に母平均の差の検定を，次の手順でできる．

§8.5 平均の差の検定　175

● **平均の差の検定（母分散が既知の場合）**

帰無仮説 H_0： $\mu_1 = \mu_2$

対立仮説 H_1： （a）$\mu_1 \neq \mu_2$　（b）$\mu_1 > \mu_2$　（c）$\mu_1 < \mu_2$

を検定する方法

（1）有意水準 α を定め，対立仮説 H_1 から棄却域を決める．

（2）標本を抽出し，その実現値から (8.5.1) の Z の値を求める．

（3）（a）両側検定：　$|Z| > z\left(\dfrac{\alpha}{2}\right)$ のとき，H_0 を棄却する．

$|Z| < z\left(\dfrac{\alpha}{2}\right)$ のとき，H_0 を棄却しない．

（b）右側検定：　$Z > z(\alpha)$ のとき，H_0 を棄却する．

$Z < z(\alpha)$ のとき，H_0 を棄却しない．

（c）左側検定：　$Z < -z(\alpha)$ のとき，H_0 を棄却する．

$Z > -z(\alpha)$ のとき，H_0 を棄却しない．

例題 8.5.1

同一のプレパラートを2つの機械 A，B で作っている．それぞれ 40 枚，50 枚の製品を抽出して厚さを測ったら，次のようなデータを得た．

　　　機械 A：　平均　1.50 mm，標準偏差　0.05 mm

　　　機械 B：　平均　1.49 mm，標準偏差　0.04 mm

2つの製品の厚さの品質に差があるかどうか，有意水準5％で検定せよ．

[解]　2つの製品の平均に差があるかどうかの検定だから

$$H_0:\ \mu_1 = \mu_2, \qquad H_1:\ \mu_1 \neq \mu_2$$

機械 A，B の製品の平均をそれぞれ $\overline{X}, \overline{Y}$ とすると，$\overline{X} = 1.50$，$\overline{Y} = 1.49$，$\sigma_1 = 0.05$，$\sigma_2 = 0.04$，$m = 40$，$n = 50$ を (8.5.1) に代入して

$$Z = \frac{1.50 - 1.49}{\sqrt{\dfrac{0.05^2}{40} + \dfrac{0.04^2}{50}}} = 1.03 < z(0.025) = 1.96$$

H_0 は棄却されない．すなわち，製品の厚さの品質に違いがあるとはいえない．

（終）

問 8.5.1 同一の空気清浄器を，畳の部屋とフローリングの部屋で使っている．その空気清浄器をそれぞれ 50 室で使用し，フィルターの寿命を調べたら，その平均について次のデータが得られた．畳とフローリングで部屋の空気の状態に差があるといえるか，有意水準 5％で検定せよ．

$$\text{畳　の　部　屋：\quad 平均\quad 1250\text{時間，標準偏差\quad 70 時間}}$$
$$\text{フローリングの部屋：\quad 平均\quad 1230\text{時間，標準偏差\quad 80 時間}}$$

◯ 母分散が未知でも，等分散の場合

母分散が未知のときは (8.5.1) は使えないが，等分散 $\sigma_1^2 = \sigma_2^2$ の場合，これを σ^2 とおけば，定理 7.2.2 より $\dfrac{(m-1)S_1^2}{\sigma^2}, \dfrac{(n-1)S_2^2}{\sigma^2}$ はそれぞれ自由度 $m-1, n-1$ の χ^2 分布になる．定理 6.2.2（χ^2 分布の再生性）より，

$$\frac{(m-1)S_1^2}{\sigma^2} + \frac{(n-1)S_2^2}{\sigma^2}$$

は自由度 $m+n-2$ の χ^2 分布に従う．定理 8.5.1 で $\sigma_1^2 = \sigma_2^2 = \sigma^2$ を代入して，$\bar{X} - \bar{Y}$ を標準化すると

$$\frac{(\bar{X}-\bar{Y})-(\mu_1-\mu_2)}{\sqrt{\dfrac{\sigma^2}{m}+\dfrac{\sigma^2}{n}}}$$

は $N(0,1)$ に従うので，(6.2.8) より

$$T = \frac{(\bar{X}-\bar{Y})-(\mu_1-\mu_2)}{\sqrt{\dfrac{\sigma^2}{m}+\dfrac{\sigma^2}{n}}} \div \sqrt{\frac{(m-1)S_1^2+(n-1)S_2^2}{\sigma^2(m+n-2)}} = \frac{(\bar{X}-\bar{Y})-(\mu_1-\mu_2)}{\sqrt{\left(\dfrac{1}{m}+\dfrac{1}{n}\right)S^2}}$$

$$\left(\text{ただし，}\ S^2 = \frac{(m-1)S_1^2+(n-1)S_2^2}{m+n-2}\right)$$

は自由度 $m+n-2$ の t 分布に従う．

$$\text{帰無仮説}\ H_0: \quad \mu_1 = \mu_2$$

が成り立つと仮定すれば

$$T = \frac{\bar{X}-\bar{Y}}{\sqrt{\left(\dfrac{1}{m}+\dfrac{1}{n}\right)S^2}} \quad \left(\text{ただし，}\ S^2 = \frac{(m-1)S_1^2+(n-1)S_2^2}{m+n-2}\right) \quad (8.5.2)$$

は自由度 $m+n-2$ の t 分布に従う．よって，(8.5.2) を検定統計量として等

分散である母集団の平均の差を次のように検定できる．

● 平均の差の検定（母分散が未知でも，等分散の場合）

帰無仮説 H_0： $\mu_1 = \mu_2$
対立仮説 H_1： （a） $\mu_1 \neq \mu_2$ （b） $\mu_1 > \mu_2$ （c） $\mu_1 < \mu_2$
を検定する方法
 (1) 有意水準 α を定め，対立仮説 H_1 から棄却域を決める．
 (2) 標本を抽出し，その平均から(8.5.2)の T の値を求める．
 (3) （a） 両側検定： $|T| > t_{m+n-2}\left(\dfrac{\alpha}{2}\right)$ のとき，H_0 を棄却する．

  $|T| < t_{m+n-2}\left(\dfrac{\alpha}{2}\right)$ のとき，H_0 を棄却しない．

  （b） 右側検定： $T > t_{m+n-2}(\alpha)$ のとき，H_0 を棄却する．
   $T < t_{m+n-2}(\alpha)$ のとき，H_0 を棄却しない．
  （c） 左側検定： $T < -t_{m+n-2}(\alpha)$ のとき，H_0 を棄却する．
   $T > -t_{m+n-2}(\alpha)$ のとき，H_0 を棄却しない．

── 例題 8.5.2 ──

20匹の実験動物を無作為に2群に分け，A, Bという2種類の飼料を別々に一定期間与えた後，それぞれの体重増を調べたら，次のデータが得られた．等分散であることを仮定して，A, Bそれぞれの体重増に有意差があるかどうかを有意水準5％で検定せよ．

| A | 80 | 70 | 87 | 71 | 75 | 76 | 71 | 79 | 70 | 75 |
| B | 72 | 67 | 64 | 73 | 70 | 59 | 65 | 58 | 82 | 68 |

[解] 飼料 A, B による体重増の平均を $\overline{X}, \overline{Y}$，不偏分散を S_1^2, S_2^2 とすると
$$\overline{X} = 75.4, \quad \overline{Y} = 67.8, \quad S_1^2 = 29.6, \quad S_2^2 = 49.73$$
$$S^2 = \frac{(m-1)S_1^2 + (n-1)S_2^2}{m+n-2} = 39.665$$

(8.5.2)に代入して
$$T = 2.699 > t_{18}(0.025) = 2.101$$

したがって，飼料 A, B による体重増の平均は有意差がある．　　　　（終）

問 8.5.2　ある溶液の濃度を A, B 2 人の学生が 8 回測定して次の結果を得た．2 人の測定結果に有意差があるか．等分散であると仮定して，有意水準 5％ で検定せよ．

```
A :   18.7   21.2   20.9   19.6   20.8   19.9   20.2   18.9
B :   20.2   18.6   19.1   21.3   19.9   18.7   17.9   18.9
```

―――――――――――― 問題 8.5 ――――――――――――

① A, B 2 つの工場で作っている同一食品中のナトリウムの含有量に差があるかどうかを調べるために標本を抽出し，次の結果を得た．食品中のナトリウムの含有量について，等分散であると仮定して，有意水準 5％ で検定せよ．

```
A :   620   605   630   613   633   637   643   609
B :   608   627   615   612   629   624   603   631   628   635
```

② A, B 2 つの病院にある病気で入院した患者が完治して退院するまでの平均入院日数を調べたところ，次の結果を得た．2 つの病院の平均入院日数に差があるといえるか．等分散であると仮定して，有意水準 5％ で検定せよ．

```
A 病院：　患者 16 人　平均 15.2 日　不偏分散 7.40
B 病院：　患者 10 人　平均 13.9 日　不偏分散 6.56
```

§8.6 分散の検定

○ 分散の検定

母分散が未知の正規母集団 $N(\mu, \sigma^2)$ から抽出された大きさ n の標本の不偏分散を S^2 とする．$H_0 : \sigma^2 = \sigma_0^2$ が成り立つとき，定理 7.2.2 より

$$\chi^2 = \frac{(n-1)S^2}{\sigma_0^2} \tag{8.6.1}$$

は自由度 $n-1$ の χ^2 分布に従う．よって，(8.6.1) を検定統計量として，母分散が特定の値 σ_0^2 であるかどうかの検定を行う．

● 分散の検定

帰無仮説 H_0: $\sigma^2 = \sigma_0^2$
対立仮説 H_1: （a） $\sigma^2 \neq \sigma_0^2$ （b） $\sigma^2 > \sigma_0^2$ （c） $\sigma^2 < \sigma_0^2$
を検定する方法

（1） 有意水準 α を定め，対立仮説 H_1 から棄却域を決める．

（2） 標本を抽出し，その実現値から (8.6.1) の χ^2 の実現値 χ_0^2 を求める．

（3） （a） 両側検定： $\chi_0^2 < \chi_{n-1}^2\left(1-\dfrac{\alpha}{2}\right)$ または $\chi_0^2 > \chi_{n-1}^2\left(\dfrac{\alpha}{2}\right)$ のとき，H_0 を棄却する．

$\chi_{n-1}^2\left(1-\dfrac{\alpha}{2}\right) < \chi_0^2 < \chi_{n-1}^2\left(\dfrac{\alpha}{2}\right)$ のとき，H_0 を棄却しない．

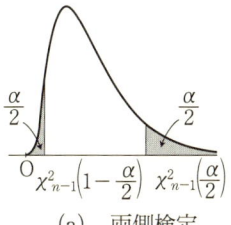

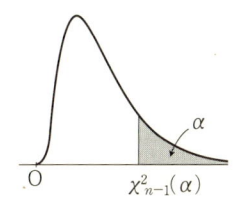

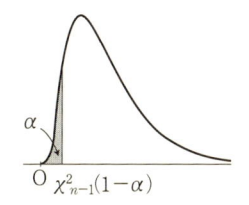

（a） 両側検定　　（b） 右側検定　　（c） 左側検定

図 8.4

(b) 右側検定： $\chi_0^2 > \chi_{n-1}^2(\alpha)$ のとき，H_0 を棄却する．
$\chi_0^2 < \chi_{n-1}^2(\alpha)$ のとき，H_0 を棄却しない．
(c) 左側検定： $\chi_{n-1}^2(1-\alpha) > \chi_0^2$ のとき，H_0 を棄却する．
$\chi_{n-1}^2(1-\alpha) < \chi_0^2$ のとき，H_0 を棄却しない．

―― 例題 8.6.1 ――
　ある工場で製品のばらつきを少なくするために，製造方法を変えて製品を作り，その中から8個の標本を取り出し，次のようなデータを得た．いままでの製造方法による製品の分散は 0.03 である．製造方法の変更によりばらつきが少なくなったといえるかを有意水準5％で検定せよ．

　　　　7.33　7.51　7.47　7.41　7.39　7.68　7.53　7.43

[解] H_0： $\sigma^2 = 0.03$,　　H_1： $\sigma^2 < 0.03$
$n=8$, $S^2 = 0.0115$, $\sigma_0^2 = 0.03$ を (8.6.1) に代入して
$$\chi_0^2 = 2.68 > \chi_7^2(0.95) = 2.17$$
したがって，ばらつきが少なくなったとはいえない．

　χ_0^2 の値と $\chi_7^2(0.95)$ の値の差が小さく第2種の過誤の可能性が高いので，標本数を大きくして，再検定をすると第2種の過誤の確率を低くすることができる．　　　　　　　　　　　　　　　　　　　　　　　　　　　　　(終)

問 8.6.1　例題 8.6.1 の工場で，20個の標本を取り出し，次のようなデータを得た．製造方法の変更によりばらつきが少なくなったといえるかを有意水準5％で検定せよ．

　　　7.35　7.47　7.39　7.55　7.68　7.33　7.31　7.42　7.39　7.57
　　　7.69　7.51　7.53　7.47　7.41　7.53　7.37　7.46　7.29　7.63

○ 等分散の検定

　X, Y がそれぞれ独立に正規母集団 $N(\mu_1, \sigma_1^2)$, $N(\mu_2, \sigma_2^2)$ の確率変数のとき，それぞれ大きさ m, n の標本を抽出し，不偏分散をそれぞれ S_1^2, S_2^2 とする．$H_0: \sigma_1^2 = \sigma_2^2$ が成り立つ場合，これを σ^2 とおけば，定理 7.2.2 より

$\dfrac{(m-1)S_1^2}{\sigma^2}$, $\dfrac{(n-1)S_2^2}{\sigma^2}$ はそれぞれ自由度 $m-1$, $n-1$ の χ^2 分布になる．(6.2.10) より

$$F = \frac{S_1^2}{S_2^2} \tag{8.6.2}$$

は自由度 $(m-1, n-1)$ の F 分布に従う．よって，(8.6.2) を検定統計量として 2 つの正規母集団の分散に差があるかどうかの検定を次のように行う．

● 等分散の検定

2 つの正規母集団 $N(\mu_1, \sigma_1^2)$, $N(\mu_2, \sigma_2^2)$ において，母分散 σ_1^2, σ_2^2 が未知の場合

  帰無仮説 H_0： $\sigma_1^2 = \sigma_2^2$, 対立仮説 H_1： $\sigma_1^2 \neq \sigma_2^2$

を検定する方法

（1）有意水準 α を定め，対立仮説 H_1 から両側に棄却域を決める．

（2）標本を抽出し，その実現値から (8.6.2) の F の値を $F > 1$ になるように求める．

（3）数表 6 より，$F_{n-1}^{m-1}(\alpha/2)$ の値を求め

  $F > F_{n-1}^{m-1}(\alpha/2)$ ならば，H_0 を棄却する．

  $F < F_{n-1}^{m-1}(\alpha/2)$ ならば，H_0 を棄却しない．

例題 8.6.2

例題 8.5.2 の A, B の母集団の分散に差があるかどうかを有意水準 5% で検定せよ．

[解] A の不偏分散は 29.6, B の不偏分散は 49.73 なので

$$F = \frac{49.73}{29.6} = 1.68 < F_9^9(0.025) = 4.03$$

したがって，H_0 を棄却しない．すなわち，母分散に有意差があるとはいえない． （終）

問 8.6.2 問 8.5.2 の A, B 2 人の測定値の母分散に差があるかどうかを有意水準 5% で検定せよ．

問題 8.6

1 問題 8.5 **1** の A，B のナトリウム含有量の母分散に有意差があるかどうかを有意水準 5％で検定せよ．

※※※※※※※※※※※ **章末問題** ※※※※※※※※※※※

1 睡眠薬 X を 12 人の患者にのませて睡眠時間の増加を調べたら，次のような結果になった．

　　0.8　0.9　−1.0　3.5　2.6　1.8　−0.5　1.1　−0.2　1.9　0.1　1.5

この睡眠薬は効果があるといえるかを有意水準 1％で検定せよ．

2 ある機械部品の不良率は 3.5％であった．最近，製造方法を変更したので，不良率が改善されたかどうかをみるために，125 個の製品を調べたら，3 個の不良品があった．不良率は改善されたといえるかを有意水準 5％で検定せよ．

3 A 特定医療病院における病気 X の入院患者の死亡率は 7.5％である．昨年，この病院に病気 X のために入院した患者 879 人のうち 59 人が亡くなった．昨年のこの病院での病気 X の死亡率は，例年と変わらないかどうかを有意水準 5％で検定せよ．

4 ある番組で，果物の種類と頭の働きの関係を調べるために次のような実験を行った．学力が同じと考えられる学生 10 人を 2 つのグループに分け，朝起きてすぐ，それぞれのグループに A，B 別々の果物 400 g を食べた後，簡単な計算問題を 80 問解いてもらった．その結果，果物 A を食べた A グループは，それぞれ {28, 61, 39, 72, 45} 問正解で，果物 B を食べた B グループは，それぞれ {19, 45, 29, 43, 23} 問正解であった．それぞれの母集団が正規分布に従うとして，正解の平均に有意差があるといえるかを有意水準 5％で検定せよ．

問 題 解 答

第 1 章　資料の整理

§1.1　(p.2)

問 1.1.1　(1)　最大値：360，最小値：82，度数分布表：表 A.1

(2)　ヒストグラム：図 A.1，　　累積度数折れ線：図 A.2

表 A.1

階　級	度数	累積度数
100 未満	2	2
100～150	14	16
150～200	16	32
200～250	8	40
250～300	6	46
300～350	4	50
350 以上	2	52

表 A.2

階　級	度　数	累積度数
100 未満	2	2
100～110	4	6
110～120	14	20
120～130	11	31
130～140	9	40
140～150	1	41
150～160	2	43
160 以上	2	45

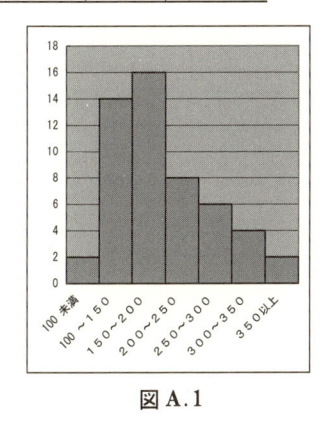

図 A.1

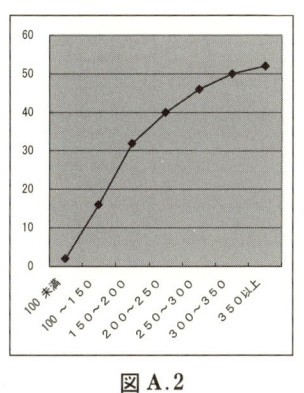

図 A.2

問題 1.1

[1]　(1)　最大値：168，最小値：93，度数分布表：表 A.2

(2) ヒストグラム：図A.3，累積度数折れ線：図A.4

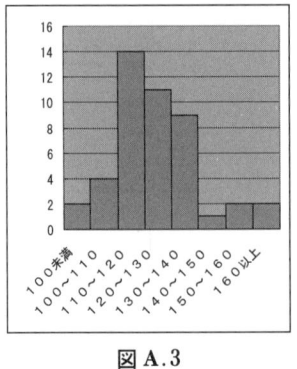

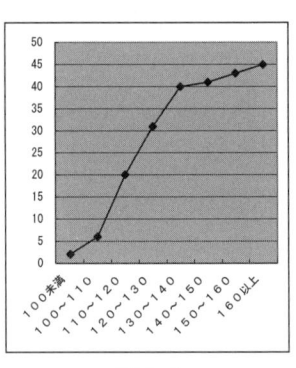

図A.3

図A.4

② 相対度数，累積度数，累積相対度数表：表A.3

表A.3

階級値	度　数	累積度数	相対度数	累積相対度数
148	2	2	0.02	0.02
151	8	10	0.08	0.10
154	25	35	0.25	0.35
157	21	56	0.21	0.56
160	21	77	0.21	0.77
163	11	88	0.11	0.88
166	10	98	0.10	0.98
169	2	100	0.02	1.00

ヒストグラム：図A.5，累積度数折れ線：図A.6

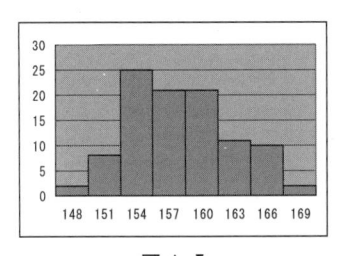

図A.5

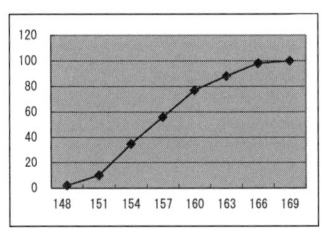

図A.6

3 相対度数，累積度数，累積相対度数：表 A.4

表 A.4

階　級	度　数	相対度数	累積度数	累積相対度数
340～380	2	0.044	2	0.044
380～420	5	0.111	7	0.156
420～460	13	0.289	20	0.444
460～500	14	0.311	34	0.756
500～540	9	0.200	43	0.956
540～580	2	0.044	45	1.000

ヒストグラム：図 A.7，累積度数折れ線：図 A.8

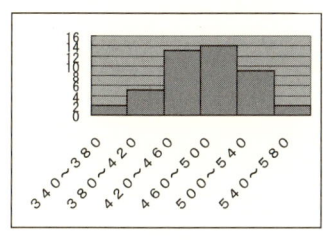

図 A.7

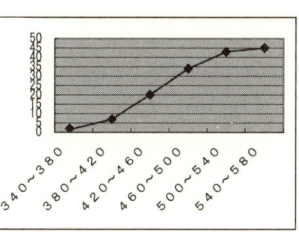

図 A.8

§1.2 (p.18)

問 1.2.1　元のデータの平均：194.0，標準偏差：72.7

度数分布表の平均：196.2，標準偏差：73.6

$(\bar{x}-\sigma, \bar{x}+\sigma) = (121.3, 266.7)$，32 名，61.5%

$(\bar{x}-2\sigma, \bar{x}+2\sigma) = (48.6, 339.4)$，49 名，94.2%

問題 1.2

1　$\sum_{i=1}^{n}(X_i - \bar{X}) = \sum_{i=1}^{n} X_i - \sum_{i=1}^{n} \bar{X} = n\bar{X} - n\bar{X} = 0$

2　問題 1.1 2　平均：158.02，分散：22.54

　　問題 1.1 3　平均：465.78，分散：2215.51

3　(1) ヒストグラム：図 A.9

　(2) 平均：43.84，標準偏差：9.06　　(3) 75%，94%

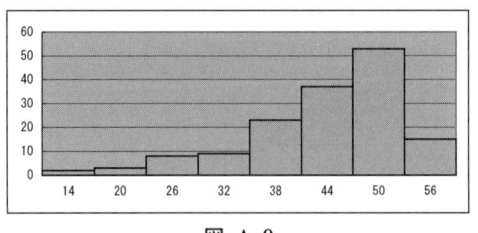

図 A.9

4 平均：124.6，標準偏差：2.28
5 平均：31.2，標準偏差：2.891
6 平均：3.75，標準偏差：0.72

§1.3 (p.23)

問 1.3.1 （1） 中央値：小さい順に並べた 26 番目 176 と 27 番目 184 の平均だから 180，最頻値：度数分布表では 150〜200 の階級，元のデータでは，それぞれ 2 回ずつある 108，157，198，220，275
（2） 四分位数：$Q_1=134.5$，$Q_3=236.5$，四分位範囲：$Q_3-Q_1=102$

問題 1.3

1 （1） 平均：263.7，標準偏差：35.64　　（2） 中央値：254.5
2 四分位数：$Q_1=39.0$，$Q_3=50.5$　四分位範囲：$Q_3-Q_1=11.5$
3 中央値：124　最頻値：124
4 （1） 平均：3.23，標準偏差：0.414　　（2） 範囲：1.4，ミッドレンジ：3.5
（3） 中央値：3.1，最頻値：2.9，平均＞中央値＞最頻値であるから，正（右）に歪んだグラフである．

● 章末問題 (p.26)

1 （1） 最大値：121，最小値：78，度数分布表：表 A.5
（2） ヒストグラム：図 A.10
（3） 元のデータからの平均値：95.7，度数分布表からの平均値：95.8
（4） 元のデータからの標準偏差：12.56，度数分布表からの標準偏差：13.11
（5） 四分位範囲：$Q_3-Q_1=23.8$

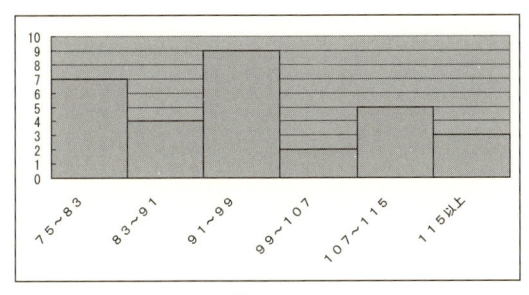

問題解答　187

図 A.10

表 A.5

階　級	度　数
75〜83	7
83〜91	4
91〜99	9
99〜107	2
107〜115	5
115 以上	3

2　（1）　最大値：120，最小値：10
　　　　　度数分布表：表 A.6
　　（2）　ヒストグラム：図 A.11
　　　　　累積度数折れ線：図 A.12
　　（3）　平均値：54.5，標準偏差：29.7
　　（4）　最頻値：30，中央値：50

表 A.6

階　級	度　数
18 未満	6
18〜36	14
36〜54	9
54〜72	9
72〜90	8
90〜108	6
108 以上	3

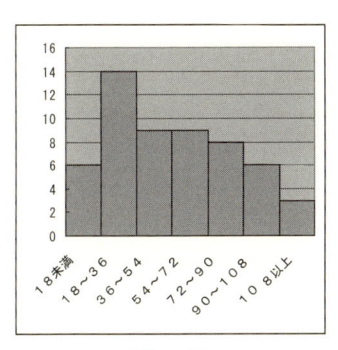

図 A.11 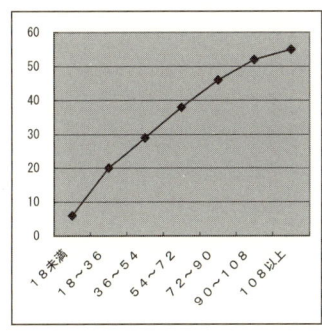　　　　　図 A.12

3 (1) 最大値：21，最小値：3，度数分布表：表 A.7，ヒストグラム：図 A.13
(2) 平均：11.1，標準偏差：4.97

表 A.7

階　級	度　数
4.5 未満	4
4.5〜7	6
7〜9.5	11
9.5〜12	3
12〜14.5	8
14.5〜17	6
17〜19.5	4
19.5 以上	3

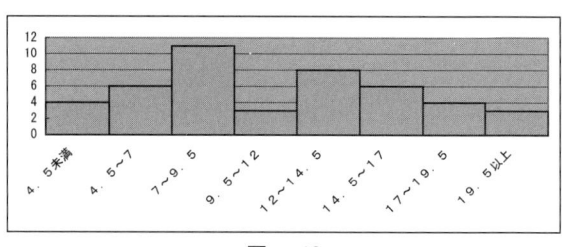

図 A.13

第 2 章　確　率

§ 2.1 (p. 28)

問 2.1.1　$U=\{1,2,3,4,5,6\}$, $A=\{2,4,6\}$, $B=\{3,6\}$, $C=\{2,3,5\}$ だから

(1) $P(A)=P(C)=\dfrac{1}{2}$, $P(B)=\dfrac{1}{3}$　　(2) $A\cup B=\{2,3,4,6\}$, $A\cap C=\{2\}$

(3) $P(A\cup B)=\dfrac{2}{3}$, $P(A\cap C)=\dfrac{1}{6}$

問題 2.1

1 (1) $U=\{\text{HH, TH, HT, TT}\}$　　(2) $\dfrac{1}{4}$　　(3) $\dfrac{3}{4}$

2 (1) $\dfrac{1}{4}$　　(2) $\dfrac{1}{52}$　　(3) 素数は $\{2,3,5,7,11,13\}$ であるから，$\dfrac{6}{13}$

(4) $\dfrac{3}{26}$

§ 2.2 (p. 33)

問 2.2.1　(1) $\dfrac{1}{36}, \dfrac{1}{12}, \dfrac{1}{6}, \dfrac{1}{36}$　　(2) $\dfrac{11}{36}$

問 2.2.2　(1) $\dfrac{4}{7}$　(2) $\dfrac{1}{2}$　(3) $\dfrac{2}{7}$　[(2.2.4)]　(4) $\dfrac{3}{7}\cdot\dfrac{2}{6}=\dfrac{1}{7}$　(5) $\dfrac{3}{7}$

問題 2.2

① $P(\overline{A} \cap \overline{B}) = P(\overline{A \cup B}) = 1 - P(A \cup B)$ ［余事象の定理］
$\qquad = 1 - \{P(A) + P(B) - P(A \cap B)\}$ ［加法定理(2.2.2)］
$\qquad = 1 - P(A) - P(B) + P(A)P(B)$ ［(2.2.5)］
$\qquad = (1 - P(A))(1 - P(B)) = P(\overline{A})P(\overline{B})$ ［余事象の定理］

ゆえに，$\overline{A}$ と $\overline{B}$ は互いに独立である．

② 表の出る回数が 4 回以下である事象は，5 回とも表が出る事象の余事象であるから $\quad 1 - \left(\frac{1}{2}\right)^5 = \frac{31}{32}$ ［(2.2.1)］

③ （1） $1 - \left(\frac{5}{6}\right)^4 = 0.518$ ［(2.2.1)］ （2） $1 - \left(\frac{35}{36}\right)^{24} = 0.491$ ［(2.2.1)］

④ （1） 0.14 ［(2.2.2)］ （2） $0.05 \div 0.12 = 0.42$ ［(2.2.3)］

⑤ （1） $P(A) = \frac{1}{2}$, $P(B) = \frac{12}{60} = \frac{1}{5}$, $P(A \cap B) = \frac{6}{60} = \frac{1}{10}$, $P(A \cup B) = \frac{1}{2} + \frac{1}{5} - \frac{1}{10} = \frac{3}{5}$ ［(2.2.2)］ （2） $P(A \cap B) = P(A)P(B)$ より，独立である．

⑥ （1） $P(A) = \frac{29}{59}$, $P(B) = \frac{11}{59}$, $P(A \cap B) = \frac{5}{59}$
$P(A \cup B) = \frac{29}{59} + \frac{11}{59} - \frac{5}{59} = \frac{35}{59}$ （2） $P(A \cap B) \neq P(A)P(B)$ より，独立でない．

§2.3 (p.39)

問 2.3.1 （1） $\frac{1}{4} \cdot \frac{4}{9} + \frac{3}{4} \cdot \frac{7}{9} = \frac{25}{36}$ ［(2.3.4)］ （2） $\frac{5}{11}$ ［(2.3.2)］

問題 2.3

① （1） 0.31 ［(2.3.4)］ （2） $\frac{3}{31}$ ［(2.3.3)］
（3） 0.58 ［(2.2.2)(2.2.4)］

② （1） $\frac{1}{6} \cdot \frac{4}{10} + \frac{2}{6} \cdot \frac{7}{10} + \frac{3}{6} \cdot \frac{5}{10} = \frac{11}{20}$ ［(2.3.1)］ （2） $\frac{4}{33}$
（3） $\frac{2}{9}$ ［(2.3.5)］

③ 0.18 ［(2.3.5)］

④ （1） 0.0057 ［(2.3.1)］ （2） $\frac{25}{57} = 0.439$ ［(2.3.5)］

⑤ （1） 0.0895 ［(2.3.1)］ （2） 0.2011

§2.4 (p.44)

問2.4.1 $_{52}P_5 = 311875200$ 問2.4.2 $_{52}C_5 = 2598960$

問2.4.3 （1） $_5C_2\left(\dfrac{1}{2}\right)^2\left(1-\dfrac{1}{2}\right)^3 = \dfrac{5}{16}$　（2） $_5C_4\left(\dfrac{1}{2}\right)^5 + _5C_5\left(\dfrac{1}{2}\right)^5 = \dfrac{3}{16}$

問題 2.4

[1] $_6C_3(0.3)^3(0.7)^3 + _6C_4(0.3)^4(0.7)^2 + _6C_5(0.3)^5(0.7) = 0.255$

[2] （1） $\dfrac{4}{_{52}C_5} = 0.0000015$　（2） $\dfrac{36}{_{52}C_5} = 0.0000139$　（3） 0.0002401

（4） $\dfrac{13 \cdot 12 \cdot _4C_3 \cdot _4C_2}{_{52}C_5} = 0.0014406$　（5） 0.0019654　（6） 0.0039246

（7） 0.0211285　（8） 0.047539　（9） 0.422569

● 章末問題 (p.50)

[1] （1） {HHHH, THHH, HTHH, HHTH, HHHT, TTHH, THTH, THHT, HTTH, HTHT, HHTT, TTTH, TTHT, THTT, HTTT, TTTT}　（2） $\dfrac{11}{16}$

[2] （1） $0.7 + 0.5 - 0.3 = 0.9$　（2） $1 - P(A) = 0.3$　（3） $P(A) - P(A \cap B) = 0.4$　（4） 0.8 〔(2.2.2)〕　（5） 0.8 〔(2.2.1)(2.2.3)〕

[3] 9になる場合：$\{1,2,6\}\{1,3,5\}\{2,3,4\}$ は各6通り，$\{1,4,4\}\{2,2,5\}$ は各3通り，$\{3,3,3\}$ は1通りの合計25通り

10になる場合：$\{1,3,6\}\{1,4,5\}\{2,3,5\}$ は各6通り，$\{2,4,4\}\{2,2,6\}\{3,3,4\}$ は各3通りの合計27通り

したがって，9になる確率は $\dfrac{25}{216}$，10になる確率は $\dfrac{1}{8}$

[4] （1） $A \cap B \cap C$：1回目に2の目が出て，2回目に4の目が出る事象

$P(A) = \dfrac{1}{6}$, $P(B) = \dfrac{1}{2}$, $P(C) = \dfrac{1}{3}$, $P(A \cap B \cap C) = \dfrac{1}{36}$ より成り立つ．

（2） $A \cap B$：1回目に2の目が出て，2回目に4以上の目が出る事象

$A \cap C$：1回目に2の目が出て，2回目に4以下の目が出る事象

$B \cap C$：1回目に2以上4以下の目が出て，2回目に4の目が出る事象

$P(A \cap B) = \dfrac{1}{12} = P(A)P(B)$, $P(A \cap C) = \dfrac{1}{9} \neq P(A)P(C)$,

$P(B \cap C) = \dfrac{1}{12} \neq P(B)P(C)$　ゆえに，A, B, C は互いに独立でない．

5 1個のさいころを2回投げたとき，次の事象 A, B, C が条件を満たす．

A：1回目に偶数の目が出る．

B：2回目に奇数の目が出る．

C：1回目に出た目の数と2回目に出た目の数の和が偶数である．

$$P(A) = P(B) = P(C) = \frac{1}{2}, \quad P(A \cap B) = P(A \cap C) = P(B \cap C) = \frac{1}{4},$$

$$P(A \cap B \cap C) = 0$$

6 全確率の公式より，$P(B) = P(A \cap B) + P(\overline{A} \cap B)$

A と B は互いに独立であるから，$P(A \cap B) = P(A)P(B)$

$$P(\overline{A} \cap B) = P(B) - P(A \cap B) = P(B) - P(A)P(B)$$

$$= (1 - P(A))P(B) = P(\overline{A})P(B) \qquad \text{ゆえに } \overline{A} \text{ と } B \text{ も互いに独立．}$$

7 1回目に黒球が出る事象を A，2回目に黒球が出る事象を B とする．

$$P(B) = \frac{b}{b+r} \cdot \frac{b+c}{b+r+c} + \frac{r}{b+r} \cdot \frac{b}{b+r+c} = \frac{b}{b+r}, \qquad P(A|B) = \frac{b+c}{b+r+c}$$

8 $\left(\dfrac{5}{6}\right)^{n-1}\left(\dfrac{1}{6}\right), \quad 1 - \left(\dfrac{5}{6}\right)^n$

9 $P(A \cup B \cup C) = P((A \cup B) \cup C) = P(A \cup B) + P(C) - P((A \cup B) \cap C)$

$= P(A) + P(B) - P(A \cap B) + P(C) - P((A \cap C) \cup (B \cap C))$

$= P(A) + P(B) + P(C) - P(A \cap B)$

$\qquad - \{P(A \cap C) + P(B \cap C) - P((A \cap C) \cap (B \cap C))\}$

$= P(A) + P(B) + P(C) - P(A \cap B) - P(A \cap C) - P(B \cap C) + P(A \cap B \cap C)$

第3章 確率分布

§3.1 (p.52)

問 3.1.1 （1） どの目が出る確率も $\dfrac{1}{6}$ であるから確率分布は

$$P(X = x) = \frac{1}{6} \quad (x = 1, 2, 3, 4, 5, 6), \quad \text{確率分布表：表 A.8}$$

表 A.8

X	1	2	3	4	5	6
$P(X=x)$	$\dfrac{1}{6}$	$\dfrac{1}{6}$	$\dfrac{1}{6}$	$\dfrac{1}{6}$	$\dfrac{1}{6}$	$\dfrac{1}{6}$

（2） 分布関数 $F(x) = P(X \leqq x)$ は $x < 1$ のとき $F(x) = 0$

$1 \leqq x < 2$ のとき $F(x) = \dfrac{1}{6}$

$2 \leqq x < 3$ のとき $F(x) = \dfrac{1}{3}$

$3 \leqq x < 4$ のとき $F(x) = \dfrac{1}{2}$

$4 \leqq x < 5$ のとき $F(x) = \dfrac{2}{3}$

$5 \leqq x < 6$ のとき $F(x) = \dfrac{5}{6}$

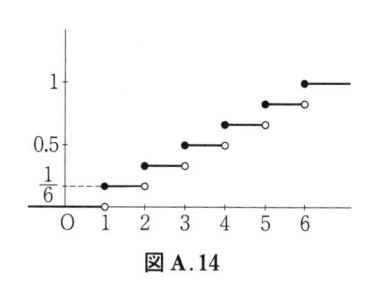

$6 \leqq x$ のとき $F(x) = 1$，分布関数のグラフは図 A.14

図 A.14

問 3.1.2 （1） グラフは図 A.15

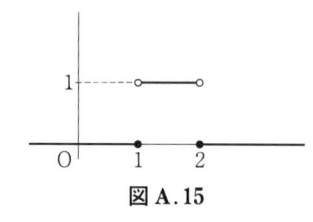

図 A.15 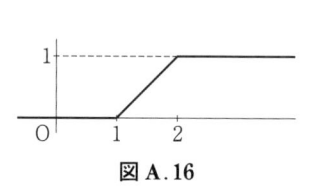   図 A.16

（2） $F(x) = \begin{cases} 0 & (x \leqq 1) \\ x-1 & (1 < x < 2) \\ 1 & (x \geqq 2) \end{cases}$，グラフは図 A.16

（3） $P(1.5 \leqq x \leqq 1.8) = F(1.8) - F(1.5) = 0.3$

問題 3.1

[1] （1） 2枚の硬貨を投げたとき，表と裏の出方は $\{HH, HT, TH, TT\}$ の 4 通りである．確率変数 X は，HH のとき -2，HT, TH のとき 0，TT のとき $+2$ である．

X の確率分布は，$P(X=-2) = 0.25$，$P(X=0) = 0.5$，$P(X=+2) = 0.25$

X	-2	0	2
$P(X)$	0.25	0.5	0.25

（2） $F(X) = \begin{cases} 0 & (x < -2) \\ 0.25 & (-2 \leqq x < 0) \\ 0.75 & (0 \leqq x < 2) \\ 1 & (x \geqq 2) \end{cases}$

グラフは図 A.17

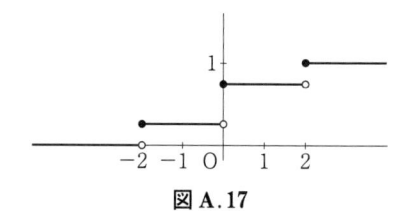

図 A.17

問題解答　193

2 (1) 2個の色の可能な組合せと確率分布を表にすると

色の組合せ	赤赤	赤白	赤青	白白	白青	青青
確率変数 X	-2	0	1	2	3	4
確率 $P(X)$	$\frac{_4C_2}{_9C_2}$	$\frac{4\cdot 3}{_9C_2}$	$\frac{4\cdot 2}{_9C_2}$	$\frac{_3C_2}{_9C_2}$	$\frac{3\cdot 2}{_9C_2}$	$\frac{1}{_9C_2}$

X の確率分布は，$P(X=-2)=\frac{1}{6}$，$P(X=0)=\frac{1}{3}$，$P(X=1)=\frac{2}{9}$

$$P(X=2)=\frac{1}{12},\ P(X=3)=\frac{1}{6},\ P(X=4)=\frac{1}{36}$$

(2) $F(x)=0\ (x<-2)$，$\frac{1}{6}\ (-2\leqq x<0)$，$\frac{1}{2}\ (0\leqq x<1)$，$\frac{13}{18}\ (1\leqq x<2)$，$\frac{29}{36}\ (2\leqq x<3)$，$\frac{35}{36}\ (3\leqq x<4)$，$1\ (x\geqq 4)$，

グラフは図 A.18

(3) $P(X\geqq 1)=1-\frac{1}{2}=\frac{1}{2}$

図 A.18

3 (1) グラフは図 A.19

(2) $F(x)=\begin{cases} 0 & (x\leqq 0) \\ x^2 & (0<x<1) \\ 1 & (x\geqq 1) \end{cases}$

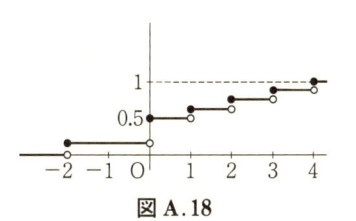

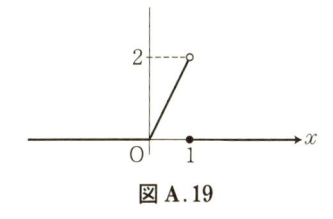

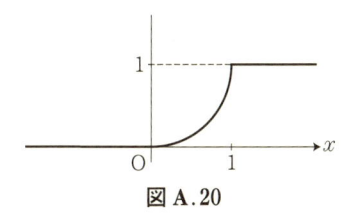

図 A.19　　図 A.20

$F(x)$ のグラフは図 A.20

(3) $P(X\geqq 0.3)=\int_{0.3}^{1} 2x\,dx=0.91$

4 (1) グラフは図 A.21

(2) $F(x)=\begin{cases} 0 & (x<a) \\ \dfrac{x-a}{b-a} & (a\leqq x\leqq b), \\ 1 & (x>b) \end{cases}$　グラフは図 A.22

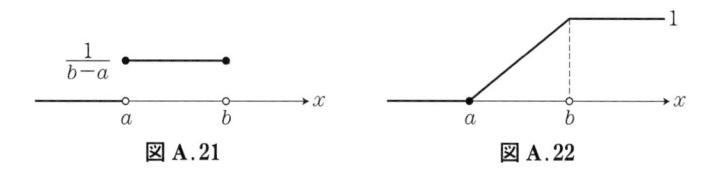

図 A.21   図 A.22

§3.2 (p.60)

問 3.2.1　$E(X)=3.5$　　　問 3.2.2　$E(X)=1.5$

問 3.2.3　（1）$P(X=i, Y=j)=\dfrac{1}{4}$　$(i, j=0, 1)$

（2）$P(X=i)=P(Y=j)=\dfrac{1}{2}$　（3）$P(X=i, Y=j)=P(X=i)\cdot P(Y=j)$

問 3.2.4　各さいころの目の数を確率変数 X_1, X_2 とすると，$X=X_1+X_2$ であるから，$E(X)=E(X_1)+E(X_2)=3.5+3.5=7$

問題 3.2

$\boxed{1}$　$E(X)=0$　　$\boxed{2}$　$E(X)=\dfrac{2}{3}$

$\boxed{3}$　（1）(3.1.4) より $\int_0^1 a(1-x)\,dx=1$ であるから $a=2$，グラフは図 A.23

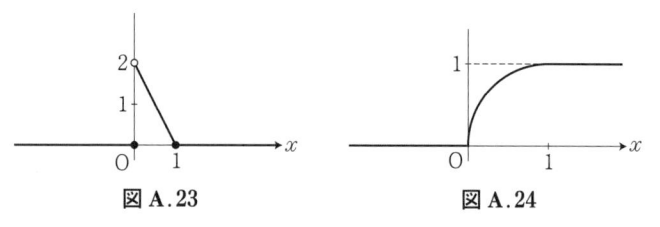

図 A.23   図 A.24

（2）$F(x)=\begin{cases} 0 & (x\leqq 0) \\ 2x-x^2 & (0<x<1) \\ 1 & (x\geqq 1) \end{cases}$，グラフは図 A.24

（3）$E(X)=\displaystyle\int_0^1 2x(1-x)\,dx=\dfrac{1}{3}$

$\boxed{4}$　$E(X)=\dfrac{a+b}{2}$

$\boxed{5}$　$E(aX^2+bX+c)=\displaystyle\int_{-\infty}^{\infty}(ax^2+bx+c)f(x)\,dx$　[(3.2.4)]

$=a\displaystyle\int_{-\infty}^{\infty}x^2 f(x)\,dx+b\int_{-\infty}^{\infty}xf(x)\,dx+c\int_{-\infty}^{\infty}f(x)\,dx$

問 題 解 答　195

$$= aE(X^2) + bE(X) + c \quad [(3.1.4)]$$

6 $E(X+Y) = \int_{-\infty}^{\infty}\int_{-\infty}^{\infty}(x+y)f(x,y)\,dx\,dy$
$= \int_{-\infty}^{\infty}x\int_{-\infty}^{\infty}f(x,y)\,dy\,dx + \int_{-\infty}^{\infty}y\int_{-\infty}^{\infty}f(x,y)\,dx\,dy = \int_{-\infty}^{\infty}xf_X(x)\,dx + \int_{-\infty}^{\infty}yf_Y(y)\,dy$
$= E(X) + E(Y),\quad$ (3.2.14)は(3.2.13)をくり返す．

(3.2.15)　X, Y が独立のとき，(3.2.11)より $f(x,y) = f_X(x)\cdot f_Y(y)$ であるから
$$E(XY) = \int_{-\infty}^{\infty}\int_{-\infty}^{\infty}xyf(x,y)\,dx\,dy = \int_{-\infty}^{\infty}\int_{-\infty}^{\infty}xyf_X(x)f_Y(y)\,dx\,dy$$
$$= \left(\int_{-\infty}^{\infty}xf_X(x)\,dx\right)\left(\int_{-\infty}^{\infty}yf_Y(y)\,dy\right) = E(X)E(Y)$$

§3.3　(p.66)

問 3.3.1　$V(X) = \dfrac{35}{12} = 2.92,\quad \sigma(X) = \sqrt{\dfrac{35}{12}} = 1.71$

問 3.3.2　$V(X) = \int_1^2 x^2\,dx - \left(\dfrac{3}{2}\right)^2 = \dfrac{1}{12},\quad \sigma(X) = \sqrt{\dfrac{1}{12}} = 0.29$

問 3.3.3　$V(X) = V(X_1) + V(X_2) = \dfrac{35}{12} + \dfrac{35}{12} = \dfrac{35}{6} = 5.83,\quad \sigma(X) = \sqrt{\dfrac{35}{6}} = 2.42$

問題 3.3

1　2　　**2**　$\dfrac{49}{18}$

3　$E(X) = \int_0^1 2x^2\,dx = \dfrac{2}{3},\quad V(X) = \int_0^1 2x^3\,dx - \left(\dfrac{2}{3}\right)^2 = \dfrac{1}{18}$

4　$V(X) = \int_a^b \dfrac{x^2}{b-a}\,dx - \left(\dfrac{a+b}{2}\right)^2 = \dfrac{(a-b)^2}{12}$

5　$E(X) = \mu,\ V(X) = \sigma^2$ であるから(3.3.5)より，$\sigma^2 = E(X^2) - \mu^2$，
$$E[X(X-1)] = E(X^2) - E(X) = \sigma^2 + \mu^2 - \mu$$

6　(3.2.5), (3.2.14), (3.3.13), (3.3.6)を用いて
$$E(\bar{X}) = \dfrac{1}{n}\{E(X_1) + E(X_2) + \cdots + E(X_n)\} = \dfrac{n\mu}{n} = \mu$$
$$V(\bar{X}) = \dfrac{1}{n^2}\{V(X_1) + V(X_2) + \cdots + V(X_n)\} = \dfrac{\sigma^2}{n}$$

§3.4　(p.71)

問 3.4.1　$\mu = 2,\ \sigma = \sqrt{2}$ であるから，
$$P(0 < X < 4) = P(|X-2| < 2) = P(|X-\mu| < \sqrt{2}\,\sigma) \geqq 1 - \left(\dfrac{1}{\sqrt{2}}\right)^2 = \dfrac{1}{2},\ 50\% 以上$$

問 3.4.2　3個のさいころを投げて出た目の数を X，8枚の硬貨を投げて表の出た枚

数を Y とすると，$E(X)=10.5$，$E(Y)=4$

それぞれの期待金額は，$E(500X)=5250$ (円)，$E(1000Y)=4000$ (円)

したがって，3個のさいころを投げたほうが得である．

問 3.4.3　A の偏差値：69.2，B の偏差値：82.9

問題 3.4

① $\sigma^2 = \int_{-\infty}^{\infty}(x-\mu)^2 f(x)\,dx$

$= \int_{|x-\mu|\geq k\sigma}(x-\mu)^2 f(x)\,dx + \int_{|x-\mu|<k\sigma}(x-\mu)^2 f(x)\,dx$

$\geq \int_{|x-\mu|\geq k\sigma}(x-\mu)^2 f(x)\,dx$

$\geq k^2\sigma^2 \int_{|x-\mu|\geq k\sigma} f(x)\,dx = k^2\sigma^2 P(|x-\mu|\geq k\sigma)$

両辺を $k^2\sigma^2$ で割ると　　$P(|x-\mu|\geq k\sigma) \leq \dfrac{1}{k^2}$

②※　（1）$\dfrac{k}{n} \leq \dfrac{k+1}{n+1}$ $(0<k<n)$ を用いて，${}_nC_r\left(\dfrac{1}{n}\right)^r < {}_{n+1}C_r\left(\dfrac{1}{n+1}\right)^r$

2項定理(2.4.8)に $a=1$, $b=\dfrac{1}{n}$ を代入して

$$\left(1+\dfrac{1}{n}\right)^n = 1 + {}_nC_1\dfrac{1}{n} + {}_nC_2\left(\dfrac{1}{n}\right)^2 + \cdots + {}_nC_n\left(\dfrac{1}{n}\right)^n$$

$$\left(1+\dfrac{1}{n+1}\right)^{n+1} = 1 + {}_{n+1}C_1\dfrac{1}{n+1} + {}_{n+1}C_2\left(\dfrac{1}{n+1}\right)^2 + \cdots + {}_{n+1}C_n\left(\dfrac{1}{n+1}\right)^n$$

$$+ {}_{n+1}C_{n+1}\left(\dfrac{1}{n+1}\right)^{n+1}$$

2項目から $n+1$ 項目までを比較して　$a_n = \left(1+\dfrac{1}{n}\right)^n < \left(1+\dfrac{1}{n+1}\right)^{n+1} = a_{n+1}$

（2）${}_nC_r\left(\dfrac{1}{n}\right)^r \leq \dfrac{1}{r!} \leq \dfrac{1}{r(r-1)} = \dfrac{1}{r-1} - \dfrac{1}{r}$ $(r\geq 2)$ であるから

$$a_n \leq 1 + 1 + \left(1-\dfrac{1}{2}\right) + \left(\dfrac{1}{2}-\dfrac{1}{3}\right) + \cdots + \left(\dfrac{1}{n-1}-\dfrac{1}{n}\right) = 3 - \dfrac{1}{n} < 3$$

（3）$1 - \dfrac{1}{n} = \dfrac{n-1}{n} = \dfrac{1}{1+\dfrac{1}{n-1}}$ より $n-1=k$ とおく．

$n\to\infty$ のとき $k\to\infty$ なので

$$\lim_{n\to\infty}\left(1-\dfrac{1}{n}\right)^n = \dfrac{1}{\lim\limits_{k\to\infty}\left(1+\dfrac{1}{k}\right)^k\left(1+\dfrac{1}{k}\right)} = \dfrac{1}{e}$$

(4) $\dfrac{n}{x^2}=m$ とおく．$n\to\infty$ のとき $m\to\infty$ なので

$$\lim_{n\to\infty}\left(1+\dfrac{x^2}{n}\right)^n=\lim_{m\to\infty}\left(1+\dfrac{1}{m}\right)^{mx^2}=e^{x^2}$$

③※ e^{tX} を t で微分すると $(e^{tX})'=Xe^{tX}$ であるから

$$M'(t)=E(Xe^{tX}),\ M''(t)=E(X^2e^{tX}),\ \cdots,\ M^{(k)}(t)=E(X^ke^{tX})$$

よって，$M'(0)=E(Xe^0)=E(X),\ M''(0)=E(X^2),\ \cdots,\ M^{(k)}(0)=E(X^k)$

④※ $M_X(t)=E(e^{tX}),\ M_Y(t)=E(e^{t(aX)})=E(e^{(at)X})=M_X(at)$

⑤※ $M_Y(t)=E(e^{t(X_1+X_2)})=E(e^{tX_1}e^{tX_2})=E(e^{tX_1})E(e^{tX_2})=M_{X_1}(t)M_{X_2}(t)$

● 章末問題 (p.77)

1 (1) $f(x)$ のグラフ：図 A.25，$F(x)$ のグラフ：図 A.26
(2) $E(X)=3.61,\ V(X)=9.9579\fallingdotseq9.96,\ \sigma(X)=3.16$

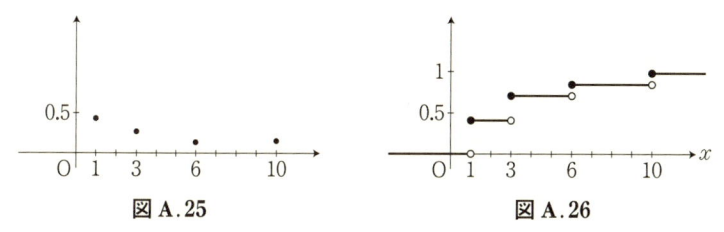

図 A.25   図 A.26

2 (1) $n=4$ のときの $f(x)$ のグラフ：図 A.27，$F(x)$ のグラフ：図 A.28
(2) $E(X)=\dfrac{1}{n}(1+2+\cdots+n)=\dfrac{1}{n}\cdot\dfrac{n(n+1)}{2}=\dfrac{n+1}{2}$

$1^2+2^2+\cdots+n^2=\dfrac{n(n+1)(2n+1)}{6}$ であるから，

$$V(X)=\dfrac{1}{n}\cdot\dfrac{n(n+1)(2n+1)}{6}-\left(\dfrac{n+1}{2}\right)^2=\dfrac{n^2-1}{12}$$

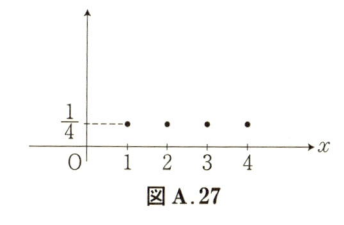

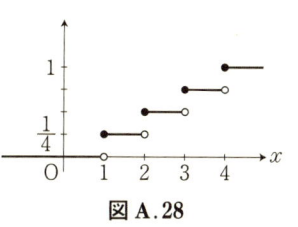

図 A.27   図 A.28

3 (1) 取り出した球の中に含まれる黒球の数を x とすると，${}_NC_n$ は袋の中の球 N 個から n 個とる組合せの総数，${}_rC_x$ は袋の中の黒球 r 個から x 個とる組合せの

数, ${}_{N-r}C_{n-x}$ は袋の中の白球 $(N-r)$ 個から $(n-x)$ 個とる組合せの数であるから,

$$P(X=x) = \frac{{}_rC_x \cdot {}_{N-r}C_{n-x}}{{}_NC_n} \quad (0 \leq x \leq r, 0 \leq n \leq N, 0 \leq n-x \leq N-r)$$

よって, x の範囲は,

$$\max(0, n-N+r) \leq x \leq \min(r, n)$$

（2） 確率分布表：表 A.9, $E(X) = 2.5$

表 A.9

X	1	2	3	4
$P(X)$	$\frac{1}{14}$	$\frac{3}{7}$	$\frac{3}{7}$	$\frac{1}{14}$

（3） 2 項定理より

$$(1+a)^N = \sum_{n=0}^{N} {}_NC_n a^n \quad \cdots\cdots \text{①}$$

$r \leq N$ のとき, $\quad (1+a)^r (1+a)^{N-r} = \left(\sum_{\alpha=0}^{r} {}_rC_\alpha a^\alpha\right)\left(\sum_{\beta=0}^{N-r} {}_{N-r}C_\beta a^\beta\right) \quad \cdots\cdots \text{②}$

①, ② の a^n の係数を比較すると

$${}_NC_n = \sum_{\alpha+\beta=n} {}_rC_\alpha \cdot {}_{N-r}C_\beta = \sum_x {}_rC_x \cdot {}_{N-r}C_{n-x}$$

ここで $\alpha = x$ とおくと, $\beta = n-x$, $0 \leq x \leq r$, $0 \leq n \leq N$, $0 \leq n-x \leq N-r$

よって, x の範囲は, $\max(0, n-N+r) \leq x \leq \min(r, n)$

したがって, $\sum_x \frac{{}_rC_x \cdot {}_{N-r}C_{n-x}}{{}_NC_n} = 1 \quad$ ただし $\max(0, n-N+r) \leq x \leq \min(r, n)$

（4） (2.4.6) より $\quad {}_NC_n = \frac{N}{n} {}_{N-1}C_{n-1}, \quad x \cdot {}_rC_x = r \cdot {}_{r-1}C_{x-1}$ であるから

$$E(X) = \sum_x x \frac{{}_rC_x \cdot {}_{N-r}C_{n-x}}{{}_NC_n} = \frac{rn}{N} \sum_x \frac{{}_{r-1}C_{x-1} \cdot {}_{(N-1)-(r-1)}C_{(n-1)-(x-1)}}{{}_{N-1}C_{n-1}} = \frac{rn}{N} \quad \cdots\cdots \text{③}$$

(3.3.5) より, $\quad V(X) = \{E(X(X-1)) + E(X)\} - E(X)^2 \quad \cdots\cdots \text{④}$

(2.4.7) より $\quad {}_NC_n = \frac{N(N-1)}{n(n-1)} {}_{N-2}C_{n-2}, \quad x(x-1) \cdot {}_rC_x = r(r-1) \cdot {}_{r-2}C_{x-2}$

なので $E(X)$ を求めたときと同様にして

$$E(X(X-1)) = \sum_x x(x-1) \frac{{}_rC_x \cdot {}_{N-r}C_{n-x}}{{}_NC_n} = \frac{r(r-1)n(n-1)}{N(N-1)} \quad \cdots\cdots \text{⑤}$$

③, ⑤ を ④ に代入して計算すればよい.

4 （1） $\int_0^\infty \lambda e^{-\lambda x} dx = \left[-e^{-\lambda x}\right]_0^\infty = -\lim_{x \to \infty} \frac{1}{e^{\lambda x}} + 1 = 1$

$\lambda = 1$ のときの $f(x)$ のグラフは図 A.29

（2） $F(x) = \begin{cases} 0 & (x \leq 0) \\ 1 - e^{-\lambda x} & (x > 0) \end{cases}$

$\lambda = 1$ のときの $F(x)$ のグラフは図 A.30

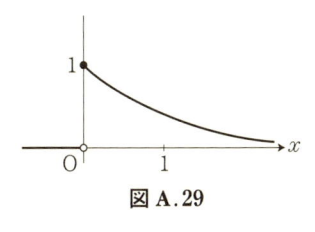

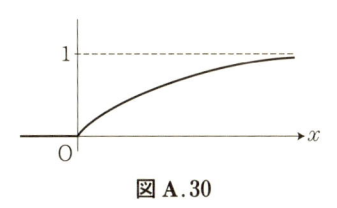

図 A.29　　　　　　　図 A.30

(3)　$E(X)=\int_0^\infty \lambda x e^{-\lambda x}dx=\left[-xe^{-\lambda x}\right]_0^\infty+\int_0^\infty e^{-\lambda x}dx=\left[-\frac{1}{\lambda}e^{-\lambda x}\right]_0^\infty=\frac{1}{\lambda}$

$V(X)=\int_0^\infty x^2\lambda e^{-\lambda x}dx-\left(\frac{1}{\lambda}\right)^2=\left[-x^2 e^{-\lambda x}\right]_0^\infty+2\int_0^\infty xe^{-\lambda x}dx-\frac{1}{\lambda^2}=2\frac{1}{\lambda^2}-\frac{1}{\lambda^2}=\frac{1}{\lambda^2}$

[ロピタルの定理を用いて　$\lim_{x\to\infty}x^2 e^{-\lambda x}=\lim_{x\to\infty}\frac{x^2}{e^{\lambda x}}=\lim_{x\to\infty}\frac{2x}{\lambda e^{\lambda x}}=\lim_{x\to\infty}\frac{2}{\lambda^2 e^{\lambda x}}=0$]

⑤　$E[(X-a)^2]=E(X^2-2aX+a^2)=E(X^2)-2aE(X)+a^2$
　　　　$=(a-E(X))^2+E(X^2)-\{E(X)\}^2$

したがって，$a=E(X)$ のとき最小値　$V(X)=E(X^2)-\{E(X)\}^2$

⑥　④より $\lambda=\frac{1}{20}$ の指数分布に従っているから，30分以上待たされる確率は

$P(X\geqq 30)=1-P(X<30)=1-\frac{1}{20}\int_0^{30}e^{-\frac{x}{20}}dx=1+\left[e^{-\frac{x}{20}}\right]_0^{30}=e^{-1.5}=0.22$

⑦※　$M_X(t)=\int_0^\infty \lambda e^{-\lambda x}e^{tx}dx=\lambda\int_0^\infty e^{(t-\lambda)x}dx=\lambda\left[\frac{e^{(t-\lambda)x}}{t-\lambda}\right]_0^\infty=\frac{\lambda}{\lambda-t}$　（$t<\lambda$ のとき）

t で微分して，　　　$M_X{}'(t)=\{\lambda(\lambda-t)^{-1}\}'=\lambda(\lambda-t)^{-2}$
　　　　　　　　　　$M_X{}''(t)=\{\lambda(\lambda-t)^{-2}\}'=2\lambda(\lambda-t)^{-3}$

$t=0$ を代入して，　　$E(X)=\lambda^{-1}$，$E(X^2)=2\lambda^{-2}$

ゆえに　　　　　　　$V(X)=2\lambda^{-2}-(\lambda^{-1})^2=\lambda^{-2}$

⑧※　(1)　$(I_a)^2=\left\{\int_0^a e^{-x^2}dx\right\}^2=\left\{\int_0^a e^{-x^2}dx\right\}\left\{\int_0^a e^{-y^2}dy\right\}=\iint_D e^{-(x^2+y^2)}dxdy$

（ただし，$D:0\leqq x\leqq a,\ 0\leqq y\leqq a$）

(2)　$D^*:0\leqq r\leqq a,\ 0\leqq\theta\leqq\frac{\pi}{2},\ D_1:x^2+y^2\leqq a^2,\ x\geqq 0,\ y\geqq 0$

D^* が D_1 に1対1に対応しているので

$\iint_{D_1}e^{-(x^2+y^2)}dxdy=\int_0^{\frac{\pi}{2}}\int_0^a e^{-r^2}r\,dr\,d\theta=\int_0^{\frac{\pi}{2}}d\theta\int_0^a e^{-r^2}r\,dr$

$=\frac{\pi}{2}\left[-\frac{e^{-r^2}}{2}\right]_0^a=\frac{\pi}{4}(1-e^{-a^2})$

(3) $D_2 : x^2+y^2 \leqq 2a^2,\ x \geqq 0,\ y \geqq 0$ とすると
$D_1 \subset D \subset D_2$ [図 A.31] かつ $e^{-(x^2+y^2)} > 0$ であるから

$$\iint_{D_1} e^{-(x^2+y^2)} dx\, dy < \iint_D e^{-(x^2+y^2)} dx\, dy$$

$$< \iint_{D_2} e^{-(x^2+y^2)} dx\, dy$$

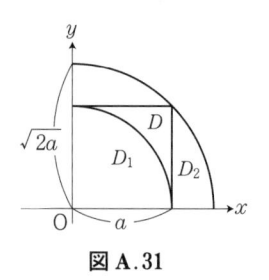

図 A.31

第1と第3の積分を r, θ に変数変換すると，
(1), (2) より，

$$\frac{\pi}{4}(1-e^{-a^2}) < (I_a)^2 < \frac{\pi}{4}(1-e^{-2a^2})$$

$a \to \infty$ のとき第1式と第3式はどちらも $\frac{\pi}{4}$ に近づくから，$\lim_{a \to \infty} (I_a)^2 = \frac{\pi}{4}$

したがって $\displaystyle\int_{-\infty}^{\infty} e^{-t^2} dt = 2 \lim_{a \to \infty} I_a = \sqrt{\pi}$

第4章　代表的な確率分布

§4.1 (p.80)

問 4.1.1　$P(X=x) = {}_6C_x (0.3)^x (0.7)^{6-x}\quad (x=0,1,2,\cdots,6)$

確率分布表は表 A.10，折れ線グラフは図 A.32 になる．

表 A.10

X	0	1	2	3	4	5	6
$P(X)$	0.1176	0.3025	0.3241	0.1852	0.0595	0.0102	0.0007

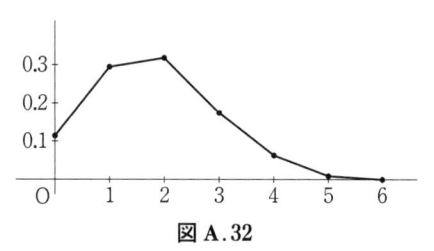

図 A.32

問 4.1.2　例題 4.1.1：　$E(X)=4,\ \sigma(X)=\sqrt{2}$
　　　　　問 4.1.1：　$E(X)=1.8,\ \sigma(X)=1.12$

問題 4.1

1 $P(X=x) = {}_4C_x \left(\dfrac{1}{6}\right)^x \left(\dfrac{5}{6}\right)^{4-x}$ $(x=0, 1, 2, 3, 4)$

X	0	1	2	3	4
$P(X)$	0.4823	0.3858	0.1157	0.0154	0.0008

$E(X) = \dfrac{2}{3}$, $V(X) = \dfrac{5}{9}$, $\sigma(X) = \dfrac{\sqrt{5}}{3} = 0.745$

2 (1) $P(X=x) = {}_8C_x (0.7)^x (0.3)^{8-x}$ $(x=0, 1, \cdots, 8)$
　(2) $0.0001 + 0.0012 + 0.0100 = 0.0113$ 　(3) 0.9420 [数表 1]

3 (1) $P(X=x) = {}_{10}C_x (0.6)^x (0.4)^{10-x}$ $(x=0, 1, \cdots, 10)$
　(2) $E(X) = 6$, $\sigma(X) = \sqrt{2.4} = 1.549$ 　(3) 0.3822

4 (1) $P(X=x) = {}_{10}C_x (0.5)^{10}$, 確率分布表：表 A.11, グラフは図 A.33
　(2) $E(X) = 5$, $\sigma(X) = \sqrt{2.5} = 1.581$ 　(3) 0.9453

表 A.11

X	0	1	2	3	4	5
$P(X)$	0.0010	0.0098	0.0439	0.1172	0.2051	0.2461
X	6	7	8	9	10	
$P(X)$	0.2051	0.1172	0.0439	0.0098	0.0010	

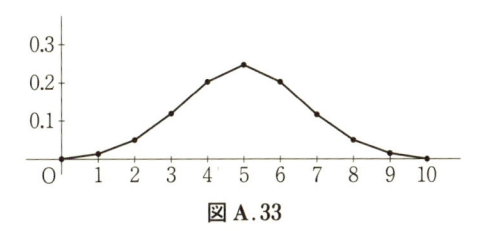

図 A.33

5 2 項分布 $B(n, p)$ と $B(n, q)$ の確率変数をそれぞれ X, Y とするとき,
$$P(X=x) = {}_nC_x p^x q^{n-x}, \quad P(Y=n-x) = {}_nC_{n-x} q^{n-x} p^{n-(n-x)}$$
(2.4.4) より ${}_nC_x = {}_nC_{n-x}$ だから $P(X=x) = P(Y=n-x)$, x と $n-x$ の中点は $\dfrac{n}{2}$, すなわち 2 項分布 $B(n, p)$ と $B(n, q)$ のグラフは直線 $x = \dfrac{n}{2}$ に関して対称になる.

6 (1) $\sum_{x=0}^{n} x\,_nC_x p^x q^{n-x} = \sum_{x=1}^{n} n\,_{n-1}C_{x-1} p^x q^{n-x} = np \sum_{x=1}^{n} {}_{n-1}C_{x-1} p^{x-1} q^{n-x}$
$= np(p+q)^{n-1} = np$

(2) $E[X(X-1)] = \sum_{x=0}^{n} x(x-1)\,_nC_x p^x q^{n-x} = \sum_{x=2}^{n} n(n-1)\,_{n-2}C_{x-2} p^x q^{n-x}$
$= n(n-1)p^2(p+q)^{n-2} = n(n-1)p^2$

(3) $V(X) = E[X(X-1)+X] - E(X)^2 = n(n-1)p^2 + np - n^2p^2 = npq$

§4.2 (p. 86)

問 4.2.1 (1) $I(3.13) - I(2) = 0.02188$ (2) $I(1.90) + I(0.50) = 0.66274$

(3) $I(2.76) - I(0.03) = 0.48514$ (4) $0.5 + I(2.15) = 0.98422$

(5) 0.99752 (6) 0.19215 (7) 1.64

(8) $P(Z \leq b) = 0.5 + 0.475$, $P(0 \leq Z \leq b) = 0.475$, $b = 1.96$

問 4.2.2

(1) $P(2 < X \leq 9) = P(-0.75 < Z \leq 1) = 0.61471$

(2) $P(0.25 \leq Z < 1.25) = 0.29564$ (3) $P(-1.25 \leq Z \leq -0.50) = 0.20289$

(4) $P(Z \leq 0.50) = 0.69146$ (5) $P(Z \geq -1.00) = 0.84134$

(6) 0.22663

(7) $P(5 < X \leq a) = P\left(0 < Z \leq \dfrac{a-5}{4}\right) = 0.4495$ より $\dfrac{a-5}{4} = 1.64$, $a = 11.56$

(8) $P(X > b) = P\left(Z > \dfrac{b-5}{4}\right) = 0.975$ より $\dfrac{b-5}{4} = -1.96$, $b = -2.84$

問題 4.2

1 (1) $P(150 \leq X \leq 160) = P(-1.4 \leq Z \leq 0.6) = 0.64499$,
$0.64499 \times 200 = 128.998$, 64.5%, 129 人

(2) $P(X \leq 165) = P(Z \leq 1.6) = 0.94520$, $0.94520 \times 200 = 189.04$, 94.5%,
189 人

(3) $P(X \geq 170) = P(Z \geq 2.6) = 0.00466$, $0.00466 \times 200 = 0.932$, 0.5%, 1 人

2 (1) $t = \dfrac{1}{\sqrt{2}} x$ とおくと, $dt = \dfrac{1}{\sqrt{2}} dx$, 積分範囲は $-\infty < x < \infty$ のとき

$-\infty < t < \infty$ なので, 置換積分をして $\displaystyle\int_{-\infty}^{\infty} e^{-\frac{x^2}{2}} dx = \int_{-\infty}^{\infty} e^{-t^2} \sqrt{2}\, dt = \sqrt{2\pi}$

(2) $t = \dfrac{x-\mu}{\sqrt{2}\,\sigma}$ とおいて, (1) と同様に置換積分する.

3 (1) ラインは平均 $221\,\mathrm{g}$, 標準偏差 $1.5\,\mathrm{g}$ の正規分布に従うように調節されているから, 規定の内容量 $220\,\mathrm{g}$ より $1\,\mathrm{g}$ 不足する確率は

$$P(X \leqq 219) = P\left(Z \leqq \frac{219-221}{1.5}\right) = 0.5 - I(1.33) = 0.09176, \quad 9.2\%$$

(2) $P\left(Z \leqq \frac{219-x}{1.5}\right) \leqq 0.05 = 0.5 - 0.45$ より $\frac{219-x}{1.5} \leqq -1.64$, 221.5 g 以上

§4.3 (p.95)

問 4.3.1 $p = \frac{1}{6}$, $n = 200$ より $\mu = 33.33$, $\sigma = 5.27$, 半整数補正をして

$$P(30 - 0.5 \leqq X \leqq 35 + 0.5) = P(-0.73 \leqq Z \leqq 0.41) = 0.4264$$

問題 4.3

[1] $p = \frac{1}{36}$, $n = 800$ より $\mu = 22.22$, $\sigma = 4.65$

$$P(15 - 0.5 \leqq X \leqq 20 + 0.5) = P(-1.66 \leqq Z \leqq -0.37) = 0.3072$$

[2] (1) $n = 300$, 点数は整数値なので，半整数補正をする．

$$P(70 - 0.5 < X < 70 + 0.5) = P\left(\frac{69.5 - 60.5}{15.5} < Z < \frac{70.5 - 60.5}{15.5}\right)$$
$$= I(0.65) - I(0.58) = 0.023$$

$0.023 \times 300 = 6.9$, 2.3%, 7人

(2) "66点以上の人数$+1$" である．

$$P(X > 66 - 0.5) = 0.5 - I(0.32) = 0.37448, \quad 37.4\%, \quad 113 位$$

(3) $P(55 - 0.5 < X < 65 + 0.5) = I(0.32) + I(0.39) = 0.27725$, 83人

[3] X は $N(\mu, \sigma^2)$ に従うから，確率密度関数を $f(x)$, 分布関数を $F(x)$ とすると，(4.2.2) より

$$f(x) = \frac{1}{\sqrt{2\pi}\sigma} e^{-\frac{(x-\mu)^2}{2\sigma^2}}, \quad F'(x) = f(x) \quad \cdots\cdots \text{①}$$

$Y = aX + b$ の確率密度関数，分布関数をそれぞれ $g(y)$, $G(y)$ とすると

$$G(y) = P(Y \leqq y) = P(aX + b \leqq y) = P\left(X \leqq \frac{y-b}{a}\right) = F\left(\frac{y-b}{a}\right)$$

(3.1.10) と合成関数の導関数の性質から

$$g(y) = G'(y) = \frac{1}{a} F'\left(\frac{y-b}{a}\right) = \frac{1}{a} f\left(\frac{y-b}{a}\right)$$

①を代入して計算すると $g(y)$ が $N(a\mu + b, a^2\sigma^2)$ に従うことがわかる．

[4] X_k $(k = 1, 2, \cdots, n)$ を互いに独立な $B(1, p)$, すなわち 0-1 分布に従う確率変数とする．$E(X_1) = E(X_2) = \cdots = E(X_n) = p$, $V(X_1) = V(X_2) = \cdots = V(X_n) = pq$ である．X が 2 項分布 $B(n, p)$ に従っているとき，$X = X_1 + X_2 + \cdots + X_n$ と表せるから，中心極限定理を適用して

$$Z = \frac{\frac{X}{n} - p}{\sqrt{\frac{pq}{n}}} = \frac{X - np}{\sqrt{npq}}$$

は，$n \to \infty$ のとき標準正規分布 $N(0, 1)$ に従う．

§4.4 (p. 100)

問 4.4.1 （1） $P(X = x) = \dfrac{e^{-2.5}(2.5)^x}{x!}$ $(x = 0, 1, 2, \cdots)$

$$F(x) = \sum_{k=0}^{x} \frac{e^{-2.5}(2.5)^k}{k!}$$

（2） $1 - 0.89118 = 0.10882$ （3） $(0.54382)^2 = 0.29574$

X	0	1	2	3	4	5
$P(X)$	0.08209	0.20521	0.25652	0.21376	0.13360	0.06680
$F(X)$	0.08209	0.28730	0.54382	0.75758	0.89118	0.95798

問題 4.4

1 平均 $\mu = 0.61$ になるから，同じ平均のポアソン分布を求める．

$$P(X = x) = \frac{e^{-0.61}(0.61)^x}{x!} \quad (x = 1, 2, 3, \cdots), \quad e^{-0.61} = 0.54335$$

X	0	1	2	3	4	5
$P(X)$	0.54335	0.33144	0.10109	0.02055	0.00313	0.00038
期待度数	108.7	66.3	20.2	4.1	0.6	0.1

2 $np = \mu$ を ${}_n C_x p^x q^{n-x}$ に代入して

$$_n C_x p^x q^{n-x} = \frac{n(n-1)\cdots(n-x+1)}{x!} \left(\frac{\mu}{n}\right)^x \left(1 - \frac{\mu}{n}\right)^{n-x}$$

$$= \frac{\mu^x}{x!} \left(1 - \frac{\mu}{n}\right)^n \cdot 1 \cdot \left(1 - \frac{1}{n}\right) \cdots \left(1 - \frac{x-1}{n}\right) \left(1 - \frac{\mu}{n}\right)^{-x}$$

$n \to \infty$ のとき，$\left(1 - \dfrac{1}{n}\right) \cdots \left(1 - \dfrac{x-1}{n}\right) \left(1 - \dfrac{\mu}{n}\right)^{-x} \longrightarrow 1$

$$\left(1 - \frac{\mu}{n}\right)^n \longrightarrow e^{-\mu} \quad \left[\frac{n}{\mu} = N \text{ とおき，問題 3.4 **2**※ (3) を適用}\right]$$

したがって $np = \mu$（一定）で $n \to \infty$ のとき

$$_n C_x p^x (1-p)^{n-x} \longrightarrow \frac{e^{-\mu} \mu^x}{x!}$$

3 （1） $p(x) = \dfrac{e^{-\mu} \mu^x}{x!} = \dfrac{\mu}{x} \cdot \dfrac{e^{-\mu} \mu^{x-1}}{(x-1)!} = \dfrac{\mu}{x} p(x-1)$ $(x = 1, 2, 3, \cdots)$

(2) $E(X) = \sum_{x=0}^{\infty} xp(x) = \sum_{x=1}^{\infty} x \cdot \frac{\mu}{x} p(x-1) = \mu \sum_{x=1}^{\infty} p(x-1) = \mu \sum_{y=0}^{\infty} p(y) = \mu$

$E(X^2) = \sum_{x=0}^{\infty} x^2 p(x) = \mu \sum_{x=1}^{\infty} xp(x-1) = \mu \sum_{y=0}^{\infty} (y+1) p(y)$ 　　$[x-1=y]$

$= \mu \left\{ \sum_{y=0}^{\infty} yp(y) + \sum_{y=0}^{\infty} p(y) \right\} = \mu(\mu+1)$ 　　$\left[\sum_{x=0}^{\infty} p(x) = \sum_{y=0}^{\infty} p(y) = 1 \right]$

(3) $V(X) = E(X^2) - E(X)^2 = \mu(\mu+1) - \mu^2 = \mu$

④ (1) $P(X=x) = \dfrac{e^{-0.8}(0.8)^x}{x!}$, $F(x) = \sum_{k=0}^{x} \dfrac{e^{-0.8}(0.8)^k}{k!}$ 　$(x = 0, 1, 2, \cdots)$

(2) 数表3より死亡事故0の確率は，$P(X=0) = 0.44933$
3日続く確率は，$(0.44933)^3 = 0.09072$

(3) 1日に2人以上死亡する確率は，$1 - (0.44933 + 0.35946) = 0.19121$
1年では，$365 \times 0.19121 = 69.8$ 　　およそ70日

⑤ $p = 0.002$, $n = 100$, $\mu = 0.2$ の2項分布であるが，p が小さく n が大きいので $\mu = 0.2$ のポアソン分布で近似する．(1) 0.81873 　(2) 0.01752

⑥ 一定時間内に入るお客の数が X 人である確率は，ポアソン分布に従う．

(1) S 人の店員が配置されているとすると，$1 - P(X \leq S) \leq 0.1$
数表3から，$P(X \leq 5) = 0.91608 > 0.9$ 　5人配置する．

(2) $\mu = 6$ のポアソン分布を考える．数表3から，$P(X \leq 9) > 0.9$ 　4人頼む．

● 章末問題 (p.105)

① n が十分大きいので正規分布で近似すると，28回以上32回以下である確率は，
$P(28 - 0.5 \leq X \leq 32 + 0.5) = P(-0.5 \leq Z \leq 0.5) = 2 \times 0.19146 = 0.38292$

② $P(X \geq 14) = P\left(Z \geq \dfrac{14-\mu}{\sigma}\right) = 0.06681 = 0.5 - 0.43319$, 　$\dfrac{14-\mu}{\sigma} = 1.5$

$P(X \leq 5) = P\left(Z \leq \dfrac{5-\mu}{\sigma}\right) = 0.22663 = 0.5 - 0.27337$, 　$\dfrac{5-\mu}{\sigma} = -0.75$

したがって，$\mu = 8$, $\sigma = 4$

③ $P(X < 0.5) = P(Z < -2.85) = 0.5 - 0.49781 = 0.00219$
$P(0.5 \leq X < 1.5) = P(-2.85 \leq Z < -2.21) = 0.01136$
以下同様に計算すると，

X	0	1	2	3	4	5
2項分布	0.0010	0.0098	0.0439	0.1172	0.2051	0.2461
正規近似	0.0022	0.0114	0.0435	0.1140	0.2034	0.2510

[4] $E(X) = \dfrac{1}{\sqrt{2\pi}} \int_{-\infty}^{\infty} x e^{-\frac{x^2}{2}} dx = \dfrac{1}{\sqrt{2\pi}} \left[-e^{-\frac{x^2}{2}} \right]_{-\infty}^{\infty} = 0 \quad \left[\lim_{x \to -\infty} e^{-\frac{x^2}{2}} = \lim_{t \to \infty} e^{-\frac{t^2}{2}} = 0 \right]$

$E(X^2) = \dfrac{1}{\sqrt{2\pi}} \int_{-\infty}^{\infty} x^2 e^{-\frac{x^2}{2}} dx = \dfrac{1}{\sqrt{2\pi}} \left\{ \left[-x e^{-\frac{x^2}{2}} \right]_{-\infty}^{\infty} + \int_{-\infty}^{\infty} e^{-\frac{x^2}{2}} dx \right\} = \dfrac{1}{\sqrt{2\pi}} \sqrt{2\pi} = 1$

$\left[\text{ロピタルの定理を用いて} \quad \lim_{x \to \infty} x e^{-\frac{x^2}{2}} = \lim_{x \to \infty} \dfrac{x}{e^{\frac{x^2}{2}}} = \lim_{x \to \infty} \dfrac{1}{x e^{\frac{x^2}{2}}} = 0 \right]$

[5] $t = \dfrac{x - \mu}{\sqrt{2}\,\sigma}$ とおいて, 置換積分すればよい.

[6] $P(X = x) = \dfrac{{}_r C_x \cdot {}_{N-r} C_{n-x}}{{}_N C_n}$

$= \dfrac{r!}{x!\,(r-x)!} \cdot \dfrac{(N-r)!}{(n-x)!\,(N-r-n+x)!} \cdot \dfrac{(N-n)!\,n!}{N!}$

$= \dfrac{n!}{x!\,(n-x)!} \cdot \dfrac{r(r-1)\cdots(r-x+1)(N-r)(N-r-1)\cdots(N-r-n+x+1)}{N(N-1)\cdots(N-n+1)}$

ここで, $\dfrac{n!}{x!\,(n-x)!} = {}_n C_x$, それ以外の分母, 分子を N^n で割ると, 分子は

$\dfrac{r}{N}\left(\dfrac{r}{N} - \dfrac{1}{N}\right) \cdots \left(\dfrac{r}{N} - \dfrac{x-1}{N}\right)\left(1 - \dfrac{r}{N}\right)\left(1 - \dfrac{r+1}{N}\right) \cdots \left(1 - \dfrac{r+n-x-1}{N}\right)$

$\longrightarrow \left(\dfrac{r}{N}\right)^x \left(1 - \dfrac{r}{N}\right)^{n-x} \quad (N \to \infty)$

分母は $\qquad 1 \cdot \left(1 - \dfrac{1}{N}\right) \cdots \left(1 - \dfrac{n-1}{N}\right) \longrightarrow 1 \quad (N \to \infty)$

したがって $\qquad \dfrac{{}_r C_x \cdot {}_{N-r} C_{n-x}}{{}_N C_n} \longrightarrow {}_n C_x \left(\dfrac{r}{N}\right)^x \left(1 - \dfrac{r}{N}\right)^{n-x} \quad (N \to \infty)$

[7]※ $M(t) = E(e^{tX}) = \dfrac{1}{\sqrt{2\pi}} \int_{-\infty}^{\infty} e^{tx} e^{-\frac{x^2}{2}} dx = \dfrac{1}{\sqrt{2\pi}} \int_{-\infty}^{\infty} e^{-\frac{(x-t)^2}{2} + \frac{t^2}{2}} dx$

$= e^{\frac{t^2}{2}} \cdot \dfrac{1}{\sqrt{2\pi}} \int_{-\infty}^{\infty} e^{-\frac{(x-t)^2}{2}} dx = e^{\frac{t^2}{2}} \cdot \dfrac{1}{\sqrt{2\pi}} \int_{-\infty}^{\infty} e^{-\frac{u^2}{2}} du \quad [x - t = u,\ du = dx]$

$= e^{\frac{t^2}{2}} \quad \left[\int_{-\infty}^{\infty} e^{-\frac{u^2}{2}} du = \sqrt{2\pi} \quad \text{問題 4.2 [2]} \right]$

t で微分して, $\qquad M'(t) = t e^{\frac{t^2}{2}},\ M''(t) = e^{\frac{t^2}{2}} + t^2 e^{\frac{t^2}{2}}$

$t = 0$ を代入して, $E(X) = M'(0) = 0,\ E(X^2) = M''(0) = 1,\ V(X) = 1$

[8]※ $M(t) = E(e^{tX}) = \dfrac{1}{\sqrt{2\pi}\,\sigma} \int_{-\infty}^{\infty} e^{tx} e^{-\frac{(x-\mu)^2}{2\sigma^2}} dx$

指数を $tx - \dfrac{(x-\mu)^2}{2\sigma^2} = -\dfrac{\{(x-\mu) - \sigma^2 t\}^2}{2\sigma^2} + \mu t + \dfrac{\sigma^2 t^2}{2}$ を用いて変形し,

$u = x - \sigma^2 t$ とおいて [7]※ と同様に置換積分すればよい.

[9]※ X_1, X_2 のモーメント母関数をそれぞれ e^a, e^b とすると

$$a = \mu_1 t + \frac{\sigma_1^2 t^2}{2}, \quad b = \mu_2 t + \frac{\sigma_2^2 t^2}{2}$$

問題3.4 **5**※より, $X_1 + X_2$ のモーメント母関数は互いに独立な確率変数のモーメント母関数の積 $e^a e^b$ である. また,

$$e^a e^b = e^{a+b}, \quad a+b = (\mu_1 + \mu_2) t + \frac{(\sigma_1^2 + \sigma_2^2) t^2}{2}$$

これは, 正規分布 $N(\mu_1 + \mu_2, \sigma_1^2 + \sigma_2^2)$ のモーメント母関数である. ゆえに, モーメント母関数の一意性より $X_1 + X_2$ は正規分布 $N(\mu_1 + \mu_2, \sigma_1^2 + \sigma_2^2)$ に従う.

10※ (1) Z_i ($i = 1, 2, \cdots, n$) は X_i を標準化した確率変数だから(3.4.9)より

$$E(Z_i) = 0, \quad V(Z_i) = 1$$

(3.3.5)より　　$E(Z_i^2) = V(Z_i) + E(Z_i)^2 = 1$

(3.4.13)に代入して, Z_i のモーメント母関数は

$$M_{Z_i}(t) = 1 + 0 \cdot t + 1 \cdot \frac{t^2}{2} + \cdots = 1 + \frac{t^2}{2} + \cdots$$

(2) X_i ($i = 1, 2, \cdots, n$) は互いに独立で同じ確率分布に従うから, X_i を標準化した確率変数 Z_i も互いに独立で同じ確率分布に従う. ゆえに, Z_i のモーメント母関数はすべて同一である. 問題3.4 **5**※より, Y のモーメント母関数は Z_i のモーメント母関数の積になるから

$$M_Y(t) = \left(1 + \frac{t^2}{2} + \cdots\right)^n$$

(3) $Z = \frac{1}{\sqrt{n}} Y$ なので, 問題3.4 **4**※より Z のモーメント母関数は

$$M_Z(t) = M_Y\left(\frac{t}{\sqrt{n}}\right) = \left(1 + \frac{t^2}{2n} + \cdots\right)^n$$

$\frac{t}{\sqrt{n}}$ の3次以上の項は $n \to \infty$ のときは無視できるから, 問題3.4 **3**※(4)と同様にして

$$M_Z(t) \longrightarrow e^{\frac{t^2}{2}} \quad (n \to \infty)$$

一方, $e^{\frac{t^2}{2}}$ は **7**※より $N(0,1)$ のモーメント母関数である. ゆえに, モーメント母関数の連続性と一意性より Z は $n \to \infty$ のとき, $N(0,1)$ に従う.

11※ $M(t) = \sum_{x=0}^{n} e^{tx} {}_nC_x p^x q^{n-x} = \sum_{x=0}^{n} {}_nC_x (pe^t)^x q^{n-x}$

$\qquad = (pe^t + q)^n \qquad [(2.4.8)で a = q, b = pe^t]$

t で微分して, $\quad M'(t) = npe^t(pe^t + q)^{n-1}$

$\qquad\qquad M''(t) = npe^t(pe^t + q)^{n-1} + n(n-1)p^2 e^{2t}(pe^t + q)^{n-2}$

$t=0$ を代入して, $E(X)=M'(0)=np$, $E(X^2)=M''(0)=np+n(n-1)p^2$
$$V(X)=np+n(n-1)p^2-(np)^2=npq$$

12 ※ $M(t)=\sum_{x=0}^{\infty} e^{-\lambda}\dfrac{\lambda^x}{x!}e^{tx}=e^{-\lambda}\sum_{x=0}^{\infty}\dfrac{(\lambda e^t)^x}{x!}=e^{-\lambda}e^{\lambda e^t}$

$$\left[(3.4.12) \text{より } e^{\lambda e^t}=\sum_{x=0}^{\infty}\dfrac{(\lambda e^t)^x}{x!} \right]$$

t で微分して, $M'(t)=\lambda e^t e^{-\lambda}e^{\lambda e^t}$, $M''(t)=\lambda e^t e^{-\lambda}e^{\lambda e^t}+\lambda^2 e^{2t}e^{-\lambda}e^{\lambda e^t}$

$t=0$ を代入して, $E(X)=M'(0)=\lambda$, $E(X^2)=M''(0)=\lambda+\lambda^2$,
$$V(X)=\lambda+\lambda^2-\lambda^2=\lambda$$

第5章　相　関

§5.1　(p.108)

問 5.1.1　相関係数：0.963，散布図：図 A.34

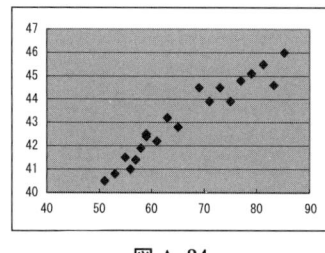

図 A.34

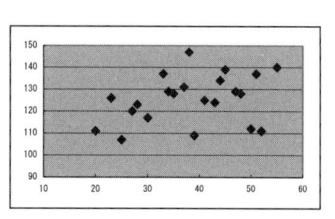

図 A.35

問題 5.1

1. 相関係数：0.326，散布図：図 A.35
2. 相関係数：0.973，散布図：図 A.36
3. 共分散：18，相関係数：0.492
4. 相関係数：0.774，散布図：図 A.37

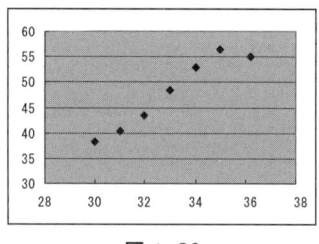

図 A.36

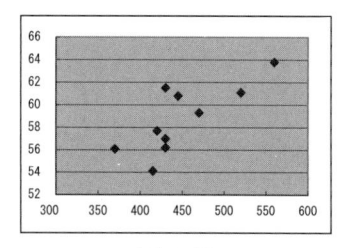

図 A.37

§5.2 (p.116)
問 5.2.1　$y=0.15x+33.2$

問題 5.2

[1]　$y=0.36x+111.9$

[2]　回帰直線：$y=3.31x-61.3$，$x=25$ のとき，$y=21.45$

[3]　$y=0.11x+6.51$

● **章末問題** (p.119)

[1]　相関係数：0.652，回帰直線：$y=55.0x-1870$

[2]　相関係数：0.846，回帰直線：$y=6.25x+939.3$

[3]　$r_s=0.262$　　[4]　$G=17$, $H=11$ より，$r_k=0.214$

第6章　標本抽出

§6.1 (p.122)

問 6.1.1　（1）$P(\bar{X}\geq 41)=P\left(Z\geq\dfrac{41-40}{0.625}\right)=P(Z\geq 1.6)=0.0548$

（2）$P(Z>-0.8)=0.78814$　　（3）$P(-1.6\leq Z\leq 0.8)=0.73334$

（4）0.02743

問題 6.1

[1]　省略（本文参照）　　[2]　省略（本文参照）

[3]　乱数さいの目の数は 0〜9 なので，$P(X=x)=0.1$　$(x=0, 1, 2, \cdots, 9)$

　　$E(X)=4.5$, $V(X)=8.25$ であるから，$E(\bar{X})=4.5$, $V(\bar{X})=\dfrac{8.25}{n}$

[4]　$\dfrac{n_1\bar{x}_1+n_2\bar{x}_2}{n_1+n_2}$

[5]　（1）$P(|\bar{X}-158.0|\geq 1.2)=P(|Z|\geq 2)=0.0455$

（2）$P(\bar{X}<157.5)=P(Z<-0.83)=0.5-0.2967=0.2033$

[6]　$\dfrac{\sigma}{\sqrt{n}}=0.4$, $Z=\dfrac{\bar{X}-50}{0.4}$　　（1）$P(|\bar{X}-50|\leq a)=P(|0.4Z|\leq a)=0.95$,

$2I\left(\dfrac{a}{0.4}\right)=0.95$, $\dfrac{a}{0.4}=1.96$, $a=0.784$

（2）標準化して，$P\left(-1\leq Z\leq\dfrac{b-50}{0.4}\right)=0.84$, $I(1)+I\left(\dfrac{b-50}{0.4}\right)=0.84$

$I\left(\dfrac{b-50}{0.4}\right)=0.84-0.34134=0.49866, \quad \dfrac{b-50}{0.4}=3.0, \quad b=51.2$

§6.2 (p.127)

問 6.2.1　数表 2 と数表 4 より　$P(Z\geqq 1.96)=0.025\leqq P(T\geqq 1.96)$

問題 6.2

①　$P(\chi_8^2\geqq a)=1-0.025$ であるから，数表 5 より $a=2.180$

②　（1）数表 4 より $a=2.262$　　（2）$b=1.833$

　　（3）$P(|T|>c)=1-0.99=0.01$ より $c=3.250$

　　（4）$t_9(0.025)=2.262$ であるから，$P(T\leqq -2.262)=0.025$

③　（1）数表 6 より $a=3.06$　　（2）$P(F_{15}^{10}>b)=1-0.99=0.01$ より $b=3.80$

④　自由度 2 の χ^2 分布の確率密度関数は (6.2.2) に $\nu=2$ を代入して

$$f(x)=\dfrac{1}{2\Gamma(1)}x^0 e^{-\frac{x}{2}}=\dfrac{1}{2}e^{-\frac{x}{2}} \qquad [\Gamma(1)=1]$$

これは，(3.4.15) より，平均 2 の指数分布の確率密度関数である．

● **章末問題** (p.137)

①　母平均を μ とする．$\dfrac{\sigma}{\sqrt{n}}=0.5, Z=\dfrac{\overline{X}-\mu}{0.5}$

$$P(|\overline{X}-\mu|\leqq 1)=P(|0.5Z|\leqq 1)=P(|Z|\leqq 2)=2I(2)=0.9545$$

②　$x>0$ について分布関数 $F(x)=P(X\leqq x)$ を考える．

$$F(x)=P(X\leqq x)=P(Z^2\leqq x)=P(-\sqrt{x}\leqq Z\leqq \sqrt{x})$$
$$=2P(0\leqq Z\leqq \sqrt{x})=2\int_0^{\sqrt{x}}\dfrac{1}{\sqrt{2\pi}}e^{-\frac{1}{2}t^2}dt$$

(3.1.10) と微分積分学の性質 (6.2.11) を用いて，

$$f(x)=F'(x)=2\cdot\dfrac{1}{\sqrt{2\pi}}e^{-\frac{(\sqrt{x})^2}{2}}\cdot(\sqrt{x})'=\dfrac{1}{\sqrt{2\pi}}x^{-\frac{1}{2}}e^{-\frac{x}{2}}$$

③　$\overline{X}$ は平均 μ，標準偏差 $\dfrac{\sigma}{\sqrt{n}}$ の正規分布に従うから，標準化した確率変数 $\dfrac{\overline{X}-\mu}{\sigma/\sqrt{n}}$ は $N(0,1)$ に従う．ゆえに，$\chi^2=\dfrac{(\overline{X}-\mu)^2}{\sigma^2/n}$ は自由度 1 の χ^2 分布に従う．

④　$|X|>z\left(\dfrac{\alpha}{2}\right)$ のとき $X^2>z\left(\dfrac{\alpha}{2}\right)^2$ で，逆も成り立つ．X が $N(0,1)$ に従うとき，X^2 は自由度 1 の χ^2 分布に従うから

$$P\left(|X|>z\left(\dfrac{\alpha}{2}\right)\right)=\alpha \text{ のとき } P\left(X^2>z\left(\dfrac{\alpha}{2}\right)^2\right)=\alpha \text{ より } \chi_1^2(\alpha)=z\left(\dfrac{\alpha}{2}\right)^2 \quad [\text{図 6.3}]$$

5 （1） $P(F>F_n^m(\alpha))=\alpha$ より $P(F\leqq F_n^m(\alpha))=1-\alpha$

よって $P\left(\dfrac{1}{F}\geqq\dfrac{1}{F_n^m(\alpha)}\right)=1-\alpha$, $\dfrac{1}{F}$ は自由度 (n, m) の F 分布に従うから

$$\dfrac{1}{F_n^m(\alpha)}=F_m^n(1-\alpha)$$

（2） $1/b=3.52$, $b=0.284$, $1/c=4.56$, $c=0.219$

6※ （1） 確率密度関数は, $f(x)=A_\nu x^{\frac{\nu-2}{2}} e^{-\frac{x}{2}}$ $\left(\text{ただし } A_\nu=\dfrac{1}{2^{\frac{\nu}{2}}\Gamma\left(\dfrac{\nu}{2}\right)},\ x>0\right)$

であるから, モーメント母関数は

$$M(t)=A_\nu\int_0^\infty e^{tx} x^{\frac{\nu-2}{2}} e^{-\frac{x}{2}} dx = A_\nu \int_0^\infty x^{\frac{\nu-2}{2}} e^{-\left(\frac{1}{2}-t\right)x} dx$$

（2） $\left(\dfrac{1}{2}-t\right)x=u$ とおくと, $dx=\left(\dfrac{1}{2}-t\right)^{-1} du$ であるから

$$M(t)=A_\nu\int_0^\infty \left(\dfrac{1}{2}-t\right)^{-\frac{\nu-2}{2}} u^{\frac{\nu-2}{2}} e^{-u}\left(\dfrac{1}{2}-t\right)^{-1} du = A_\nu\left(\dfrac{1}{2}-t\right)^{-\frac{\nu}{2}} \int_0^\infty u^{\frac{\nu}{2}-1} e^{-u} du$$

$$=A_\nu\left(\dfrac{1}{2}-t\right)^{-\frac{\nu}{2}} \Gamma\left(\dfrac{\nu}{2}\right) = (1-2t)^{-\frac{\nu}{2}}$$

t で微分して $M'(t)=\nu(1-2t)^{-\frac{\nu}{2}-1}$, $M''(t)=\nu(\nu+2)(1-2t)^{-\frac{\nu}{2}-2}$

$t=0$ を代入して, $E(X)=M'(0)=\nu$, $E(X^2)=M''(0)=\nu(\nu+2)$,

$$V(X)=\nu(\nu+2)-\nu^2=2\nu$$

参考 $E(X)$ を (3.2.2) で直接求めると,

$$E(X)=A_\nu\int_0^\infty x\, x^{\frac{\nu-2}{2}} e^{-\frac{x}{2}} dx = 2^{\frac{\nu}{2}+1} A_\nu \int_0^\infty y^{\frac{\nu}{2}} e^{-y} dy \quad (x=2y\text{ とおく})$$

$$= 2^{\frac{\nu}{2}+1} A_\nu \Gamma\left(\dfrac{\nu}{2}+1\right) = \nu \quad \left[\Gamma\left(\dfrac{\nu}{2}+1\right)=\dfrac{\nu}{2}\Gamma\left(\dfrac{\nu}{2}\right)\quad (6.2.5)\right]$$

第7章 推　定

§7.1 (p. 140)

問 7.1.1　$\bar{x}=20.9$, $s^2=19.86$

問題 7.1

1　健康な児童：$\bar{x}=2.11$, $s^2=1.917$, 喘息の児童：$\bar{x}=7.46$, $s^2=1.176$

2　$\bar{x}=15.291$, $s^2=5.6409$

3　睡眠薬 A：$\bar{x}=0.66$, $s^2=3.452$, B：$\bar{x}=2.33$, $s^2=4.009$

4　$E(S_1^2)=E(S_2^2)=\sigma^2$ なので (3.2.5) と (3.2.14) より

§7.2 (p.145)

問7.2.1 （1） $\alpha=0.05$ より，(7.2.3)に $\bar{x}=215$, $n=16$, $\sigma=20$ を代入すると
$$205.2 \leq \mu \leq 224.8 \quad (g)$$

（2） $P(|\bar{x}-\mu| \leq 6)=0.95$ だから，$1.96 \cdot \dfrac{\sigma}{\sqrt{n}} \leq 6$

$\sigma=20$ なので $\sqrt{n} \geq 6.53$, $n \geq (6.53)^2 = 42.64$ ゆえに，43個以上．

問7.2.2 $\bar{x}=199.9$, $s=1.9439$, $t_{19}(0.025)=2.093$ を(7.2.8)に代入して
$$198.99 \leq \mu \leq 200.81$$

問題 7.2

[1] （1） $\bar{x}=356.8$, $\sigma=5.0$, $n=20$ を(7.2.3)に代入して
$$354.61 \leq \mu \leq 358.99$$

（2） $1.96 \cdot \dfrac{\sigma}{\sqrt{n}} \leq 1.5$ より，$n \geq 42.68$ ゆえに，43個以上．

[2] $\bar{x}=3.198$, $s=0.03765$, $t_9(0.025)=2.262$ を(7.2.8)に代入して
$$3.1711 \leq \mu \leq 3.2249$$

[3] $\bar{x}=20.8889$, $s=4.4566$, $t_8(0.025)=2.306$, $17.46 \leq \mu \leq 24.31$

[4] $\bar{x}=15.2909$, $s=2.37506$, $t_{10}(0.025)=2.228$, $13.695 \leq \mu \leq 16.886$

[5] A：$\bar{x}=0.66$, $s=1.8578$, $t_9(0.025)=2.262$, $-0.669 \leq \mu \leq 1.989$
B：$\bar{x}=2.33$, $s=2.0022$, $t_9(0.025)=2.262$, $0.898 \leq \mu \leq 3.762$

[6] $n=100$ で十分大きいから，(7.2.3)の σ の代わりに s を代入して，
$$75.20 \leq \mu \leq 77.40$$

§7.3 (p.150)

問7.3.1 （1） $\hat{p}=0.176$ を(7.3.2)に代入して $0.157 < p < 0.195$

（2） $\hat{p}=0.2$ を(7.3.4)に代入して，$n=6146.6$ ゆえに，6147世帯

問7.3.2 （例題7.2.2の母分散 σ^2 の推定） $s^2=1638.87$, $\chi^2_{15}(0.025)=27.488$
$\chi^2_{15}(0.975)=6.262$ を(7.3.6)に代入して $894.32 < \sigma^2 < 3925.74$

（問7.2.2の母分散 σ^2 の推定） $s^2=3.778947$, $\chi^2_{19}(0.025)=32.852$
$\chi^2_{19}(0.975)=8.907$ を(7.3.6)に代入して $2.186 < \sigma^2 < 8.061$

問題 7.3

[1] $\hat{p}=0.04$ を(7.3.2)に代入して $0.0157 < p < 0.0643$

上部：

$$E(S^2) = \frac{(m-1)E(S_1^2)+(n-1)E(S_2^2)}{m+n-2} = \sigma^2$$

したがって，S^2 は母分散 σ^2 の不偏推定量である．

② $\hat{p}=0.712$ を (7.3.2) に代入して $0.6326<p<0.7914$
③ $0.000671<\sigma^2<0.00473$ ④ $9.061<\sigma^2<72.88$
⑤ どちらも $n=10$ なので $\chi_9^2(0.025)=19.023$, $\chi_9^2(0.975)=2.700$
健康な児童：$s^2=1.917$ より $0.907<\sigma^2<6.39$
喘息の児童：$s^2=1.176$ より $0.556<\sigma^2<3.92$

● **章末問題** (p.154)

① $V(X_i)=E[(X_i-\mu)^2]=\sigma^2$ であるから, (3.2.5) と (3.2.14) より
$$E\left[\frac{1}{n}\sum_{i=1}^{n}(X_i-\mu)^2\right]=\frac{1}{n}\sum_{i=1}^{n}E[(X_i-\mu)^2]=\frac{1}{n}n\sigma^2=\sigma^2$$

② 定理 6.1.1 から標本平均 $\bar{X}$ の平均 $E(\bar{X})$ と標準偏差 $\sigma(\bar{X})$ は
$$E(\bar{X})=\mu, \qquad \sigma(\bar{X})=\frac{\sigma}{\sqrt{n}}$$
これをチェビシェフの不等式 (3.4.1) に代入すると
$$P\left(|\bar{X}-\mu|<k\frac{\sigma}{\sqrt{n}}\right)\geqq 1-\frac{1}{k^2}$$
$k\frac{\sigma}{\sqrt{n}}=\varepsilon$ とおくと, $k=\frac{\sqrt{n}\varepsilon}{\sigma}$ であるから
$$P(|\bar{X}-\mu|<\varepsilon)\geqq 1-\frac{\sigma^2}{n\varepsilon^2}\longrightarrow 1 \quad (n\to\infty)$$
したがって, $\bar{X}$ は μ の一致推定量である.

③ 正規母集団において, 定理 7.2.2 より $\frac{(n-1)S^2}{\sigma^2}$ は, 自由度 $n-1$ の χ^2 分布に従う. また, (6.2.3) より自由度 $n-1$ の χ^2 分布の分散は $2(n-1)$ なので
$$V\left[\frac{(n-1)S^2}{\sigma^2}\right]=2(n-1)$$
(3.3.6) を用いて
$$V(S^2)=V\left[\frac{\sigma^2}{(n-1)}\cdot\frac{(n-1)S^2}{\sigma^2}\right]=\frac{\sigma^4}{(n-1)^2}V\left[\frac{(n-1)S^2}{\sigma^2}\right]=\frac{2\sigma^4}{n-1}$$
したがって, $E(S^2)=\sigma^2$, $V(S^2)\longrightarrow 0 \quad (n\to\infty)$
同様にして, $\tilde{S}^2=\left(1-\frac{1}{n}\right)S^2$ であるから, $E(\tilde{S}^2)=\left(1-\frac{1}{n}\right)\sigma^2\longrightarrow \sigma^2 \quad (n\to\infty)$
$$V(\tilde{S}^2)=\frac{2(n-1)\sigma^4}{n^2}\longrightarrow 0 \quad (n\to\infty)$$

④ 正規母集団 $N(\mu,\sigma^2)$ において, 定理 6.2.1 より

$$\frac{1}{\sigma^2}\sum_{i=1}^{n}(X_i-\mu)^2$$

は自由度 n の χ^2 分布に従うから

$$P\left\{\chi_n^2\left(1-\frac{\alpha}{2}\right)<\frac{1}{\sigma^2}\sum_{i=1}^{n}(X_i-\mu)^2<\chi_n^2\left(\frac{\alpha}{2}\right)\right\}=1-\alpha$$

したがって，
$$P\left\{\frac{\sum_{i=1}^{n}(X_i-\mu)^2}{\chi_n^2\left(\frac{\alpha}{2}\right)}<\sigma^2<\frac{\sum_{i=1}^{n}(X_i-\mu)^2}{\chi_n^2\left(1-\frac{\alpha}{2}\right)}\right\}=1-\alpha$$

5 正規母集団において，定理 7.2.2 より $\dfrac{(n-1)S^2}{\sigma^2}$ は，自由度 $n-1$ の χ^2 分布に従うので，その確率変数を X とすると，$X=\dfrac{(n-1)S^2}{\sigma^2}$ すなわち $S=\dfrac{\sigma\sqrt{X}}{\sqrt{n-1}}$

確率密度関数 $f(x)$ は，(6.2.2) の $\nu=n-1$ の場合である．

$$E(S)=E\left(\frac{\sigma\sqrt{X}}{\sqrt{n-1}}\right)=\frac{\sigma}{\sqrt{n-1}}E(\sqrt{X})=\frac{\sigma}{\sqrt{n-1}}\int_0^{\infty}\sqrt{x}\,f(x)\,dx$$

$$=C\int_0^{\infty}x^{\frac{n-2}{2}}e^{-\frac{x}{2}}dx \quad \text{ただし,}\quad C=\frac{\sigma}{\sqrt{n-1}}\cdot\frac{1}{2^{\frac{n-1}{2}}\Gamma\left(\frac{n-1}{2}\right)}$$

$\dfrac{x}{2}=t$ とおいて，$x=2t$, $dx=2dt$ を代入し置換積分をすると，(6.2.4) より

$$\int_0^{\infty}x^{\frac{n-2}{2}}e^{-\frac{x}{2}}dx=2^{\frac{n}{2}}\int_0^{\infty}t^{\frac{n-2}{2}}e^{-t}dt=2^{\frac{n}{2}}\Gamma\left(\frac{n}{2}\right)$$

したがって，
$$E(S)=C\cdot 2^{\frac{n}{2}}\Gamma\left(\frac{n}{2}\right)=\sqrt{\frac{2}{n-1}}\cdot\frac{\Gamma\left(\frac{n}{2}\right)}{\Gamma\left(\frac{n-1}{2}\right)}\sigma$$

すなわち，S は σ の不偏推定量ではない．

第 8 章 仮説検定

§8.1 (p. 156)

問 8.1.1 H_0：被告人は無罪である．
 第 1 種の過誤：無罪である人を有罪であると判定する誤り．
 第 2 種の過誤：有罪である人を無罪であると判定する誤り．

問 8.1.2 $H_0: \mu=185$, $H_1: \mu\neq 185$ の検定を行えばよい．H_0 が正しいと仮定すると，25 人の標本平均 $\overline{X}$ は，正規分布 $N(185, 6^2)$ に従う．$\overline{X}$ を標準化変換した

$$Z = \frac{\sqrt{n}(\overline{X}-\mu)}{\sigma} = \frac{\overline{X}-185}{6}$$

は $N(0,1)$ に従う．数表 2 より，　　　$P(|Z|>1.96)=0.05$
$\overline{X}=170$ を代入すると，　　　　　　$Z=-2.5<-1.96$
したがって，有意水準 5% で H_0 は棄却される．すなわち，この地方のその年代におけるコレステロール値の平均は，一般より低いといえる．

問題 8.1

[1] H_0：製品は合格品である．
第 1 種の過誤：品質検査に合格するはずの良品に不合格の判定をする誤り．
第 2 種の過誤：品質検査に不合格になるはずの不良品に合格の判定をする誤り．

[2] H_0 が正しいとき，H_0 を棄却する確率 α は，　$\alpha=\left(\dfrac{1}{3}\right)^3=0.037$

H_1 が正しいとき，H_1 を棄却する確率 β は，　$\beta=1-\left(\dfrac{2}{3}\right)^3=0.704$

[3] $H_0:\mu=1.20,\ H_1:\mu\neq1.20$
$\mu=1.20,\ \sigma=0.04,\ n=30,\ \overline{X}=1.22$ より，　$Z=2.74>2.58$
したがって，有意水準 1% で H_0 は棄却され，正常に作動しているとはいえない．

§8.2 (p.161)

問 8.2.1　$H_0:\mu=65,\ H_1:\mu\neq65$
$\mu_0=65,\ \sigma=15,\ n=25,\ \overline{X}=68.5$ を (8.2.1) に代入して，　$Z=1.167<1.96$
有意水準 5% で H_0 は棄却されない．したがって，平均的であるということは否定できない．

問 8.2.2　$H_0:\mu=16,\ H_1:\mu>16$
$n=12,\ \overline{X}=17.25,\ S=2.800$ を (8.2.2) に代入して，
$$T=1.546<t_{11}(0.05)=1.796$$
有意水準 5% で H_0 は棄却されない．すなわち，従来の餌による平均産卵個数と変わらないということは否定できない．このような場合，第 2 種の過誤を犯している可能性が高いので，標本数を増やして再検定したほうが第 2 種の過誤の確率を小さくできる．

問題 8.2

[1] $\overline{X}=0.53,\ \sigma=2,\ n=10$ を (8.2.1) に代入して，$Z=0.838$
　(1) $|Z|<1.96$ より，棄却できない．　(2) $Z<2.33$ より，棄却できない．

[2] $\overline{X}=33,\ \sigma=7,\ n=100$ を (8.2.1) に代入して，　$|Z|=|-2.85|>1.96$

③ $|Z|=|-0.90|<1.96$, H_0 は棄却できない.

④ $H_0: \mu=1080$, $H_1: \mu<1080$, $Z=-1.5>-1.64$, 棄却できない. したがって, B社より劣るとはいえない.

⑤ $H_0: \mu=90$, $H_1: \mu<90$, $Z=-1.265>-1.64$, 棄却できない. 軽いとはいえない.

⑥ $\bar{X}=27.49$, $S=1.214$ を (8.2.2) に代入して, $T=1.06<t_6(0.025)=2.447$, 棄却できない. 低下しているとはいえない.

⑦ $\bar{X}=29.975$, $S=0.9377$, $|T|=|-0.0745|<t_7(0.025)=2.365$, 棄却できない. 溶液の濃度は 30% であるとみなせる.

§8.3 (p.165)

問 8.3.1 $H_0: p=0.58$, $H_1: p\neq0.58$, $\hat{p}=0.6$, $Z=0.62<1.96$, 棄却されない. 高いとはいえない.

問 8.3.2 $\hat{p}_1=0.065$, $\hat{p}_2=0.045$, $p=0.05$, $Z=0.88<1.96$, 差があるとはいえない.

問題 8.3

① $Z=-0.63$, 棄却されない. 0.5 より小さいとはいえない.

② $Z=0.517$, 棄却されない. 差があるとはいえない.

③ $Z=-1.35$, 棄却されない. 支持率が低下しているとはいえない.

§8.4 (p.169)

問 8.4.1 $n=47+53+23+9=132$

o_i	47	53	23	9
e_i	51.48	38.28	29.04	13.2

$\chi_0^2=8.643>\chi_3^2(0.05)=7.815$, 異なる分布をしている.

問 8.4.2 H_0: 喫煙とその飲み物の好みには関係がない.

$e_{11}=22.32$, $e_{12}=8.68$, $e_{21}=13.68$, $e_{22}=5.32$, $\chi_0^2=1.19<\chi_1^2(0.05)=3.84$, 棄却されない. 関係があるとはいえない.

問題 8.4

① e_i が 5 以上になるように, 隣の階級と合併して

x	0	1	2 以上
観測度数	109	65	26
期待度数	108.7	66.3	25.0

$\chi_0^2 = 0.066 < \chi_2^2(0.05) = 5.99$, 適合している.

② $n = 165$, $\chi_0^2 = 2.565 < \chi_2^2(0.05) = 5.99$, 適合している.

③ $\chi_0^2 = 11.298 > \chi_1^2(0.05) = 3.84$, 棄却される. 効果があるといえる.

④ $e_i = 8$, $\chi_0^2 = 3.5 < \chi_9^2(0.05) = 16.92$, 偏りがあるとはいえない.

⑤ $\chi_0^2 = 10.7 > \chi_4^2(0.05) = 9.488$, 年代によって異なるといえる.

§8.5 (p.174)

問 8.5.1 $H_0 : \mu_1 = \mu_2$, $H_1 : \mu_1 \neq \mu_2$, $\bar{X} = 1250$, $\bar{Y} = 1230$, $\sigma_1 = 70$, $\sigma_2 = 80$, $m = n = 50$ を (8.5.1) に代入して, $Z = 1.33 < 1.96$, 差があるとはいえない.

問 8.5.2 $H_0 : \mu_1 = \mu_2$, $H_1 : \mu_1 \neq \mu_2$, $\bar{X} = 20.025$, $\bar{Y} = 19.325$, $S_1 = 0.925$, $S_2 = 1.081$ を (8.5.2) に代入して, $T = 1.392 < t_{14}(0.025) = 2.145$, 有意差なし.

問題 8.5

① $\bar{X} = 623.75$, $\bar{Y} = 621.2$, $S_1 = 13.987$, $S_2 = 10.871$ を (8.5.2) に代入して, $T = 0.436 < t_{16}(0.025) = 2.120$, 有意差なし.

② $T = 1.21 < t_{24}(0.025) = 2.064$, 有意差なし.

§8.6 (p.179)

問 8.6.1 $S^2 = 0.0139$, $\chi_0^2 = 8.80 < \chi_{19}^2(0.95) = 10.12$, ばらつきが少なくなったといえる.

問 8.6.2 $F = 1.37 < F_7^7(0.025) = 4.99$, 母分散に差があるとはいえない.

問題 8.6

① $F = 1.655 < F_9^7(0.025) = 4.20$, 有意差なし.

● 章末問題 (p.182)

① $H_0 : \mu = 0$, $H_1 : \mu > 0$, $T = 2.74 > t_{11}(0.01) = 2.718$, H_0 を棄却する. 効果あり.

② $H_0 : p = 0.035$, $H_1 : p < 0.035$, $Z = -0.669 > -1.64$, 不良率は改善されたとはいえない.

③ $H_0 : p = 0.075$, $H_1 : p \neq 0.075$, $|Z| = 0.89 < 1.96$, 例年と変わらない.

④ $\bar{X} = 49$, $\bar{Y} = 31.8$, $S_1^2 = 307.5$, $S_2^2 = 137.2$, まず, 等分散かどうかの検定をする. $F = 2.241 < F_4^4(0.025) = 9.60$, 棄却されないので, $\sigma_1^2 = \sigma_2^2$ として, 平均の差の検定を行う.

(8.5.2) に代入して, $T = 1.823 < t_8(0.025) = 2.306$, 棄却されない. 有意差なし.

付 表

表1 2項分布表 $_nC_x p^x (1-p)^{n-x}$

n	x \ p	.05	.10	.15	.20	.25	.30	.35	.40	.45	.50	
5	0	.7738	.5905	.4437	.3277	.2373	.1681	.1160	.0778	.0503	.0313	5
	1	.2036	.3281	.3915	.4096	.3955	.3602	.3124	.2592	.2059	.1563	4
	2	.0214	.0729	.1382	.2048	.2637	.3087	.3364	.3456	.3369	.3125	3
	3	.0011	.0081	.0244	.0512	.0879	.1323	.1811	.2304	.2757	.3125	2
	4	.0000	.0005	.0022	.0064	.0146	.0284	.0488	.0768	.1128	.1563	1
	5	.0000	.0000	.0001	.0003	.0010	.0024	.0053	.0102	.0185	.0313	0
6	0	.7351	.5314	.3771	.2621	.1780	.1176	.0754	.0467	.0277	.0156	6
	1	.2321	.3543	.3993	.3932	.3560	.3025	.2437	.1866	.1359	.0938	5
	2	.0305	.0984	.1762	.2458	.2966	.3241	.3280	.3110	.2780	.2344	4
	3	.0021	.0146	.0415	.0819	.1318	.1852	.2355	.2765	.3032	.3125	3
	4	.0001	.0012	.0055	.0154	.0330	.0595	.0951	.1382	.1861	.2344	2
	5	.0000	.0001	.0004	.0015	.0044	.0102	.0205	.0369	.0609	.0938	1
	6	.0000	.0000	.0000	.0001	.0002	.0007	.0018	.0041	.0083	.0156	0
7	0	.6983	.4783	.3206	.2097	.1335	.0824	.0490	.0280	.0152	.0078	7
	1	.2573	.3720	.3960	.3670	.3115	.2471	.1848	.1306	.0872	.0547	6
	2	.0406	.1240	.2097	.2753	.3115	.3177	.2985	.2613	.2140	.1641	5
	3	.0036	.0230	.0617	.1147	.1730	.2269	.2679	.2903	.2918	.2734	4
	4	.0002	.0026	.0109	.0287	.0577	.0972	.1442	.1935	.2388	.2734	3
	5	.0000	.0002	.0012	.0043	.0115	.0250	.0466	.0774	.1172	.1641	2
	6	.0000	.0000	.0001	.0004	.0013	.0036	.0084	.0172	.0320	.0547	1
	7	.0000	.0000	.0000	.0000	.0001	.0002	.0006	.0016	.0037	.0078	0
8	0	.6634	.4305	.2725	.1678	.1001	.0576	.0319	.0168	.0084	.0039	8
	1	.2793	.3826	.3847	.3355	.2670	.1977	.1373	.0896	.0548	.0313	7
	2	.0515	.1488	.2376	.2936	.3115	.2965	.2587	.2090	.1569	.1094	6
	3	.0054	.0331	.0839	.1468	.2076	.2541	.2786	.2787	.2568	.2188	5
	4	.0004	.0046	.0185	.0459	.0865	.1361	.1875	.2322	.2627	.2734	4
	5	.0000	.0004	.0026	.0092	.0231	.0467	.0808	.1239	.1719	.2188	3
	6	.0000	.0000	.0002	.0011	.0038	.0100	.0217	.0413	.0703	.1094	2
	7	.0000	.0000	.0000	.0001	.0004	.0012	.0033	.0079	.0164	.0313	1
	8	.0000	.0000	.0000	.0000	.0000	.0001	.0002	.0007	.0017	.0039	0
9	0	.6302	.3874	.2316	.1342	.0751	.0404	.0207	.0101	.0046	.0020	9
	1	.2985	.3874	.3679	.3020	.2253	.1556	.1004	.0605	.0339	.0176	8
	2	.0629	.1722	.2597	.3020	.3003	.2668	.2162	.1612	.1110	.0703	7
	3	.0077	.0446	.1069	.1762	.2336	.2668	.2716	.2508	.2119	.1641	6
	4	.0006	.0074	.0283	.0661	.1168	.1715	.2194	.2508	.2600	.2461	5
	5	.0000	.0008	.0050	.0165	.0389	.0735	.1181	.1672	.2128	.2461	4
	6	.0000	.0001	.0006	.0028	.0087	.0210	.0424	.0743	.1160	.1641	3
	7	.0000	.0000	.0000	.0003	.0012	.0039	.0098	.0212	.0407	.0703	2
	8	.0000	.0000	.0000	.0000	.0001	.0004	.0013	.0035	.0083	.0176	1
	9	.0000	.0000	.0000	.0000	.0000	.0000	.0001	.0003	.0008	.0020	0
10	0	.5987	.3487	.1969	.1074	.0563	.0282	.0135	.0060	.0025	.0010	10
	1	.3151	.3874	.3474	.2684	.1877	.1211	.0725	.0403	.0207	.0098	9
	2	.0746	.1937	.2759	.3020	.2816	.2335	.1757	.1209	.0763	.0439	8
	3	.0105	.0574	.1298	.2013	.2503	.2668	.2522	.2150	.1665	.1172	7
	4	.0010	.0112	.0401	.0881	.1460	.2001	.2377	.2508	.2384	.2051	6
	5	.0001	.0015	.0085	.0264	.0584	.1029	.1536	.2007	.2340	.2461	5
	6	.0000	.0001	.0012	.0055	.0162	.0368	.0689	.1115	.1596	.2051	4
	7	.0000	.0000	.0001	.0008	.0031	.0090	.0212	.0425	.0746	.1172	3
	8	.0000	.0000	.0000	.0001	.0004	.0014	.0043	.0106	.0229	.0439	2
	9	.0000	.0000	.0000	.0000	.0000	.0001	.0005	.0016	.0042	.0098	1
	10	.0000	.0000	.0000	.0000	.0000	.0000	.0000	.0001	.0003	.0010	0
		.95	.90	.85	.80	.75	.70	.65	.60	.55	.50	x / p

表2 (1) 標準正規分布表

$$z \longrightarrow I(z) = \frac{1}{\sqrt{2\pi}} \int_0^z e^{-\frac{1}{2}x^2} dx$$

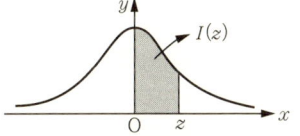

z	.00	.01	.02	.03	.04	.05	.06	.07	.08	.09
0.0	.00000	.00399	.00798	.01197	.01595	.01994	.02392	.02790	.03188	.03586
0.1	.03983	.04380	.04776	.05172	.05567	.05962	.06356	.06749	.07142	.07535
0.2	.07926	.08317	.08706	.09095	.09483	.09871	.10257	.10642	.11026	.11409
0.3	.11791	.12172	.12552	.12930	.13307	.13683	.14058	.14431	.14803	.15173
0.4	.15542	.15910	.16276	.16640	.17003	.17364	.17724	.18082	.18439	.18793
0.5	.19146	.19497	.19847	.20194	.20540	.20884	.21226	.21566	.21904	.22240
0.6	.22575	.22907	.23237	.23565	.23891	.24215	.24537	.24857	.25175	.25490
0.7	.25804	.26115	.26424	.26730	.27035	.27337	.27637	.27935	.28230	.28524
0.8	.28814	.29103	.29389	.29673	.29955	.30234	.30511	.30785	.31057	.31327
0.9	.31594	.31859	.32121	.32381	.32639	.32894	.33147	.33398	.33646	.33891
1.0	.34134	.34375	.34614	.34849	.35083	.35314	.35543	.35769	.35993	.36214
1.1	.36433	.36650	.36864	.37076	.37286	.37493	.37698	.37900	.38100	.38298
1.2	.38493	.38686	.38877	.39065	.39251	.39435	.39617	.39796	.39973	.40147
1.3	.40320	.40490	.40658	.40824	.40988	.41149	.41308	.41466	.41621	.41774
1.4	.41924	.42073	.42220	.42364	.42507	.42647	.42785	.42922	.43056	.43189
1.5	.43319	.43448	.43574	.43699	.43822	.43943	.44062	.44179	.44295	.44408
1.6	.44520	.44630	.44738	.44845	.44950	.45053	.45154	.45254	.45352	.45449
1.7	.45543	.45637	.45728	.45818	.45907	.45994	.46080	.46164	.46246	.46327
1.8	.46407	.46485	.46562	.46638	.46712	.46784	.46856	.46926	.46995	.47062
1.9	.47128	.47193	.47257	.47320	.47381	.47441	.47500	.47558	.47615	.47670
2.0	.47725	.47778	.47831	.47882	.47932	.47982	.48030	.48077	.48124	.48169
2.1	.48214	.48257	.48300	.48341	.48382	.48422	.48461	.48500	.48537	.48574
2.2	.48610	.48645	.48679	.48713	.48745	.48778	.48809	.48840	.48870	.48899
2.3	.48928	.48956	.48983	.49010	.49036	.49061	.49086	.49111	.49134	.49158
2.4	.49180	.49202	.49224	.49245	.49266	.49286	.49305	.49324	.49343	.49361
2.5	.49379	.49396	.49413	.49430	.49446	.49461	.49477	.49492	.49506	.49520
2.6	.49534	.49547	.49560	.49573	.49585	.49598	.49609	.49621	.49632	.49643
2.7	.49653	.49664	.49674	.49683	.49693	.49702	.49711	.49720	.49728	.49736
2.8	.49744	.49752	.49760	.49767	.49774	.49781	.49788	.49795	.49801	.49807
2.9	.49813	.49819	.49825	.49831	.49836	.49841	.49846	.49851	.49856	.49861
3.0	.49865	.49869	.49874	.49878	.49882	.49886	.49889	.49893	.49896	.49900
3.1	.49903	.49906	.49910	.49913	.49916	.49918	.49921	.49924	.49926	.49929
3.2	.49931	.49934	.49936	.49938	.49940	.49942	.49944	.49946	.49948	.49950
3.3	.49952	.49953	.49955	.49957	.49958	.49960	.49961	.49962	.49964	.49965
3.4	.49966	.49968	.49969	.49970	.49971	.49972	.49973	.49974	.49975	.49976
3.5	.49977	.49978	.49978	.49979	.49980	.49981	.49981	.49982	.49983	.49983
3.6	.49984	.49985	.49985	.49986	.49986	.49987	.49987	.49988	.49988	.49989
3.7	.49989	.49990	.49990	.49990	.49991	.49991	.49992	.49992	.49992	.49992
3.8	.49993	.49993	.49993	.49994	.49994	.49994	.49994	.49995	.49995	.49995
3.9	.49995	.49995	.49996	.49996	.49996	.49996	.49996	.49996	.49997	.49997

表2（2）　標準正規分布 $N(0,1)$ のパーセント点 $z(\alpha)$

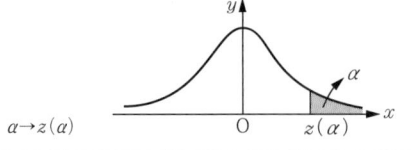

α	$z(\alpha)$
0.05	1.6449
0.025	1.9600
0.01	2.3263
0.005	2.5758

$\alpha \to z(\alpha)$

α	.000	.001	.002	.003	.004	.005	.006	.007	.008	.009
.00	∞	3.09025	2.87817	2.74779	2.65207	2.57583	2.51215	2.45726	2.40892	2.36562
.01	2.32635	2.29037	2.25713	2.22621	2.19729	2.17009	2.14441	2.12007	2.09693	2.07485
.02	2.05375	2.03352	2.01409	1.99539	1.97737	1.95996	1.94313	1.92684	1.91103	1.89570
.03	1.88079	1.86629	1.85218	1.83842	1.82501	1.81191	1.79912	1.78661	1.77438	1.76241
.04	1.75069	1.73920	1.72793	1.71689	1.70604	1.69540	1.68494	1.67466	1.66456	1.65463
.05	1.64485	1.63523	1.62576	1.61644	1.60725	1.59819	1.58927	1.58047	1.57179	1.56322
.06	1.55477	1.54643	1.53820	1.53007	1.52204	1.51410	1.50626	1.49851	1.49085	1.48328
.07	1.47579	1.46838	1.46106	1.45381	1.44663	1.43953	1.43250	1.42554	1.41865	1.41183
.08	1.40507	1.39838	1.39174	1.38517	1.37866	1.37220	1.36581	1.35946	1.35317	1.34694
.09	1.34076	1.33462	1.32854	1.32251	1.31652	1.31058	1.30469	1.29884	1.29303	1.28727
.10	1.28155	1.27587	1.27024	1.26464	1.25908	1.25357	1.24809	1.24264	1.23723	1.23186
.11	1.22653	1.22123	1.21596	1.21073	1.20553	1.20036	1.19522	1.19012	1.18504	1.18000
.12	1.17499	1.17000	1.16505	1.16012	1.15522	1.15035	1.14551	1.14069	1.13590	1.13113
.13	1.12639	1.12168	1.11699	1.11232	1.10768	1.10306	1.09847	1.09390	1.08935	1.08482
.14	1.08032	1.07584	1.07138	1.06694	1.06252	1.05812	1.05374	1.04939	1.04505	1.04073
.15	1.03643	1.03215	1.02789	1.02365	1.01943	1.01522	1.01103	1.00686	1.00271	0.99858
.16	0.99446	0.99036	0.98627	0.98220	0.97815	0.97411	0.97009	0.96609	0.96210	0.95812
.17	0.95417	0.95022	0.94629	0.94238	0.93848	0.93459	0.93072	0.92686	0.92301	0.91918
.18	0.91536	0.91156	0.90777	0.90399	0.90023	0.89647	0.89273	0.88901	0.88529	0.88159
.19	0.87790	0.87422	0.87055	0.86689	0.86325	0.85962	0.85600	0.85239	0.84879	0.84520
.20	0.84162	0.83805	0.83450	0.83095	0.82742	0.82389	0.82038	0.81687	0.81338	0.80990
.21	0.80642	0.80296	0.79950	0.79605	0.79262	0.78919	0.78577	0.78236	0.77897	0.77557
.22	0.77219	0.76882	0.76546	0.76210	0.75875	0.75541	0.75208	0.74876	0.74545	0.74214
.23	0.73885	0.73556	0.73228	0.72900	0.72574	0.72248	0.71923	0.71599	0.71275	0.70952
.24	0.70630	0.70309	0.69988	0.69668	0.69349	0.69031	0.68713	0.68396	0.68080	0.67764
.25	0.67449	0.67135	0.66821	0.66508	0.66195	0.65884	0.65573	0.65262	0.64952	0.64643
.26	0.64335	0.64027	0.63719	0.63412	0.63106	0.62801	0.62496	0.62191	0.61887	0.61584
.27	0.61281	0.60979	0.60678	0.60376	0.60076	0.59776	0.59477	0.59178	0.58879	0.58581
.28	0.58284	0.57987	0.57691	0.57395	0.57100	0.56805	0.56511	0.56217	0.55924	0.55631
.29	0.55338	0.55047	0.54755	0.54464	0.54174	0.53884	0.53594	0.53305	0.53016	0.52728
.30	0.52440	0.52153	0.51866	0.51579	0.51293	0.51007	0.50722	0.50437	0.50153	0.49869
.31	0.49585	0.49302	0.49019	0.48736	0.48454	0.48173	0.47891	0.47610	0.47330	0.47050
.32	0.46770	0.46490	0.46211	0.45933	0.45654	0.45376	0.45099	0.44821	0.44544	0.44268
.33	0.43991	0.43715	0.43440	0.43164	0.42889	0.42615	0.42340	0.42066	0.41793	0.41519
.34	0.41246	0.40974	0.40701	0.40429	0.40157	0.39886	0.39614	0.39343	0.39073	0.38802
.35	0.38532	0.38262	0.37993	0.37723	0.37454	0.37186	0.36917	0.36649	0.36381	0.36113
.36	0.35846	0.35579	0.35312	0.35045	0.34779	0.34513	0.34247	0.33981	0.33716	0.33450
.37	0.33185	0.32921	0.32656	0.32392	0.32128	0.31864	0.31600	0.31337	0.31074	0.30811
.38	0.30548	0.30286	0.30023	0.29761	0.29499	0.29238	0.28976	0.28715	0.28454	0.28193
.39	0.27932	0.27671	0.27411	0.27151	0.26891	0.26631	0.26371	0.26112	0.25853	0.25594
.40	0.25335	0.25076	0.24817	0.24559	0.24301	0.24043	0.23785	0.23527	0.23269	0.23012
.41	0.22755	0.22497	0.22240	0.21983	0.21727	0.21470	0.21214	0.20957	0.20701	0.20445
.42	0.20189	0.19934	0.19678	0.19422	0.19167	0.18912	0.18657	0.18402	0.18147	0.17892
.43	0.17637	0.17383	0.17128	0.16874	0.16620	0.16366	0.16112	0.15858	0.15604	0.15351
.44	0.15097	0.14843	0.14590	0.14337	0.14084	0.13830	0.13577	0.13324	0.13072	0.12819
.45	0.12566	0.12314	0.12061	0.11809	0.11556	0.11304	0.11052	0.10799	0.10547	0.10295
.46	0.10043	0.09791	0.09540	0.09288	0.09036	0.08784	0.08533	0.08281	0.08030	0.07778
.47	0.07527	0.07276	0.07024	0.06773	0.06522	0.06271	0.06020	0.05768	0.05517	0.05266
.48	0.05015	0.04764	0.04513	0.04263	0.04012	0.03761	0.03510	0.03259	0.03008	0.02758
.49	0.02507	0.02256	0.02005	0.01755	0.01504	0.01253	0.01003	0.00752	0.00501	0.00251

表3 ポアソン分布表 (1)

$$e^{-\lambda}\frac{\lambda^k}{k!} \quad (k=0, 1, 2, \cdots)$$

k \ λ	0.05	0.10	0.15	0.20	0.25	0.30	0.35	0.40
0	0.95123	0.90484	0.86071	0.81873	0.77880	0.74082	0.70469	0.67032
1	0.04756	0.09048	0.12911	0.16375	0.19470	0.22225	0.24664	0.26813
2	0.00119	0.00452	0.00968	0.01637	0.02434	0.03334	0.04316	0.05363
3	0.00002	0.00015	0.00048	0.00109	0.00203	0.00333	0.00504	0.00715
4			0.00002	0.00005	0.00013	0.00025	0.00044	0.00072
5					0.00001	0.00002	0.00003	0.00006

k \ λ	0.45	0.50	0.55	0.60	0.65	0.70	0.75	0.80
0	0.63763	0.60653	0.57695	0.54881	0.52205	0.49659	0.47237	0.44933
1	0.28693	0.30327	0.31732	0.32929	0.33933	0.34761	0.35427	0.35946
2	0.06456	0.07582	0.08726	0.09879	0.11028	0.12166	0.13285	0.14379
3	0.00968	0.01264	0.01600	0.01976	0.02389	0.02839	0.03321	0.03834
4	0.00109	0.00158	0.00220	0.00296	0.00388	0.00497	0.00623	0.00767
5	0.00010	0.00016	0.00024	0.00036	0.00050	0.00070	0.00093	0.00123
6	0.00001	0.00001	0.00002	0.00004	0.00005	0.00008	0.00012	0.00016
7					0.00001	0.00001	0.00001	0.00002

k \ λ	0.85	0.90	0.95	1.00	1.10	1.20	1.30	1.40
0	0.42741	0.40657	0.38674	0.36788	0.33287	0.30119	0.27253	0.24660
1	0.36330	0.36591	0.36740	0.36788	0.36616	0.36143	0.35429	0.34524
2	0.15440	0.16466	0.17452	0.18394	0.20139	0.21686	0.23029	0.24167
3	0.04375	0.04940	0.05526	0.06131	0.07384	0.08674	0.09979	0.11278
4	0.00930	0.01111	0.01313	0.01533	0.02031	0.02602	0.03243	0.03947
5	0.00158	0.00200	0.00249	0.00307	0.00447	0.00625	0.00843	0.01105
6	0.00022	0.00030	0.00039	0.00051	0.00082	0.00125	0.00183	0.00258
7	0.00003	0.00004	0.00005	0.00007	0.00013	0.00021	0.00034	0.00052
8				0.00001	0.00002	0.00003	0.00006	0.00009
9							0.00001	0.00001

k \ λ	1.6	1.8	2.0	2.2	2.4	2.6	2.8	3.0
0	0.20190	0.16530	0.13534	0.11080	0.09072	0.07427	0.06081	0.04979
1	0.32303	0.29754	0.27067	0.24377	0.21772	0.19311	0.17027	0.14936
2	0.25843	0.26778	0.27067	0.26814	0.26127	0.25104	0.23838	0.22404
3	0.13783	0.16067	0.18045	0.19664	0.20901	0.21757	0.22248	0.22404
4	0.05513	0.07230	0.09022	0.10815	0.12541	0.14142	0.15574	0.16803
5	0.01764	0.02603	0.03609	0.04759	0.06020	0.07354	0.08721	0.10082
6	0.00470	0.00781	0.01203	0.01745	0.02408	0.03187	0.04070	0.05041
7	0.00108	0.00201	0.00344	0.00548	0.00826	0.01184	0.01628	0.02160
8	0.00022	0.00045	0.00086	0.00151	0.00248	0.00385	0.00570	0.00810
9	0.00004	0.00009	0.00019	0.00037	0.00066	0.00111	0.00177	0.00270
10	0.00001	0.00002	0.00004	0.00008	0.00016	0.00029	0.00050	0.00081
11			0.00001	0.00002	0.00003	0.00007	0.00013	0.00022
12					0.00001	0.00001	0.00003	0.00006
13							0.00001	0.00001

表3 ポアソン分布表 (2)

k \ λ	3.2	3.4	3.6	3.8	4.0	4.2	4.4	4.6	4.8
0	0.04076	0.03337	0.02732	0.02237	0.01832	0.01500	0.01228	0.01005	0.00823
1	0.13044	0.11347	0.09837	0.08501	0.07326	0.06298	0.05402	0.04624	0.03950
2	0.20870	0.19290	0.17706	0.16152	0.14653	0.13226	0.11884	0.10635	0.09481
3	0.22262	0.21862	0.21247	0.20459	0.19537	0.18517	0.17431	0.16307	0.15169
4	0.17809	0.18582	0.19122	0.19436	0.19537	0.19442	0.19174	0.18753	0.18203
5	0.11398	0.12636	0.13768	0.14771	0.15629	0.16332	0.16873	0.17253	0.17475
6	0.06079	0.07160	0.08261	0.09355	0.10420	0.11432	0.12373	0.13227	0.13980
7	0.02779	0.03478	0.04248	0.05079	0.05954	0.06859	0.07778	0.08692	0.09586
8	0.01112	0.01478	0.01912	0.02412	0.02977	0.03601	0.04278	0.04998	0.05752
9	0.00395	0.00558	0.00765	0.01019	0.01323	0.01681	0.02091	0.02554	0.03068
10	0.00126	0.00190	0.00275	0.00387	0.00529	0.00706	0.00920	0.01175	0.01472
11	0.00037	0.00059	0.00090	0.00134	0.00192	0.00269	0.00368	0.00491	0.00643
12	0.00010	0.00017	0.00027	0.00042	0.00064	0.00094	0.00135	0.00188	0.00257
13	0.00002	0.00004	0.00007	0.00012	0.00020	0.00030	0.00046	0.00067	0.00095
14	0.00001	0.00001	0.00002	0.00003	0.00006	0.00009	0.00014	0.00022	0.00033
15				0.00001	0.00002	0.00003	0.00004	0.00007	0.00010
16						0.00001	0.00001	0.00002	0.00003
17								0.00001	0.00001

k \ λ	5.0	5.5	6.0	7.0	8.0	9.0	10	11	12
0	0.00674	0.00409	0.00248	0.00091	0.00034	0.00012	0.00005	0.00002	0.00001
1	0.03369	0.02248	0.01487	0.00638	0.00268	0.00111	0.00045	0.00018	0.00007
2	0.08422	0.06181	0.04462	0.02234	0.01073	0.00500	0.00227	0.00101	0.00044
3	0.14037	0.11332	0.08924	0.05213	0.02863	0.01499	0.00757	0.00370	0.00177
4	0.17547	0.15582	0.13385	0.09123	0.05725	0.03374	0.01892	0.01019	0.00531
5	0.17547	0.17140	0.16062	0.12772	0.09160	0.06073	0.03783	0.02242	0.01274
6	0.14622	0.15712	0.16062	0.14900	0.12214	0.09109	0.06306	0.04109	0.02548
7	0.10444	0.12345	0.13768	0.14900	0.13959	0.11712	0.09008	0.06458	0.04368
8	0.06528	0.08487	0.10326	0.13038	0.13959	0.13176	0.11260	0.08879	0.06552
9	0.03627	0.05187	0.06884	0.10140	0.12408	0.13176	0.12511	0.10853	0.08736
10	0.01813	0.02853	0.04130	0.07098	0.09926	0.11858	0.12511	0.11938	0.10484
11	0.00824	0.01426	0.02253	0.04517	0.07219	0.09702	0.11374	0.11938	0.11437
12	0.00343	0.00654	0.01126	0.02635	0.04813	0.07277	0.09478	0.10943	0.11437
13	0.00132	0.00277	0.00520	0.01419	0.02962	0.05038	0.07291	0.09259	0.10557
14	0.00047	0.00109	0.00223	0.00709	0.01692	0.03238	0.05208	0.07275	0.09049
15	0.00016	0.00040	0.00089	0.00331	0.00903	0.01943	0.03472	0.05335	0.07239
16	0.00005	0.00014	0.00033	0.00145	0.00451	0.01093	0.02170	0.03668	0.05429
17	0.00001	0.00004	0.00012	0.00060	0.00212	0.00579	0.01276	0.02373	0.03832
18		0.00001	0.00004	0.00023	0.00094	0.00289	0.00709	0.01450	0.02555
19			0.00001	0.00009	0.00040	0.00137	0.00373	0.00840	0.01614
20				0.00003	0.00016	0.00062	0.00187	0.00462	0.00968
21				0.00001	0.00006	0.00026	0.00089	0.00242	0.00553
22					0.00002	0.00011	0.00040	0.00121	0.00302
23					0.00001	0.00004	0.00018	0.00058	0.00157
24						0.00002	0.00007	0.00027	0.00079
25						0.00001	0.00003	0.00012	0.00038
26							0.00001	0.00005	0.00017
27								0.00002	0.00008
28								0.00001	0.00003
29									0.00001
30									0.00001

表4　t 分布表

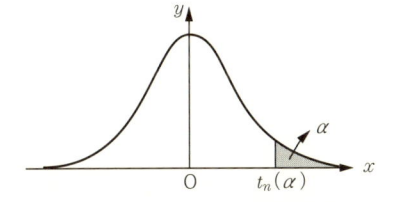

n \ α	0.250	0.200	0.150	0.100	0.050	0.025	0.010	0.005	0.001	0.0005
1	1.000	1.376	1.963	3.078	6.314	12.706	31.821	63.656	318.289	636.578
2	0.816	1.061	1.386	1.886	2.920	4.303	6.965	9.925	22.328	31.600
3	0.765	0.978	1.250	1.638	2.353	3.182	4.541	5.841	10.214	12.924
4	0.741	0.941	1.190	1.533	2.132	2.776	3.747	4.604	7.173	8.610
5	0.727	0.920	1.156	1.476	2.015	2.571	3.365	4.032	5.894	6.869
6	0.718	0.906	1.134	1.440	1.943	2.447	3.143	3.707	5.208	5.959
7	0.711	0.896	1.119	1.415	1.895	2.365	2.998	3.499	4.785	5.408
8	0.706	0.889	1.108	1.397	1.860	2.306	2.896	3.355	4.501	5.041
9	0.703	0.883	1.100	1.383	1.833	2.262	2.821	3.250	4.297	4.781
10	0.700	0.879	1.093	1.372	1.812	2.228	2.764	3.169	4.144	4.587
11	0.697	0.876	1.088	1.363	1.796	2.201	2.718	3.106	4.025	4.437
12	0.695	0.873	1.083	1.356	1.782	2.179	2.681	3.055	3.930	4.318
13	0.694	0.870	1.079	1.350	1.771	2.160	2.650	3.012	3.852	4.221
14	0.692	0.868	1.076	1.345	1.761	2.145	2.624	2.977	3.787	4.140
15	0.691	0.866	1.074	1.341	1.753	2.131	2.602	2.947	3.733	4.073
16	0.690	0.865	1.071	1.337	1.746	2.120	2.583	2.921	3.686	4.015
17	0.689	0.863	1.069	1.333	1.740	2.110	2.567	2.898	3.646	3.965
18	0.688	0.862	1.067	1.330	1.734	2.101	2.552	2.878	3.610	3.922
19	0.688	0.861	1.066	1.328	1.729	2.093	2.539	2.861	3.579	3.883
20	0.687	0.860	1.064	1.325	1.725	2.086	2.528	2.845	3.552	3.850
21	0.686	0.859	1.063	1.323	1.721	2.080	2.518	2.831	3.527	3.819
22	0.686	0.858	1.061	1.321	1.717	2.074	2.508	2.819	3.505	3.792
23	0.685	0.858	1.060	1.319	1.714	2.069	2.500	2.807	3.485	3.768
24	0.685	0.857	1.059	1.318	1.711	2.064	2.492	2.797	3.467	3.745
25	0.684	0.856	1.058	1.316	1.708	2.060	2.485	2.787	3.450	3.725
26	0.684	0.856	1.058	1.315	1.706	2.056	2.479	2.779	3.435	3.707
27	0.684	0.855	1.057	1.314	1.703	2.052	2.473	2.771	3.421	3.689
28	0.683	0.855	1.056	1.313	1.701	2.048	2.467	2.763	3.408	3.674
29	0.683	0.854	1.055	1.311	1.699	2.045	2.462	2.756	3.396	3.660
30	0.683	0.854	1.055	1.310	1.697	2.042	2.457	2.750	3.385	3.646
40	0.681	0.851	1.050	1.303	1.684	2.021	2.423	2.704	3.307	3.551
60	0.679	0.848	1.045	1.296	1.671	2.000	2.390	2.660	3.232	3.460
120	0.677	0.845	1.041	1.289	1.658	1.980	2.358	2.617	3.160	3.373
240	0.676	0.843	1.039	1.285	1.651	1.970	2.342	2.596	3.125	3.332
∞	0.674	0.842	1.036	1.282	1.645	1.960	2.326	2.576	3.090	3.290

表5 χ^2 分布表

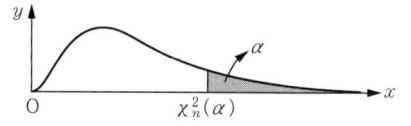

n \ α	0.990	0.975	0.950	0.500	0.100	0.050	0.025	0.010
1	0.0002	0.001	0.004	0.455	2.706	3.841	5.024	6.635
2	0.020	0.051	0.103	1.386	4.605	5.991	7.378	9.210
3	0.115	0.216	0.352	2.366	6.251	7.815	9.348	11.345
4	0.297	0.484	0.711	3.357	7.779	9.488	11.143	13.277
5	0.554	0.831	1.145	4.351	9.236	11.070	12.832	15.086
6	0.872	1.237	1.635	5.348	10.645	12.592	14.449	16.812
7	1.239	1.690	2.167	6.346	12.017	14.067	16.013	18.475
8	1.647	2.180	2.733	7.344	13.362	15.507	17.535	20.090
9	2.088	2.700	3.325	8.343	14.684	16.919	19.023	21.666
10	2.558	3.247	3.940	9.342	15.987	18.307	20.483	23.209
11	3.053	3.816	4.575	10.341	17.275	19.675	21.920	24.725
12	3.571	4.404	5.226	11.340	18.549	21.026	23.337	26.217
13	4.107	5.009	5.892	12.340	19.812	22.362	24.736	27.688
14	4.660	5.629	6.571	13.339	21.064	23.685	26.119	29.141
15	5.229	6.262	7.261	14.339	22.307	24.996	27.488	30.578
16	5.812	6.908	7.962	15.338	23.542	26.296	28.845	32.000
17	6.408	7.564	8.672	16.338	24.769	27.587	30.191	33.409
18	7.015	8.231	9.390	17.338	25.989	28.869	31.526	34.805
19	7.633	8.907	10.117	18.338	27.204	30.144	32.852	36.191
20	8.260	9.591	10.851	19.337	28.412	31.410	34.170	37.566
21	8.897	10.283	11.591	20.337	29.615	32.671	35.479	38.932
22	9.542	10.982	12.338	21.337	30.813	33.924	36.781	40.289
23	10.196	11.689	13.091	22.337	32.007	35.172	38.076	41.638
24	10.856	12.401	13.848	23.337	33.196	36.415	39.364	42.980
25	11.524	13.120	14.611	24.337	34.382	37.652	40.646	44.314
26	12.198	13.844	15.379	25.336	35.563	38.885	41.923	45.642
27	12.878	14.573	16.151	26.336	36.741	40.113	43.195	46.963
28	13.565	15.308	16.928	27.336	37.916	41.337	44.461	48.278
29	14.256	16.047	17.708	28.336	39.087	42.557	45.722	49.588
30	14.953	16.791	18.493	29.336	40.256	43.773	46.979	50.892
40	22.164	24.433	26.509	39.335	51.805	55.758	59.342	63.691
50	29.707	32.357	34.764	49.335	63.167	67.505	71.420	76.154
60	37.485	40.482	43.188	59.335	74.397	79.082	83.298	88.379
70	45.442	48.758	51.739	69.334	85.527	90.531	95.023	100.425
80	53.540	57.153	60.391	79.334	96.578	101.879	106.629	112.329
90	61.754	65.647	69.126	89.334	107.565	113.145	118.136	124.116
100	70.065	74.222	77.929	99.334	118.498	124.342	129.561	135.807

表6 F 分布表 (1)

$F_n^m(0.05)$ の表

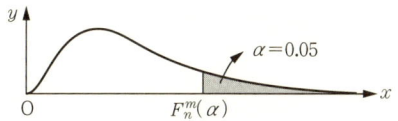

$n \backslash m$	1	2	3	4	5	6	7	8	9	10	12	15	20	24	30	40	80	120	∞
1	161	200	216	225	230	234	237	239	241	242	244	246	248	249	250	251	253	253	254
2	18.51	19.00	19.16	19.25	19.30	19.33	19.35	19.37	19.38	19.40	19.41	19.43	19.45	19.45	19.46	19.47	19.48	19.49	19.50
3	10.13	9.55	9.28	9.12	9.01	8.94	8.89	8.85	8.81	8.79	8.74	8.70	8.66	8.64	8.62	8.59	8.56	8.55	8.53
4	7.71	6.94	6.59	6.39	6.26	6.16	6.09	6.04	6.00	5.96	5.91	5.86	5.80	5.77	5.75	5.72	5.67	5.66	5.63
5	6.61	5.79	5.41	5.19	5.05	4.95	4.88	4.82	4.77	4.74	4.68	4.62	4.56	4.53	4.50	4.46	4.41	4.40	4.37
6	5.99	5.14	4.76	4.53	4.39	4.28	4.21	4.15	4.10	4.06	4.00	3.94	3.87	3.84	3.81	3.77	3.72	3.70	3.67
7	5.59	4.74	4.35	4.12	3.97	3.87	3.79	3.73	3.68	3.64	3.57	3.51	3.44	3.41	3.38	3.34	3.29	3.27	3.23
8	5.32	4.46	4.07	3.84	3.69	3.58	3.50	3.44	3.39	3.35	3.28	3.22	3.15	3.12	3.08	3.04	2.99	2.97	2.93
9	5.12	4.26	3.86	3.63	3.48	3.37	3.29	3.23	3.18	3.14	3.07	3.01	2.94	2.90	2.86	2.83	2.77	2.75	2.71
10	4.96	4.10	3.71	3.48	3.33	3.22	3.14	3.07	3.02	2.98	2.91	2.85	2.77	2.74	2.70	2.66	2.60	2.58	2.54
11	4.84	3.98	3.59	3.36	3.20	3.09	3.01	2.95	2.90	2.85	2.79	2.72	2.65	2.61	2.57	2.53	2.47	2.45	2.40
12	4.75	3.89	3.49	3.26	3.11	3.00	2.91	2.85	2.80	2.75	2.69	2.62	2.54	2.51	2.47	2.43	2.36	2.34	2.30
13	4.67	3.81	3.41	3.18	3.03	2.92	2.83	2.77	2.71	2.67	2.60	2.53	2.46	2.42	2.38	2.34	2.27	2.25	2.21
14	4.60	3.74	3.34	3.11	2.96	2.85	2.76	2.70	2.65	2.60	2.53	2.46	2.39	2.35	2.31	2.27	2.20	2.18	2.13
15	4.54	3.68	3.29	3.06	2.90	2.79	2.71	2.64	2.59	2.54	2.48	2.40	2.33	2.29	2.25	2.20	2.14	2.11	2.07
16	4.49	3.63	3.24	3.01	2.85	2.74	2.66	2.59	2.54	2.49	2.42	2.35	2.28	2.24	2.19	2.15	2.08	2.06	2.01
17	4.45	3.59	3.20	2.96	2.81	2.70	2.61	2.55	2.49	2.45	2.38	2.31	2.23	2.19	2.15	2.10	2.03	2.01	1.96
18	4.41	3.55	3.16	2.93	2.77	2.66	2.58	2.51	2.46	2.41	2.34	2.27	2.19	2.15	2.11	2.06	1.99	1.97	1.92
19	4.38	3.52	3.13	2.90	2.74	2.63	2.54	2.48	2.42	2.38	2.31	2.23	2.16	2.11	2.07	2.03	1.96	1.93	1.88
20	4.35	3.49	3.10	2.87	2.71	2.60	2.51	2.45	2.39	2.35	2.28	2.20	2.12	2.08	2.04	1.99	1.92	1.90	1.84
21	4.32	3.47	3.07	2.84	2.68	2.57	2.49	2.42	2.37	2.32	2.25	2.18	2.10	2.05	2.01	1.96	1.89	1.87	1.81
22	4.30	3.44	3.05	2.82	2.66	2.55	2.46	2.40	2.34	2.30	2.23	2.15	2.07	2.03	1.98	1.94	1.86	1.84	1.78
23	4.28	3.42	3.03	2.80	2.64	2.53	2.44	2.37	2.32	2.27	2.20	2.13	2.05	2.01	1.96	1.91	1.84	1.81	1.76
24	4.26	3.40	3.01	2.78	2.62	2.51	2.42	2.36	2.30	2.25	2.18	2.11	2.03	1.98	1.94	1.89	1.82	1.79	1.73
25	4.24	3.39	2.99	2.76	2.60	2.49	2.40	2.34	2.28	2.24	2.16	2.09	2.01	1.96	1.92	1.87	1.80	1.77	1.71
26	4.23	3.37	2.98	2.74	2.59	2.47	2.39	2.32	2.27	2.22	2.15	2.07	1.99	1.95	1.90	1.85	1.78	1.75	1.69
27	4.21	3.35	2.96	2.73	2.57	2.46	2.37	2.31	2.25	2.20	2.13	2.06	1.97	1.93	1.88	1.84	1.76	1.73	1.67
28	4.20	3.34	2.95	2.71	2.56	2.45	2.36	2.29	2.24	2.19	2.12	2.04	1.96	1.91	1.87	1.82	1.74	1.71	1.65
29	4.18	3.33	2.93	2.70	2.55	2.43	2.35	2.28	2.22	2.18	2.10	2.03	1.94	1.90	1.85	1.81	1.73	1.70	1.64
30	4.17	3.32	2.92	2.69	2.53	2.42	2.33	2.27	2.21	2.16	2.09	2.01	1.93	1.89	1.84	1.79	1.71	1.68	1.62
40	4.08	3.23	2.84	2.61	2.45	2.34	2.25	2.18	2.12	2.08	2.00	1.92	1.84	1.79	1.74	1.69	1.61	1.58	1.51
60	4.00	3.15	2.76	2.53	2.37	2.25	2.17	2.10	2.04	1.99	1.92	1.84	1.75	1.70	1.65	1.59	1.50	1.47	1.39
120	3.92	3.07	2.68	2.45	2.29	2.18	2.09	2.02	1.96	1.91	1.83	1.75	1.66	1.61	1.55	1.50	1.35	1.35	1.25
∞	3.84	3.00	2.61	2.37	2.21	2.10	2.01	1.94	1.88	1.83	1.75	1.67	1.57	1.52	1.46	1.39	1.27	1.22	1.00

表6 F 分布表 (2)

$F_n^m(0.025)$ の表

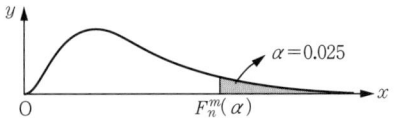

$n\backslash m$	1	2	3	4	5	6	7	8	9	10	12	15	20	24	30	40	80	120	∞
1	648	799	864	900	922	937	948	957	963	969	977	985	993	997	1001	1006	1012	1014	1018
2	38.51	39.00	39.17	39.25	39.30	39.33	39.36	39.37	39.39	39.40	39.41	39.43	39.45	39.46	39.46	39.47	39.49	39.49	39.50
3	17.44	16.04	15.44	15.10	14.88	14.73	14.62	14.54	14.47	14.42	14.34	14.25	14.17	14.12	14.08	14.04	13.97	13.95	13.90
4	12.22	10.65	9.98	9.60	9.36	9.20	9.07	8.98	8.90	8.84	8.75	8.66	8.56	8.51	8.46	8.41	8.33	8.31	8.26
5	10.01	8.43	7.76	7.39	7.15	6.98	6.85	6.76	6.68	6.62	6.52	6.43	6.33	6.28	6.23	6.18	6.10	6.07	6.02
6	8.81	7.26	6.60	6.23	5.99	5.82	5.70	5.60	5.52	5.46	5.37	5.27	5.17	5.12	5.07	5.01	4.93	4.90	4.85
7	8.07	6.54	5.89	5.52	5.29	5.12	4.99	4.90	4.82	4.76	4.67	4.57	4.47	4.41	4.36	4.31	4.23	4.20	4.14
8	7.57	6.06	5.42	5.05	4.82	4.65	4.53	4.43	4.36	4.30	4.20	4.10	4.00	3.95	3.89	3.84	3.76	3.73	3.67
9	7.21	5.71	5.08	4.72	4.48	4.32	4.20	4.10	4.03	3.96	3.87	3.77	3.67	3.61	3.56	3.51	3.42	3.39	3.33
10	6.94	5.46	4.83	4.47	4.24	4.07	3.95	3.85	3.78	3.72	3.62	3.52	3.42	3.37	3.31	3.26	3.17	3.14	3.08
11	6.72	5.26	4.63	4.28	4.04	3.88	3.76	3.66	3.59	3.53	3.43	3.33	3.23	3.17	3.12	3.06	2.97	2.94	2.88
12	6.55	5.10	4.47	4.12	3.89	3.73	3.61	3.51	3.44	3.37	3.28	3.18	3.07	3.02	2.96	2.91	2.82	2.79	2.72
13	6.41	4.97	4.35	4.00	3.77	3.60	3.48	3.39	3.31	3.25	3.15	3.05	2.95	2.89	2.84	2.78	2.69	2.66	2.60
14	6.30	4.86	4.24	3.89	3.66	3.50	3.38	3.29	3.21	3.15	3.05	2.95	2.84	2.79	2.73	2.67	2.58	2.55	2.49
15	6.20	4.77	4.15	3.80	3.58	3.41	3.29	3.20	3.12	3.06	2.96	2.86	2.76	2.70	2.64	2.59	2.49	2.46	2.40
16	6.12	4.69	4.08	3.73	3.50	3.34	3.22	3.12	3.05	2.99	2.89	2.79	2.68	2.63	2.57	2.51	2.42	2.38	2.32
17	6.04	4.62	4.01	3.66	3.44	3.28	3.16	3.06	2.98	2.92	2.82	2.72	2.62	2.56	2.50	2.44	2.35	2.32	2.25
18	5.98	4.56	3.95	3.61	3.38	3.22	3.10	3.01	2.93	2.87	2.77	2.67	2.56	2.50	2.44	2.38	2.29	2.26	2.19
19	5.92	4.51	3.90	3.56	3.33	3.17	3.05	2.96	2.88	2.82	2.72	2.62	2.51	2.45	2.39	2.33	2.24	2.20	2.13
20	5.87	4.46	3.86	3.51	3.29	3.13	3.01	2.91	2.84	2.77	2.68	2.57	2.46	2.41	2.35	2.29	2.19	2.16	2.09
21	5.83	4.42	3.82	3.48	3.25	3.09	2.97	2.87	2.80	2.73	2.64	2.53	2.42	2.37	2.31	2.25	2.15	2.11	2.04
22	5.79	4.38	3.78	3.44	3.22	3.05	2.93	2.84	2.76	2.70	2.60	2.50	2.39	2.33	2.27	2.21	2.11	2.08	2.00
23	5.75	4.35	3.75	3.41	3.18	3.02	2.90	2.81	2.73	2.67	2.57	2.47	2.36	2.30	2.24	2.18	2.08	2.04	1.97
24	5.72	4.32	3.72	3.38	3.15	2.99	2.87	2.78	2.70	2.64	2.54	2.44	2.33	2.27	2.21	2.15	2.05	2.01	1.94
25	5.69	4.29	3.69	3.35	3.13	2.97	2.85	2.75	2.68	2.61	2.51	2.41	2.30	2.24	2.18	2.12	2.02	1.98	1.91
26	5.66	4.27	3.67	3.33	3.10	2.94	2.82	2.73	2.65	2.59	2.49	2.39	2.28	2.22	2.16	2.09	1.99	1.95	1.88
27	5.63	4.24	3.65	3.31	3.08	2.92	2.80	2.71	2.63	2.57	2.47	2.36	2.25	2.19	2.13	2.07	1.97	1.93	1.85
28	5.61	4.22	3.63	3.29	3.06	2.90	2.78	2.69	2.61	2.55	2.45	2.34	2.23	2.17	2.11	2.05	1.94	1.91	1.83
29	5.59	4.20	3.61	3.27	3.04	2.88	2.76	2.67	2.59	2.53	2.43	2.32	2.21	2.15	2.09	2.03	1.92	1.89	1.81
30	5.57	4.18	3.59	3.25	3.03	2.87	2.75	2.65	2.57	2.51	2.41	2.31	2.20	2.14	2.07	2.01	1.90	1.87	1.79
40	5.42	4.05	3.46	3.13	2.90	2.74	2.62	2.53	2.45	2.39	2.29	2.18	2.07	2.01	1.94	1.88	1.76	1.72	1.64
60	5.29	3.93	3.34	3.01	2.79	2.63	2.51	2.41	2.33	2.27	2.17	2.06	1.94	1.88	1.82	1.74	1.63	1.58	1.48
120	5.15	3.80	3.23	2.89	2.67	2.52	2.39	2.30	2.22	2.16	2.05	1.94	1.82	1.76	1.69	1.61	1.48	1.43	1.31
∞	5.02	3.69	3.12	2.79	2.57	2.41	2.29	2.19	2.11	2.05	1.94	1.83	1.71	1.64	1.57	1.48	1.33	1.27	1.00

表6　F 分布表 (3)

$F_n^m(0.01)$ の表

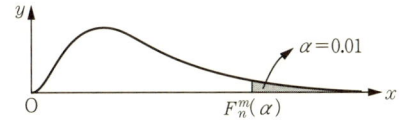

$n\backslash m$	1	2	3	4	5	6	7	8	9	10	12	15	20	24	30	40	80	120	∞
1	4052	4999	5404	5624	5764	5859	5928	5981	6022	6056	6107	6157	6209	6234	6260	6286	6326	6340	6366
2	98.50	99.00	99.16	99.25	99.30	99.33	99.36	99.38	99.39	99.40	99.42	99.43	99.45	99.46	99.47	99.48	99.48	99.49	99.50
3	34.12	30.82	29.46	28.71	28.24	27.91	27.67	27.49	27.34	27.23	27.05	26.87	26.69	26.60	26.50	26.41	26.27	26.22	26.13
4	21.20	18.00	16.69	15.98	15.52	15.21	14.98	14.80	14.66	14.55	14.37	14.20	14.02	13.93	13.84	13.75	13.61	13.56	13.46
5	16.26	13.27	12.06	11.39	10.97	10.67	10.46	10.29	10.16	10.05	9.89	9.72	9.55	9.47	9.38	9.29	9.16	9.11	9.02
6	13.75	10.92	9.78	9.15	8.75	8.47	8.26	8.10	7.98	7.87	7.72	7.56	7.40	7.31	7.23	7.14	7.01	6.97	6.88
7	12.25	9.55	8.45	7.85	7.46	7.19	6.99	6.84	6.72	6.62	6.47	6.31	6.16	6.07	5.99	5.91	5.78	5.74	5.65
8	11.26	8.65	7.59	7.01	6.63	6.37	6.18	6.03	5.91	5.81	5.67	5.52	5.36	5.28	5.20	5.12	4.99	4.95	4.86
9	10.56	8.02	6.99	6.42	6.06	5.80	5.61	5.47	5.35	5.26	5.11	4.96	4.81	4.73	4.65	4.57	4.44	4.40	4.31
10	10.04	7.56	6.55	5.99	5.64	5.39	5.20	5.06	4.94	4.85	4.71	4.56	4.41	4.33	4.25	4.17	4.04	4.00	3.91
11	9.65	7.21	6.22	5.67	5.32	5.07	4.89	4.74	4.63	4.54	4.40	4.25	4.10	4.02	3.94	3.86	3.73	3.69	3.60
12	9.33	6.93	5.95	5.41	5.06	4.82	4.64	4.50	4.39	4.30	4.16	4.01	3.86	3.78	3.70	3.62	3.49	3.45	3.36
13	9.07	6.70	5.74	5.21	4.86	4.62	4.44	4.30	4.19	4.10	3.96	3.82	3.66	3.59	3.51	3.43	3.30	3.25	3.17
14	8.86	6.51	5.56	5.04	4.69	4.46	4.28	4.14	4.03	3.94	3.80	3.66	3.51	3.43	3.35	3.27	3.14	3.09	3.00
15	8.68	6.36	5.42	4.89	4.56	4.32	4.14	4.00	3.89	3.80	3.67	3.52	3.37	3.29	3.21	3.13	3.00	2.96	2.87
16	8.53	6.23	5.29	4.77	4.44	4.20	4.03	3.89	3.78	3.69	3.55	3.41	3.26	3.18	3.10	3.02	2.89	2.84	2.75
17	8.40	6.11	5.19	4.67	4.34	4.10	3.93	3.79	3.68	3.59	3.46	3.31	3.16	3.08	3.00	2.92	2.79	2.75	2.65
18	8.29	6.01	5.09	4.58	4.25	4.01	3.84	3.71	3.60	3.51	3.37	3.23	3.08	3.00	2.92	2.84	2.70	2.66	2.57
19	8.18	5.93	5.01	4.50	4.17	3.94	3.77	3.63	3.52	3.43	3.30	3.15	3.00	2.92	2.84	2.76	2.63	2.58	2.49
20	8.10	5.85	4.94	4.43	4.10	3.87	3.70	3.56	3.46	3.37	3.23	3.09	2.94	2.86	2.78	2.69	2.56	2.52	2.42
21	8.02	5.78	4.87	4.37	4.04	3.81	3.64	3.51	3.40	3.31	3.17	3.03	2.88	2.80	2.72	2.64	2.50	2.46	2.36
22	7.95	5.72	4.82	4.31	3.99	3.76	3.59	3.45	3.35	3.26	3.12	2.98	2.83	2.75	2.67	2.58	2.45	2.40	2.31
23	7.88	5.66	4.76	4.26	3.94	3.71	3.54	3.41	3.30	3.21	3.07	2.93	2.78	2.70	2.62	2.54	2.40	2.35	2.26
24	7.82	5.61	4.72	4.22	3.90	3.67	3.50	3.36	3.26	3.17	3.03	2.89	2.74	2.66	2.58	2.49	2.36	2.31	2.21
25	7.77	5.57	4.68	4.18	3.85	3.63	3.46	3.32	3.22	3.13	2.99	2.85	2.70	2.62	2.54	2.45	2.32	2.27	2.17
26	7.72	5.53	4.64	4.14	3.82	3.59	3.42	3.29	3.18	3.09	2.96	2.81	2.66	2.58	2.50	2.42	2.28	2.23	2.13
27	7.68	5.49	4.60	4.11	3.78	3.56	3.39	3.26	3.15	3.06	2.93	2.78	2.63	2.55	2.47	2.38	2.25	2.20	2.10
28	7.64	5.45	4.57	4.07	3.75	3.53	3.36	3.23	3.12	3.03	2.90	2.75	2.60	2.52	2.44	2.35	2.22	2.17	2.06
29	7.60	5.42	4.54	4.04	3.73	3.50	3.33	3.20	3.09	3.00	2.87	2.73	2.57	2.49	2.41	2.33	2.19	2.14	2.03
30	7.56	5.39	4.51	4.02	3.70	3.47	3.30	3.17	3.07	2.98	2.84	2.70	2.55	2.47	2.39	2.30	2.16	2.11	2.01
40	7.31	5.18	4.31	3.83	3.51	3.29	3.12	2.99	2.89	2.80	2.66	2.52	2.37	2.29	2.20	2.11	1.97	1.92	1.80
60	7.08	4.98	4.13	3.65	3.34	3.12	2.95	2.82	2.72	2.63	2.50	2.35	2.20	2.12	2.03	1.94	1.78	1.73	1.60
120	6.85	4.79	3.95	3.48	3.17	2.96	2.79	2.66	2.56	2.47	2.34	2.19	2.03	1.95	1.86	1.76	1.60	1.53	1.38
∞	6.63	4.61	3.78	3.32	3.02	2.80	2.64	2.51	2.41	2.32	2.18	2.04	1.88	1.79	1.70	1.59	1.41	1.32	1.00

表7　乱数表

1	55 44 33 76 53	88 56 47 48 06	26 15 53 01 99	41 36 06 87 22	89 95 19 89 43
2	45 62 59 76 98	94 49 61 58 04	01 46 22 12 45	16 47 83 73 07	81 34 57 88 89
3	32 97 88 72 54	15 67 10 53 85	26 38 66 08 63	14 61 53 34 70	62 30 36 71 96
4	17 38 36 49 56	52 21 30 03 28	90 47 56 82 22	64 34 29 19 30	01 69 86 49 46
5	97 92 25 97 82	35 46 82 66 08	77 95 58 30 82	10 49 68 81 87	81 45 75 43 06
6	11 44 87 33 49	69 93 82 74 46	71 99 10 11 22	90 11 99 44 58	07 06 99 70 91
7	90 39 22 65 95	76 26 10 49 48	56 60 77 91 13	15 12 02 36 22	60 53 92 38 95
8	66 94 43 34 96	77 98 80 11 89	99 38 79 86 32	33 52 39 14 68	47 01 33 98 36
9	12 67 98 17 48	42 37 17 82 73	64 44 81 85 39	47 55 98 52 48	77 33 73 62 82
10	73 16 29 03 35	77 87 84 89 60	83 28 21 56 32	89 03 02 15 48	56 30 49 40 24
11	79 25 76 02 36	21 58 92 58 15	14 66 31 34 03	41 98 52 30 30	61 97 29 94 61
12	49 21 33 80 18	05 70 25 87 62	41 08 97 85 40	98 26 43 82 60	54 88 03 67 05
13	55 64 59 31 85	66 46 54 57 67	47 92 47 82 60	48 23 67 24 49	83 54 77 12 29
14	10 61 44 83 94	78 88 90 44 89	03 33 90 25 86	73 22 63 48 39	93 88 65 46 25
15	86 87 53 26 54	51 52 35 13 16	69 61 04 49 07	43 57 79 60 52	31 83 34 56 42
16	32 27 95 96 35	17 09 77 61 65	83 10 51 08 71	39 21 44 11 87	87 71 89 16 96
17	74 10 54 95 19	35 55 05 13 36	62 92 64 55 29	73 31 44 99 21	10 04 19 20 11
18	45 28 90 01 61	43 55 84 02 67	33 89 53 19 08	43 04 74 71 47	15 89 37 11 70
19	32 65 80 43 93	98 05 41 05 94	44 70 46 77 06	75 38 66 44 68	60 40 52 66 35
20	95 79 67 32 60	13 88 84 45 59	80 08 27 68 22	14 16 51 81 59	85 79 07 88 71
21	78 10 66 65 12	07 26 11 92 38	31 16 25 79 95	31 03 31 37 14	17 13 32 44 68
22	51 78 12 86 99	88 11 87 03 23	80 02 07 41 57	58 73 43 73 33	81 47 03 24 61
23	13 77 35 93 56	36 61 26 34 76	75 99 36 60 52	29 53 18 20 35	68 13 13 05 64
24	58 33 45 38 59	61 57 80 26 19	95 27 12 36 33	05 65 52 21 42	03 14 15 91 53
25	98 54 23 09 52	06 51 05 45 58	56 40 82 20 45	78 84 87 36 55	32 92 35 06 97
26	56 62 85 29 69	42 45 87 31 66	26 01 77 95 89	55 96 54 27 15	19 58 28 84 37
27	10 69 44 02 26	14 21 27 61 40	18 17 21 83 03	83 22 11 31 65	49 33 06 83 23
28	33 58 12 48 04	69 64 04 14 95	44 80 49 93 36	94 63 89 11 24	42 94 77 95 64
29	17 87 69 81 28	26 72 35 94 18	65 42 72 68 72	08 83 74 68 17	50 43 74 09 50
30	20 53 95 10 50	46 13 39 41 38	58 86 49 73 50	51 54 68 75 02	90 81 17 96 69
31	27 81 78 75 11	95 69 05 77 02	05 77 23 35 13	23 28 34 96 33	71 15 47 42 12
32	31 11 72 77 79	59 19 68 67 25	13 58 26 84 69	17 75 30 13 74	21 67 87 35 68
33	47 92 57 67 99	25 22 58 59 50	88 96 44 26 95	68 38 23 26 61	78 83 31 52 41
34	69 62 99 97 90	45 31 03 69 07	15 46 52 40 95	61 17 79 72 36	90 85 76 56 44
35	69 75 07 20 72	22 03 12 43 55	01 12 39 26 87	34 91 14 07 18	87 49 47 30 20
36	53 95 60 11 97	10 30 84 27 08	72 06 98 30 14	28 65 73 51 38	60 82 98 69 01
37	61 31 49 64 53	07 75 72 52 88	76 83 32 69 66	55 25 08 26 81	96 69 89 66 17
38	97 97 64 88 55	67 57 02 37 46	72 22 62 46 37	11 81 64 36 40	36 18 80 01 12
39	18 73 86 69 94	70 67 86 26 18	80 61 73 44 33	14 54 27 86 72	78 11 24 48 67
40	69 40 76 22 82	71 75 40 68 12	67 68 94 99 71	96 25 98 95 51	25 03 05 56 06
41	28 64 64 49 25	50 74 77 20 06	02 53 22 53 40	82 74 96 92 64	98 05 78 34 12
42	33 56 60 99 97	78 06 72 48 67	37 96 54 85 56	10 35 13 55 54	16 37 44 93 27
43	19 91 02 19 70	83 35 51 63 22	47 57 56 31 89	48 77 51 16 62	97 23 89 73 22
44	78 37 15 65 09	10 47 31 76 65	77 63 18 86 34	59 47 76 83 44	28 91 36 24 87
45	65 63 75 50 57	19 74 61 30 48	06 78 33 46 94	61 79 41 85 10	45 40 84 31 67
46	14 64 20 36 18	44 06 76 41 42	26 62 56 93 43	78 58 89 09 18	97 32 49 12 92
47	58 25 30 96 73	19 65 72 86 65	57 40 46 82 18	64 82 64 56 68	31 86 44 42 25
48	40 67 20 17 90	07 90 54 25 32	32 01 47 56 28	29 93 49 02 16	56 23 51 73 38
49	36 32 95 46 15	92 13 57 26 55	92 15 12 20 90	64 98 72 46 60	69 94 13 83 42
50	45 12 79 03 58	29 01 38 81 77	67 58 84 45 83	99 63 70 12 39	44 61 73 04 16

索　引

【あ行】

一様分布　　　　　　　　　　56, 59
一致推定量　　　　　　　　　141
一致性　　　　　　　　　　　141

【か行】

回帰直線　　　　　　　　　　117
階　級　　　　　　　　　　　3
　　――の幅　　　　　　　　3
階級値　　　　　　　　　　　3
階　乗　　　　　　　　　　　44
χ^2（カイ2乗）分布　　　　127
確率の公理　　　　　　　　　30
確率分布　　　　　　　　　52, 53
確率分布表　　　　　　　　　53
確率変数　　　　　　　　　　52
確率密度関数　　　　　　　　55
　　周辺分布の――　　　　　62
仮説検定　　　　　　　　　　156
片側検定　　　　　　　　　　157
観測度数　　　　　　　　　　169
ガンマ関数　　　　　　　　　127
棄却域　　　　　　　　　　　157
棄却される　　　　　　　　　156
危険率　　　　　　　　　　　156
記述統計学　　　　　　　　　2
期待値　　　　　　　　　　　60
期待度数　　　　　　　　　　169
帰無仮説　　　　　　　　　　156
共度数　　　　　　　　　　　114
共分散　　　　　　　　　　68, 108
空事象　　　　　　　　　　　29
区間推定　　　　　　　　　　140
組合せ　　　　　　　　　　　45
経験的確率　　　　　　　　　30
検出力　　　　　　　　　　　157
検　定
　　仮説――　　　　　　　　156
　　片側――　　　　　　　　157
　　適合性の――　　　　　　169
　　等分散の――　　　　　　180
　　独立性の――　　　　　　170
　　左側――　　　　　　　　157
　　比率の――　　　　　　　165
　　比率の差の――　　　　　166
　　分散の――　　　　　　　179
　　平均の差の――　　　　　174
　　母平均の――　　　　　161, 162
　　右側――　　　　　　　　157
　　両側――　　　　　　　　157
検定統計量　　　　　　　　　156
原点のまわりの k 次のモーメント　75
ケンドールの順位相関係数　　119
根元事象　　　　　　　　　　28

【さ行】

最小値　　　　　　　　　　　23
最小2乗法　　　　　　　　116, 117
再生性　　　　　　　　　　　95
最大値　　　　　　　　　　　23
採択される　　　　　　　　　156
最頻値（＝モード）　　　　　23
散布図　　　　　　　　　　　108
試行　　　　　　　　　　　　28
事後確率　　　　　　　　　40, 41
事　象　　　　　　　　　　　28
　　空――　　　　　　　　　29
　　根元――　　　　　　　　28
　　従属――　　　　　　　　34
　　積――　　　　　　　　　29
　　全――　　　　　　　　27, 30
　　独立――　　　　　　　　34
　　余――　　　　　　　　　29
　　和――　　　　　　　　　29
指数分布　　　　　　　　　　78
事前確率　　　　　　　　　40, 41
実現値　　　　　　　　　　　124

索引

四分位数	24
四分位範囲	24
従　属	34, 63
従属事象	34
自由度	142
周辺確率分布	62
周辺分布の確率密度関数	62
順　列	44
条件付確率	34
乗法定理	34
信頼区間	142
信頼係数	142
信頼度	142
推測統計学	2
推定	139
区間――	142
点――	140
推定値	140
推定量	140
一致――	141
不偏――	140
有効――	140
数学的確率	30
スタージェスの公式	3
スピアマンの順位相関係数	119
正規曲線	91
正規近似	97
正規分布	91
正規母集団	91, 122
積事象	29
積率母関数（＝モーメント母関数）	74
絶対座標(エクセルの)	x
全確率の公式	39
全事象	27, 30
全数調査	2
相関	107
正の――	108
負の――	108
相関係数	68, 108
相関図	108
相関表	114
相対座標(エクセルの)	x
相対度数	4
層別	123
層別抽出	123

【た行】

第1種の過誤	156
大数の法則	83
第2種の過誤	156
大標本法	148
対立仮説	156
互いに排反	29
チェビシェフの不等式	71
中央値（＝メディアン）	23
中心極限定理	96, 106
超幾何分布	77
適合性の検定	169
データ	2
点推定	140
統計資料	2
統計的確率	30
統計的法則	2
統計の大きさ	2
同時確率分布	62
同時確率密度関数	62
等分散の検定	180
同様に確からしい	30
独立	34, 35, 62
独立事象	34
独立性の検定	170
度　数	3
度数分布折れ線	4
度数分布表	3

【な行】

2項分布	80
2項母集団	150
ネピアの数	75

【は行】

排反事象	29
範　囲	24
半整数補正	97
ヒストグラム	4
左側検定	157
左境界値	3
pパーセンタイル	4
非復元抽出	123
標準化	74
標準化変換	74

索　引　231

標準正規分布	86, 89
標準正規分布曲線	86
標準偏差	19, 66
標本比率	150
標本	2, 123
——の大きさ	123
標本空間	28
標本値	124
標本調査	2
標本統計量	124
標本分布	124
標本平均	124
比率の検定	165
比率の差の検定	166
復元抽出	123
不偏推定量	140
不偏性	140
不偏標本分散	141
不偏分散	141
分割表	171
分散	19, 66
——の検定	179
分布関数	53, 56
平均	19, 60
——の差の検定	174
平均のまわりの k 次のモーメント	75
ベイズの定理	40
ベルヌイ試行	47
ベルヌイの定理	82
偏差値	74
ポアソン分布	100
母集団	2, 122
母集団パラメータ	140
母数	140
母比率	150
母分散	122
母平均	122
——の検定	161, 162

【ま行】

右側検定	157
未知母数	140
ミッドレンジ	23
無限母集団	122

無作為抽出	2, 123
メディアン（＝中央値）	23
モード（＝最頻値）	23
モーメント母関数（＝積率母関数）	74, 75

【や行】

有意	156
有意水準	156
有限母集団	122
有効	140
有効推定量	140
有効性	140
余事象	29

【ら/わ行】

乱数表	123
離散一様分布	77
離散型確率変数	52
両側検定	157
理論度数	169
累積相対度数	4
累積度数	4
累積度数折れ線	4
連続型確率分布	55
連続型確率変数	52
連続補正	97
和事象	29

【数字・アルファベット】

0-1 分布	81
2 項分布	80
$B(n, p)$	80
F 分布	133
$n!$	44
$N(0, 1)$	86
$N(\mu, \sigma^2)$	91
$\binom{n}{r}$	45
$_nC_r$	45
$_nP_r$	44
$Po(\mu)$	100
p パーセンタイル	4
t 検定	162
t 分布	131

Memorandum

Memorandum

【著者略歴】

勝 野 恵 子（かつの けいこ）
　1979 年　ロンドン大学(QEC)大学院理学研究科修了（Ph. D.）
　専　攻　微分幾何学，統計学
　現　在　神奈川大学・法政大学・北里大学・実践女子大学非常勤講師
　主　著　『Advanced ベクトル解析』（共著）（共立出版）
　　　　　『エクササイズ 複素関数』（共著）（共立出版）

井 川 俊 彦（いかわ としひこ）
　1982 年　東京理科大学大学院理学研究科博士課程修了
　専　攻　微分幾何学，統計学
　現　在　元 明海大学歯学部教授・理学博士
　主　著　『カー・ブラックホールの幾何学』（翻訳）（共立出版）
　　　　　『Excel による統計クイックリファレンス』（共立出版）
　　　　　『狂騒する宇宙　―ダークマター，ダークエネルギー，
　　　　　　エネルギッシュな天文学者―』（翻訳）（共立出版）
　　　　　『アインシュタインの遺産』（翻訳）（共立出版）
　　　　　『基礎 解析幾何学』（共立出版）

Excel による
メディカル／コ・メディカル
統計入門

2003 年 4 月 10 日　初版 1 刷発行
2023 年 2 月 10 日　初版 17 刷発行

検印廃止

NDC 417, 350.1

ISBN 978-4-320-01736-8

著　者　勝野恵子　Ⓒ 2003
　　　　井川俊彦

発行者　南條光章

発　行　共立出版株式会社
　　　　東京都文京区小日向 4 丁目 6 番 19 号
　　　　電話　東京(03)3947-2511 番（代表）
　　　　郵便番号 112-0006
　　　　振替口座 00110-2-57035 番
　　　　URL　www.kyoritsu-pub.co.jp

印　刷　中央印刷株式会社
製　本　協栄製本

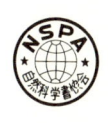

NSPA　一般社団法人
　　　　自然科学書協会
　　　　会員

Printed in Japan

JCOPY ＜出版者著作権管理機構委託出版物＞
本書の無断複製は著作権法上での例外を除き禁じられています．複製される場合は，そのつど事前に，出版者著作権管理機構（TEL：03-5244-5088，FAX：03-5244-5089，e-mail：info@jcopy.or.jp）の許諾を得てください．

◆ 色彩効果の図解と本文の簡潔な解説により数学の諸概念を一目瞭然化！

ドイツ Deutscher Taschenbuch Verlag 社の『dtv-Atlas事典シリーズ』は、見開き2ページで1つのテーマが完結するように構成されている。右ページに本文の簡潔で分り易い解説を記載し、かつ左ページにそのテーマの中心的な話題を図像化して表現し、本文と図解の相乗効果で理解をより深められるように工夫されている。これは、他の類書には見られない『dtv-Atlas 事典シリーズ』に共通する最大の特徴と言える。本書は、このシリーズの『dtv-Atlas Mathematik』と『dtv-Atlas Schulmathematik』の日本語翻訳版。

カラー図解 数学事典

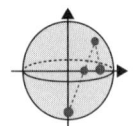

Fritz Reinhardt・Heinrich Soeder [著]
Gerd Falk [図作]
浪川幸彦・成木勇夫・長岡昇勇・林 芳樹 [訳]

数学の最も重要な分野の諸概念を網羅的に収録し、その概観を分り易く提供。数学を理解するためには、繰り返し熟考し、計算し、図を書く必要があるが、本書のカラー図解ページはその助けとなる。

【主要目次】 まえがき／記号の索引／序章／数理論理学／集合論／関係と構造／数系の構成／代数学／数論／幾何学／解析幾何学／位相空間論／代数的位相幾何学／グラフ理論／実解析学の基礎／微分法／積分法／関数解析学／微分方程式論／微分幾何学／複素関数論／組合せ論／確率論と統計学／線形計画法／参考文献／索引／著者紹介／訳者あとがき／訳者紹介

■菊判・ソフト上製本・508頁・定価6,050円(税込)■

カラー図解 学校数学事典

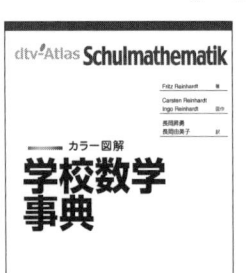

Fritz Reinhardt [著]
Carsten Reinhardt・Ingo Reinhardt [図作]
長岡昇勇・長岡由美子 [訳]

『カラー図解 数学事典』の姉妹編として、日本の中学・高校・大学初年級に相当するドイツ・ギムナジウム第5学年から13学年で学ぶ学校数学の基礎概念を1冊に編纂。定義は青で印刷し、定理や重要な結果は緑色で網掛けし、幾何学では彩色がより効果を上げている。

【主要目次】 まえがき／記号一覧／図表頁凡例／短縮形一覧／学校数学の単元分野／集合論の表現／数集合／方程式と不等式／対応と関数／極限値概念／微分計算と積分計算／平面幾何学／空間幾何学／解析幾何学とベクトル計算／推測統計学／論理学／公式集／参考文献／索引／著者紹介／訳者あとがき／訳者紹介

■菊判・ソフト上製本・296頁・定価4,400円(税込)■

www.kyoritsu-pub.co.jp　　共立出版　　(価格は変更される場合がございます)